Peter Godt · Jean-Pierre Malin
Alfred Wittenborg

Das Schulter-Arm-Syndrom

Diagnose und Therapie
von Nacken-Schulter-Arm-Schmerzen

Mit einem Geleitwort von Hans Schliack

3., überarbeitete Auflage
95 Abbildungen in 144 Einzeldarstellungen,
20 Tabellen

D1735097

1992
Georg Thieme Verlag Stuttgart · New York

Die Deutsche Bibliothek – CIP-Einheitsaufnahme

Godt, Peter:
Das Schulter-Arm-Syndrom : Diagnose und Therapie von
Nacken-Schulter-Arm-Schmerzen ; mit 20 Tabellen / Peter Godt ;
Jean-Pierre Malin ; Alfred Wittenborg. Mit einem
Geleitw. von Hans Schliack. [Zeichn. von Karl-Heinz Seeber].
– 3., überarb. Aufl. – Stuttgart ; New York : Thieme, 1992
NE: Malin, Jean-Pierre:; Wittenborg, Alfred:

Zeichnungen von Karl-Heinz Seeber

Wichtiger Hinweis:
Medizin als Wissenschaft ist ständig im Fluß. Forschung und klinische Erfahrung
erweitern unsere Kenntnisse, insbesondere was Behandlung und medikamentöse
Therapie anbelangt. Soweit in diesem Werk eine Dosierung oder eine Applikation
erwähnt wird, darf der Leser zwar darauf vertrauen, daß Autoren, Herausgeber und
Verlag größte Mühe darauf verwandt haben, daß diese Angabe genau dem **Wissens-
stand bei Fertigstellung des Werkes** entspricht. Dennoch ist jeder Benutzer aufgefordert, die Beipackzettel der verwendeten Präparate zu prüfen, um in eigener Ver-
antwortung festzustellen, ob die dort gegebene Empfehlung für Dosierungen oder die
Beachtung von Kontraindikationen gegenüber der Angabe in diesem Buch abweicht.
Das gilt besonders bei selten verwendeten oder neu auf den Markt gebrachten Präparaten und bei denjenigen, die vom Bundesgesundheitsamt (BGA) in ihrer Anwendbar-
keit eingeschränkt worden sind.

1. Auflage 1981
2. Auflage 1985

© 1981, 1992 Georg Thieme Verlag, Rüdigerstraße 14, D-7000 Stuttgart 30
Printed in Germany
Satz: Tutte Druckerei GmbH, Salzweg-Passau (gesetzt auf VIP)
Druck: Druckhaus Dörr, Ludwigsburg

ISBN 3-13-597403-0   1   2   3   4   5   6

Geleitwort

Nacken-, Schulter- und Armschmerzen gehören zu den sehr häufigen Beschwerden. Eine möglichst praxisnahe Information über die gegenwärtigen Kenntnisse auf diesem Gebiet ist daher ein Bedürfnis. „Praxisnähe" will sagen, daß die einfachen, jedem Arzt geläufigen und praktikablen Methoden vermittelt und von dieser Basis aus gegebenenfalls notwendige weiterführende diagnostische und therapeutische Maßnahmen aufgezeigt werden. Auf dem Weg zur Diagnose und damit zur gezielten Therapie sollten die wenigen unentbehrlichen, aber möglichst einfachen, den Kranken nicht belastenden Verfahren den Vorrang haben. Hier wie auch sonst in der medizinischen Diagnostik haben praktische Kenntnisse und Erfahrungen oft einen viel höheren Stellenwert als moderne technische Raffinessen.

Unter diesen Voraussetzungen wurde das vorliegende Buch für den praktizierenden Arzt geschrieben. Meine Mitarbeiter Dr. PETER GODT und Dr. JEAN-PIERRE MALIN haben in dankenswerter Weise die Anregung des Thieme Verlags aufgegriffen. Ich begrüße es ganz besonders, daß sie Dr. ALFRED WITTENBORG dazu gewinnen konnten, die sehr wichtigen rheumatologischen Probleme dieses Bereiches sachkundig zu beschreiben. Ohne diese Darstellungen bliebe ein Werk über Nacken-, Schulter- und Armschmerzen unvollständig.

Hannover   Hans Schliack

Vorwort zur 1. Auflage

In diesem Buch, das seine Entstehung einer Anregung des Verlages verdankt, versuchen wir, unsere in klinischer und poliklinischer Tätigkeit gesammelten Erfahrungen bei zervikobrachialen Schmerzerkrankungen, ergänzt mit den zum Verständnis notwendigen Grundlagen, dem praktisch tätigen Arzt zusammenfassend und übersichtlich darzustellen. Wir haben unsere Erfahrungen unter Prof. Dr. H. Schliack und Prof. Dr. F. Hartmann gesammelt; dafür möchten wir unseren Lehrern danken.

Fände das Buch seinen Platz auf dem Sprechzimmerschreibtisch des Allgemeinarztes, so entspräche dies am besten unseren Absichten. Vielleicht entdecken aber auch Orthopäden, Internisten und Neurologen nützliche Hinweise für ihre praktische Tätigkeit.

Wir danken dem Georg Thieme Verlag, vor allem unserem Betreuer Herrn Dr. D. Bremkamp, für die Unterstützung des Vorhabens. Herr K. H. Seeber, wissenschaftlicher Zeichner in Tübingen, hat unsere Vorschläge mit Verständnis und Einfühlungsvermögen verarbeitet. Besonders jedoch haben wir Herrn Prof. Dr. H. Schliack für viele nützliche Hinweise zu danken.

Hannover, im Sommer 1980   Peter Godt
Jean-Pierre Malin
Alfred Wittenborg

Vorwort zur 3. Auflage

Sechs Jahre nach der zweiten Auflage wurde die dritte erforderlich, was für eine gewisse Kontinuität des Interesses an unserem Buch spricht. Wiederum haben wir viele diagnostische, klinische und therapeutische Einzelheiten den heutigen Erkenntnissen angepaßt. Manualtherapeutische Denkansätze wurden, soweit uns dies zweckmäßig erschien, stärker als früher berücksichtigt. Einer Neugestaltung haben wir den Abschnitt über das „Schleudertrauma" der Halswirbelsäule unterzogen. Das Literaturverzeichnis enthält keine Einzelarbeiten mehr, sondern beschränkt sich auf weiterführende Bücher. Am stärksten verändert wurde das Kapitel „Pharmakotherapie", das wiederum Herr Prof. Dr. ALBRECHT ZIEGLER vom Institut für Pharmakologie der Universität Kiel konzipiert und ausgearbeitet hat. Auch in dieser dritten Auflage verdanken wir somit einen maßgeblichen Teil seiner verständnisvollen und freundschaftlichen Hilfe.

Kiel, Bochum und Herne
im Frühjahr 1992

P. Godt
J.-P. Malin
A. Wittenborg

Anschriften

Dr. med. PETER GODT
Arzt für Neurologie und Psychiatrie
Karlstal 27 a, 2300 Kiel 14

Prof. Dr. med. JEAN-PIERRE MALIN
Direktor der Neurologischen Klinik und Poliklinik
der Ruhr – Universität Bochum,
Berufsgenossenschaftliche Krankenanstalten Bergmannsheil
Gilsingstraße 14, 4630 Bochum 1

Dr. med. ALFRED WITTENBORG
Leitender Arzt der Rheumaklinik
St.-Josefs-Krankenhaus
Landgrafenstr. 15, 4690 Herne 2

Inhaltsverzeichnis

Einleitung

1. Diagnostik

Anamnese 3
Klinische Untersuchung des Bewegungsapparates 5
  Allgemeines 5
  Untersuchung der Halswirbelsäule 8
  Untersuchung des Schultergelenkes 11
  Untersuchung des Ellenbogengelenkes 16
  Untersuchung des Handgelenkes 16
  Untersuchung der Finger 18
Neurologische Untersuchung 20
  Allgemeines 20
  Muskelprüfung 21
  Reflexe 35
  Sensibilität 39
  Vegetative Phänomene (Schweiß, Hauttrophik,
  Horner-Syndrom) 41
Internistisch-klinische Untersuchung 42
Labordiagnostik 42
  Allgemeines 42
  Labordiagnostik und Synoviaanalyse bei rheumatischen
  Erkrankungen 43
Radiologische Untersuchungen 46
  Vorbemerkungen 46
  Nativdiagnostik der Halswirbelsäule 46
  Computertomographie 50
  Kernspintomographie (Magnetresonanztomographie, MRT) ... 50
  Myelographie, Diskographie 50
  Nativdiagnostik der oberen Extremität 50
  Skelettszintigraphie 51
  Röntgendiagnostik am Thorax 51
  Angiographische Untersuchungen 52
  Arthrographie und Sonographie 52
Elektromyographie und Elektroneurographie 52
Evozierte Potentiale 54
Hinweise zum praktischen Vorgehen 54
  Untersuchung 54
  Diagnostische Schemata 56

2. Therapie

Pharmakotherapie 59
  Opioide (Analgetika vom Morphin-Typ)................. 59
  Antipyretische Analgetika............................. 61
  Nichtsteroidale Antiphlogistika....................... 62
  Kortikosteroide 64
  „Basistherapeutika" 67
  Tranquilizer und Muskelrelaxanzien.................... 68
  Psychopharmaka 69
  Carbamazepin, Phenytoin............................. 70
  Kombinationspräparate................................ 70
  Externa.. 71
  Infiltrations- und Injektionsbehandlung 71
Physikalische Therapie 73
  Ruhigstellung 75
  Bewegungsübungen................................... 76
  Kältetherapie (Kryotherapie).......................... 77
  Wärmetherapie....................................... 77
  Wassergelöste Substanzen 77
  Elektrotherapie....................................... 77
  Massage... 79
Manualtherapie... 80
Neurochirurgische Schmerzbehandlung 81
Elektrische Nervenstimulation 81

3. Schmerzen bei medullären, radikulären und vertebralen Erkrankungen

Anatomische Vorbemerkungen........................... 82
  Halswirbelsäule 82
  Gefäße 83
  Rückenmark und Spinalwurzeln 84
Neurologische Syndrome bei Erkrankungen der Zervikalregion. 87
  Querschnittssyndrom 87
  Vorderhornschädigung................................ 89
  Vorderhornschädigung und Pyramidenbahnläsion 89
  Zentromedulläres Syndrom............................ 90
  Hinterstrangsyndrom 90
  Arteria-spinalis-anterior-Syndrom...................... 90
  Syndrom des dorsomedialen, extramedullären Tumors 91
  Wurzelsyndrome...................................... 91
  Vegetative Syndrome.................................. 97
Schmerzentstehung bei zervikalen Schmerzsyndromen.......... 98
Schmerzsyndrome durch Bandscheibenvorfälle, Protrusionen und andere degenerative Wirbelsäulenveränderungen 99
  Das akute Wurzelkompressionssyndrom................. 99
  Zervikalsyndrom 101
  Zervikale Myelopathie................................ 110

Schmerzsyndrome bei Anomalien des atlantookzipitalen Übergangs und der Halswirbelsäule 111
  Allgemeine Bemerkungen 111
  Spezielles 112
Schmerzsyndrome als Verletzungsfolgen 116
  Allgemeine Bemerkungen 116
  „Schleudertrauma" der Halswirbelsäule 116
Schmerzen bei degenerativen Erkrankungen des Rückenmarks . 119
Schmerzen bei entzündlichen Erkrankungen des Rückenmarks, der Rückenmarks- und Hirnhäute sowie der Wurzeln 120
  Multiple Sklerose 120
  Zoster 121
  Zeckenbiß-Radikulitis 121
  Lues 122
  Tuberkulose 123
  Epiduraler Abszeß, Querschnittsmyelitis 123
  Meningitis und Meningismus 124
Schmerzen bei spinalen Tumoren 124
  Allgemeines 124
  Extramedulläre Tumoren 125
  Intramedulläre Tumoren 126
  Behandlung der spinalen Tumoren 126
Schmerzen bei Durchblutungsstörungen des Rückenmarks 127
  Arteria-spinalis-anterior-Syndrom 127
  Spinales Angiom 127
Schmerzen bei entzündlichen Wirbelsäulenerkrankungen 128
  Chronische Polyarthritis (cP) 128
  Spondylitis ankylopoetica 132
  Infektiöse Spondylitiden 133
Weitere Erkrankungen der Halswirbelsäule 135
Der „Schiefhals" 135
Okzipitozervikale und zervikobrachiale Schmerzsyndrome bei weiteren Erkrankungen des Nervensystems 137

4. Schmerzsyndrome des Plexus cervicobrachialis

Allgemeine diagnostische Hinweise 139
Anatomische Vorbemerkungen 139
  Plexus cervicalis 139
  Plexus brachialis 141
Neurologische Syndrome des Plexus brachialis 143
  Komplette Plexuslähmung 143
  Obere Plexuslähmung (oberer Primärstrang) 144
  Untere Plexuslähmung (unterer Primärstrang) 145
  Mittlere Plexuslähmung (mittlerer Primärstrang) 145
  Faszikuläre Lähmungen 146

Spezielle Krankheitsbilder 146
  Läsionen des Plexus brachialis durch Tumoren 146
  Radiogene Armplexusschädigungen 148
  Neuralgische Schulteramyotrophie 149
  Kompressionssyndrome des Plexus brachialis 150

5. Schmerzsyndrome peripherer Nerven
  Allgemeine diagnostische Hinweise 156
  Schmerzsyndrome des Nervus medianus 156
    Anatomische Grundlagen 156
    Karpaltunnelsyndrom 157
    Andere Schmerzsyndrome des Nervus medianus 162
    Differentialdiagnose zu Wurzel- und Plexusläsionen 163
  Schmerzsyndrome des Nervus ulnaris 163
    Anatomische Vorbemerkungen 163
    Krankheitsbilder 164
    Differentialdiagnose zu Plexus- und Wurzelläsionen 168
  Schädigungen des Nervus accessorius 168
  Kompression des Nervus suprascapularis 169
  Schmerzsyndrome des Nervus radialis 169
    Anatomische Vorbemerkungen 169
    „Cheiralgia paraesthetica" 169
    Läsion des Nervus cutaneus antebrachii posterior 170
    Supinatorlogensyndrom 170
  Weitere periphere Schmerzsyndrome 172
    Lepra 172
    Kausalgie 172
    Neurome und Neurinome 173
    „Notalgia paraesthetica" 174

**6. Nicht neurologisch bedingte Schmerzen
bei Erkrankungen der Schulter-Arm-Region**
  Schultergürtel 175
    Allgemeines 175
    Anatomie und Physiologie 175
    Periarthritis humeroscapularis 180
    Erkrankungen des Schultergelenkes selbst 188
    Akromioklavikulargelenk 189
    Sternoklavikulargelenk 189
    Knochenerkrankungen 190
    Gefäßerkrankungen 190
    Skapulokostales Syndrom 191

Der Ellenbogenschmerz 192
  Epicondylitis humeri („Insertionstendopathien") 192
  Bursitis olecrani 194
  Erkrankungen des Ellenbogengelenkes selbst 194
  Andere Ursachen des Ellenbogenschmerzes 195
Hand und Finger. 195
  Gelenke 195
  Sehnenerkrankungen. 198
  Andere Schmerzerkrankungen an der Hand 201
Schmerzen bei Muskelerkrankungen 202
Tendomyosen 204
Schmerzen bei Erkrankungen innerer Organe 205
Pannikulose und Pannikulitis 206
Sudeck-Syndrom und Schulter-Hand-Syndrom 207

7. Psychosomatische Aspekte 211

Weiterführende Literatur 218

Sachverzeichnis 219

Einleitung

Aus Großbritannien kennen wir eine epidemiologische Studie über die Häufigkeit von „Zervikobrachialgien" bei Erwachsenen. Zum Zeitpunkt der Befragung hatten 9% der Männer und 12% der Frauen derartige Beschwerden. 28% der Männer und 34% der Frauen gaben an, irgendwann einmal Schmerzzustände in Nacken, Schulter oder Arm als Beeinträchtigung erlebt zu haben. Die Zervikobrachialgien waren in 49% einmalig aufgetreten, in 42% mehrmals episodisch, und in 9% war der Verlauf chronisch. Diese Zahlen sprechen, was die Häufigkeit (aber auch die günstige Gesamtprognose) betrifft, für sich.

Auch bei uns gehört die Zervikobrachialgie zu den häufigsten Symptomen in der allgemeinärztlichen, internistischen und orthopädischen Sprechstunde. Nicht selten kann der Arzt nur einen Teil der möglichen Ursachen überschauen; in der Mehrzahl der Fälle wird jedoch kein anderer Facharzt hinzugezogen. Dies könnte ein Hinweis darauf sein, daß eine ätiologische Zuordnung in manchen Fällen unterbleibt.

Tatsächlich sind die typischen und gern benutzten Diagnosen („Brachialgie", „Schulter-Arm-Syndrom") kaum mit Vorstellungen über den zugrunde liegenden Krankheitsprozeß zu erfüllen. Eine vermutlich zu große Zahl von Schmerzkrankheiten, bei denen die Zervikobrachialgie mit Muskelverspannung und Bewegungseinschränkung einhergeht, dürfte als „vertebragen" eingeordnet und gedanklich auf degenerative Wirbelsäulenveränderungen bezogen werden. Eines der Ziele dieses Buches ist es, die Vielfalt und vor allem die Wichtigkeit weiterer Ursachen, abgesehen von „Spondylose" und „Osteochondrose", aufzuzeigen.

Zervikobrachialgien können in allen Abschnitten der Funktionseinheit aus Kopf, Halswirbelsäule, Schultergürtel, Arm und Hand mit den entsprechenden Teilen des Nervensystems, aber auch bei Erkrankungen der Blutgefäße, der Thorax- und Abdominalorgane entstehen. Viele Krankheitsbilder lassen sich an Leitsymptomen leicht erkennen. Eine ähnliche oder bei oberflächlicher Anamnese und Untersuchung identische Symptomatik kann jedoch auch von sehr verschiedenen, funktionell und anatomisch getrennten Strukturen hervorgerufen werden. Durch enge funktionelle Verknüpfungen können Schmerzen ihre stärkste Ausprägung an einem Ort haben, der keineswegs unmittelbar auf die Läsionsstelle hinweist.

Eine ätiologische Abklärung kann in vielen Fällen das Schicksal des Kranken entscheiden, sind doch oft schwerwiegende, gelegentlich lebensbedrohliche Krankheiten (spinale Tumoren, Metastasen, entzündliche Gelenkerkrankungen, Herzinfarkt) auszuschließen. Auch ist eine rationale Therapie erst möglich, wenn man die Ursache des Schmerzsyndroms erkannt hat. Gerade bei Zervikobrachialgien nützen symptomatische Maßnahmen zunächst oft, sie verschleiern aber möglicherweise wichtige Symptome letztlich zum Schaden des Patienten.

Dieses Buch wendet sich in erster Linie an den Allgemeinarzt. Am Anfang steht ein systematischer Untersuchungsteil, an den sich eine praktisch orientierte Anweisung zur diagnostischen Strategie anschließt. Dann folgt ein Therapiekapitel mit grundlegenden Informationen über derzeit empfehlenswerte Behandlungsmöglichkeiten. Die dann einzeln abgehandelten Krankheitsbilder haben wir überwiegend nach topographischen Gesichtspunkten geordnet.

1. Diagnostik

Anamnese

Die Bedeutung der Anamnese kann man, besonders für neurologische Erkrankungen, nicht hoch genug einschätzen: „ein blinder Neurologe ist besser als ein tauber" (Mumenthaler).

Dieses Buch befaßt sich mit Krankheitsbildern, bei denen Schmerzen die Hauptbeschwerde sind; der folgende Abschnitt behandelt daher die Schmerzanamnese, geht aber auf andere, ebenso wichtige, jedem Arzt bekannte Gesichtspunkte der Anamnese nicht ein.

Die folgenden Punkte sollten gezielt angesprochen werden, wenn man einen Patienten mit Nacken-Schulter-Arm-Schmerzen zu untersuchen hat.

– Welche Region ist hauptsächlich betroffen?
  Umschriebene Erkrankungen des Bewegungsapparates zeigen oft auch umschriebene Schmerzlokalisation und/oder gut definierte druckschmerzhafte Punkte, können ihre Schmerzen aber auch (z.B. bei den Insertionstendopathien) auf den ganzen Arm ausstrahlen lassen. Die Schmerzausbreitung bei neurologischen Krankheiten richtet sich oft nach dem Innervationsgebiet der betroffenen Struktur (Wurzel, peripherer Nerv). Die Schmerzen können aber auch relativ umschrieben in einem weit von der Läsion entfernten Gebiet empfunden werden (bei Wurzelläsionen). – Der Schmerzschwerpunkt dient zur Benutzung der „diagnostischen Schemata" (s. S. 56 ff).

– Wohin strahlt der Schmerz aus?
  Man lasse sich die Ausstrahlung mit dem Finger zeigen! Angaben bei neurologischen Krankheiten sind oft sehr charakteristisch, bei Schmerzen des Bewegungsapparates oft mehr diffus (Tendomyosen, pseudoradikuläre Schmerzstraßen).

– Wann und wie begann der Schmerz?
  Beispiele: akuter Beginn beim Bandscheibenvorfall, bei Subarachnoidalblutung (Nackenschmerz!), bei neuralgischer Schulteramyotrophie (nachts!), langsame Progredienz bei Tumorläsion des Armplexus, langsame Progredienz mit akuter Verschlechterung bei Wirbelsäulenmetastasen (alte Menschen!), subakuter Verlauf bei Arthrosen, meist bei Periarthritis humeroscapularis und meist bei den Kompressionserkrankungen peripherer Nerven (z.B. Karpaltunnelsyndrom).

– Wodurch wurde die Schmerzkrankheit ausgelöst, was verstärkt, was lindert die Schmerzen?
Die Ansicht des Betroffenen über die Ursache seiner Beschwerden ist wichtig, obgleich sie nicht immer richtig ist. Einige typische Zusammenhänge: Zervikalsyndrom durch „Verdrehung", Auslösung von Plexuskompression durch Lastentragen, Schlaflähmungen nach starkem Alkoholrausch, Kompression des N. ulnaris durch Aufstützen oder (Jahre) nach Verletzungen, Reizung sensibler Radialisäste durch eine Schneidetätigkeit (Schere); Verstärkung des Zervikalsyndroms durch Drehung zur Schmerzseite, Besserung durch Drehung zur gesunden Seite, Besserung der nächtlichen Brachialgie beim Karpaltunnelsyndrom durch Schütteln der Hand, Besserung der Arthrose- und Bechterew-Schmerzen durch Bewegung, „Claudicatio intermittens" des Armes und Schwindel beim „Subclavian-steal-Syndrom", druckschmerzhafte Punkte.
– Wie ist der Spontanverlauf?
Beispiele: nächtliche Schmerzen beim Karpaltunnelsyndrom, morgendliche Schmerzen beim Morbus Bechterew und chronischer Polyarthritis, Dauerschmerz bei Spondylitis, zunehmende Schmerzen bei Tumoren, attackenartiger Schmerz bei Gicht, aber auch beim Herzinfarkt, blitzartige Schmerzparoxysmen bei Tabes dorsalis.
– Was ist sonst noch aufgefallen?
Gelenkdeformierungen, Schwellungen, Rötungen (Gelenkerkrankungen); Lymphödem (Armplexusinvasion durch Tumoren); trokkene Haut mit trophischen Störungen (Plexusläsion, Sudeck-Syndrom); Pupillendifferenz (Horner-Syndrom), durch Angehörige bemerkt; abdominale, thorakale Beschwerden; Fieber; Gewichtsabnahme.
– Sind Lähmungen oder Gefühlsstörungen, Blasen- oder Mastdarmstörungen aufgetreten?
Stärkere Ausfälle werden spontan berichtet und fallen von vornherein ins Auge; nach geringergradigen Störungen muß gefragt werden (kein Gefühl für die Temperatur des Badewassers bei dissoziierten sensiblen Störungen), Miktions- und Defäkationsstörungen werden aus Scham verheimlicht oder für „gynäkologisch" o. ä. gehalten.
– Besteht eine andere schwerwiegende Erkrankung, oder spricht der klinische Befund dafür?
Man denke an maligne Tumoren, Tuberkulose, koronare Herzkrankheit, Gefäßerkrankungen u. a. m.
– Womit ist (erfolgreich, erfolglos) behandelt worden?
Wir konnten hier nur einige Beispiele nennen. Der Gang der Anamnese selbst wird sich nach den jeweils gewonnenen Informationen und Assoziationen richten. Wir verweisen auch auf den Abschnitt über das praktische Vorgehen (s. S. 54 ff).

Klinische Untersuchung des Bewegungsapparates

Allgemeines

Die klinische Untersuchung des Bewegungsapparates gliedert sich in drei Abschnitte:
- Inspektion,
- Palpation (von Gelenken, Sehnen, Muskeln und Knochen),
- Funktionsprüfung.

Die Untersuchung nimmt man in einem angenehm temperierten, hellen Raum vor.

Inspektion

Man beachtet die sichtbaren morphologischen Abweichungen, die äußerlich erkennbaren Erscheinungen der Erkrankung und die elementaren Bewegungen des Kranken. Man beobachtet ihn, wenn er in das Untersuchungszimmer eintritt, wie er die Tür schließt, die Klinke anfaßt, auf den angebotenen Stuhl zugeht und wie er sich hinsetzt. Bei der Schilderung seiner Beschwerden soll der Patient Lokalisation und Ausstrahlung von Schmerzen mit dem Finger zeigen: Wir können uns dabei gleichzeitig über die Funktionsfähigkeit im Schulterarmbereich orientieren. Beim Ausziehen helfen wir dem Kranken nur im Bedarfsfall; wir können bei der Beobachtung weitere Hinweise auf Funktionsstörungen bekommen, außerdem gewinnen wir einen Eindruck von der Kooperativität des Patienten.

Am *Knochensystem* achtet man auf Entwicklungsanomalien (umschriebene Vergrößerung, verzögertes Wachstum), auf abnorme Vorwölbungen und Achsenabweichungen (überschießende Kallusbildung bei schlecht sitzender Fraktur), auf Schultertiefstand, Kyphosen und Skoliosen der Wirbelsäule. An der *Muskulatur* fallen partielles oder totales Fehlen einzelner Muskeln oder Muskelgruppen, Muskelatrophien (s. S. 34), Zwangshaltung und Faszikulationen der Skelettmuskulatur auf.

An der *Haut* achtet man auf Psoriasis, Erythema nodosum, Sklerodermie, Lupus erythematodes, Purpura Schönlein-Henoch, Erythema multiforme, Keratodermia blennorrhagica; diese Krankheiten sind oft mit Schmerzen des Bewegungsapparates verknüpft. Man denke auch an lepröse Hautveränderungen (s. S. 172): oft nur am Rumpf nachweisbare, ganz leicht pigmentärmere Bezirke. Mondgesicht, Striae, Akne und atrophische Haut mit subkutanen Blutungen zeigen an, daß die Erkrankung mit einer längeren Steroidmedikation behandelt wurde.

Im Bereich der *Gelenke* achtet man außerdem auf entzündliche Hautrötung. Rötung und Erwärmung als klassische Entzündungszeichen sind jedoch nicht bei jeder entzündlichen Reaktion zu erwarten, wie das Beispiel der vorwiegend blassen und kaum erwärmten entzündlichen Schwellung der chronischen Polyarthritis zeigt.

Palpation

An den Gelenken ist auf Fehlstellungen und Schwellungen zu achten. Eine *Schwellung,* wichtiges Zeichen einer Gelenkerkrankung, kann folgende Ursachen haben: intraartikuläre Ergüsse, Synovialverdickung, periartikuläre Weichteilentzündungen (Bursitis, Tendinitis), knöcherne Veränderungen (Osteophyten, Knochentumoren), extraartikuläre Fettansammlungen. Ein *Erguß* wird durch die sichtbare, bzw. palpable Fluktuation erkannt: Durch Kompression eines Teils der Gelenkhöhle fühlt man die Flüssigkeitswelle im anderen Teil des Gelenks. Auch eine Synovial- und Kapselverdickung erkennt man durch Palpation. Eine umschriebene *Druckempfindlichkeit* zeigt an, ob der Prozeß intraartikulär oder periartikulär (im Fettgewebe, in Sehnen, Bändern und Schleimbeuteln) liegt. Oft ist es empfehlenswert, zunächst die gesunde Seite zu untersuchen, um dem Patienten zu zeigen, welche Empfindungen durch den Druck hervorgerufen werden.

Ein weiteres wichtiges Zeichen bei der Palpation von Gelenken sind *Krepitationen* bei der Bewegung. Die Krepitationen können schmerzlos oder schmerzhaft sein. Es gibt auch physiologische Geräusche, die durch das Gleiten von Bändern oder Sehnen über knöchernen Vorsprüngen entstehen, nicht selten auch beim Auseinanderziehen der Finger durch plötzliche Anspannung der Gelenkkapsel. Im allgemeinen zeigt die Krepitation jedoch an, daß einander gegenüberliegende Knorpelflächen durch Abnutzung, Chondromalazie, Traumen, entzündliche Veränderungen oder Osteochondritis aufgerauht sind. Zur *Palpation von Nerven* wird auf S. 41 verwiesen.

Funktionsprüfung

Gelenkkontur, Kapsel und Bandapparat eines Gelenkes bestimmen zusammen mit der auf das Gelenk einwirkenden Muskulatur den Bewegungsumfang und den Ablauf der Bewegung. Es ist wichtig, den normalen Ablauf und Bewegungsumfang zu kennen.

Blockierungen der Bewegung können durch freiliegende intraartikuläre Gelenkkörper, aber auch durch rheumatische Veränderungen an Sehnen (Rheumaknoten) zustande kommen, so z. B. beim Phänomen des schnellenden Fingers.

Bewegungseinschränkungen können bei aktiver und passiver Bewegung auftreten. Unterschiedliche Bewegungsumfänge bei aktiver und passiver Betätigung geben wertvolle Hinweise für die Differentialdiagnose. Zuerst sollte immer eine Prüfung der aktiven Beweglichkeit erfolgen. Wenn der aktive und der passive Bewegungsumfang nicht gleich sind, so stellt meistens der passive den aktuellen Stand der Bewegungsfähigkeit dar. Anders ist es z. B. bei einem Patienten, der die Untersuchung fürchtet und aus Angst vor Schmerzen die passive Bewegungsprüfung behindert; bei ihm wird die aktive Beweglichkeit größer sein und den wirklichen Stand angeben. Umgekehrt kann durch Sehnenrupturen die aktive Bewegungsfähigkeit geringer sein als die passive, wobei erstere den wahren Bewegungsumfang angibt.

Die Einschränkung der Bewegungsfähigkeit kann *vorübergehend* oder *dauernd* sein. Vorübergehende Einschränkungen entstehen durch Muskelverspannungen, intraartikuläre Ergüsse und Synovitis, durch fibröse Proliferation mit intra- oder periartikulären Adhäsionen, durch Tendosynovitis oder durch reversible Kontrakturen von Muskelfaszien und Sehnen. Die dauernde Bewegungseinschränkung kann intra- oder extraartikulär bedingt sein. Intraartikuläre Ursachen sind die fibröse oder knöcherne Ankylose, Destruktion von Gelenkflächen und Subluxation. Extraartikuläre Bedingungen sind Kapsel-, Sehnen- und Faszienverkürzung.

Neutral-Null-Methode. Man untersucht die Bewegungsfähigkeit heute im allgemeinen nach der Neutral-Null-Methode. Dabei werden die größtmöglichen Bewegungen eines Gelenkes von einer einheitlich definierten Neutral- oder Nullstellung (anatomische Normalstellung) aus gemessen. Unter der „*anatomischen Normalstellung*" versteht man, daß der Mensch aufrecht steht, mit hängenden Armen, nach vorn gehaltenen Daumen, geschlossenen und parallel gehaltenen Füßen und nach vorn gerichtetem Blick. Für die Messung ist die Benutzung eines speziellen Winkelmessers erforderlich. Erfahrene Untersucher können jedoch auch befriedigende Schätzwerte angeben. Der abgelesene Winkelwert ergibt den Bewegungsausschlag von der Nullstellung aus. Man richtet sich bei der Messung nach gut tastbaren Knochenvorsprüngen als Bezugspunkt oder nach der virtuellen Gliedmaßenlängsachse, die am besten durch Visieren aus einer gewissen Distanz zu bestimmen ist.

Nach der „*Nulldurchgangsmethode*", die sich praktisch am besten bewährt hat und eine Modifikation der Neutral-Null-Methode darstellt, werden für jede Bewegung und Gegenbewegung drei Zahlen aufgeführt: die beiden Endausschläge und die Nullstellung. Wenn bei der Bewegung die Nullstellung passiert und durchschritten wird, so erscheint die Null zwischen den beiden Endausschlägen; wird dagegen die Nullstellung nicht erreicht, so erscheint die Null an letzter Stelle. Am Ellenbogengelenk würde danach eine maximale Flexion von $150°$ mit einem Passieren der Nullstellung und einer Überstreckung von $10°$ so protokolliert: „Flexion/Extension $150°/0°/10°$". Liegt dagegen eine eingeschränkte Beweglichkeit vor, bei der die Nullstellung gar nicht durchschritten wird, so protokolliert man z.B.: „Flexion/Extension $90°/30°/0°$".

Untersuchung der Halswirbelsäule (Abb. 1.1, 1.2)

Die *Inspektion* zeigt äußerlich erkennbare Fehlhaltungen (Kyphosierung, Skoliose), die *Palpation* weist druckschmerzhafte Sehnenansätze und Muskeln nach. Die *Bewegungsfähigkeit* wird als Vorwärts- und Rückwärtsbewegung, als Rotation und als Seitwärtsneigung nach rechts und links geprüft. Man fordert den Patienten auf, das Kinn auf die Brust zu senken, zur rechten und linken Schulter zu führen, das Ohr auf die Schulter zu führen und den Kopf rückwärts zu neigen. Diese Prüfungen sind am aufrecht sitzenden Patienten durchzuführen. Vom 25. Lebensjahr an nimmt die Beweglichkeit kontinuierlich ab.

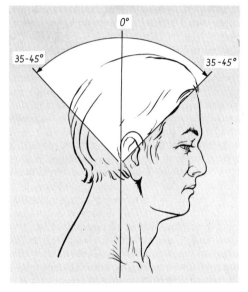

Flexion/Extension (a),

Abb. 1.1 Bewegungsprüfung der Halswirbelsäule:

Flexion/Extension: Als normal wird eine Bewegung des Kopfes von 45° nach vorn und eine Extension von ebenfalls 45° nach hinten, also eine Totalamplitude von 90° betrachtet. Eine andere gut reproduzierbare Methode stellt der größte und kleinste Abstand des Unterkieferrandes vom Manubrium sterni dar ($\langle 2$ bzw. $\rangle 25$ cm).

Rotation: Beim Jugendlichen 80°, beim älteren Menschen 70° nach jeder Seite. Dabei ist darauf zu achten, daß die Bewegung um die vertikale Achse erfolgt und der Kopf nicht zu Seite geneigt wird. Die Null-Linie ist mit der Sagittalebene des Körpers identisch.

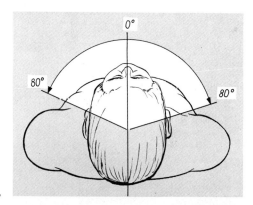

Rotation (b),

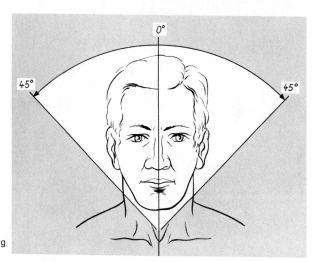

Seitneigung
(c)

Seitneigung: Die Mittellinie des Kopfes kann bei Jugendlichen um 45° nach jeder Seite, bei alten Menschen um 20° geneigt werden, ohne daß die Schulter angehoben wird.

Hinterhaupt/Atlas/Axis: Durch maximale Flexion der Halswirbelsäule werden die Intervertebralgelenke blockiert. Dadurch beschränken sich Rotationsbewegungen und Seitneigung auf die obersten Gelenke zwischen Atlas und Axis bzw. Hinterhaupt und Atlas. Eine Anweisung hierzu gibt Abb. 1.**2.**

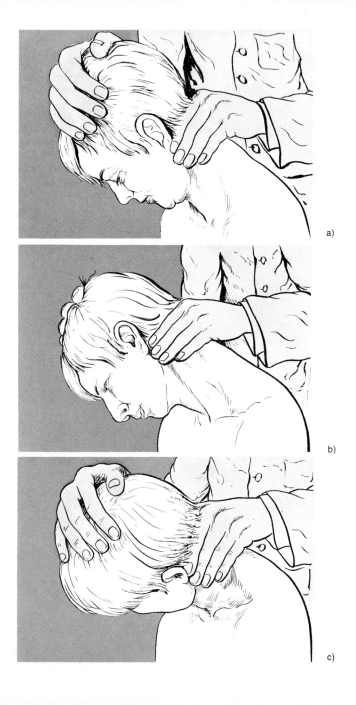

a)

b)

c)

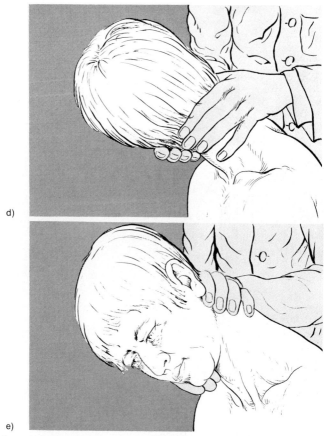

Abb. 1.2 Bewegungsprüfung Hinterhaupt/Atlas/Axis: a) Ausgangsstellung, b und c) Seitneigung und d) Rotation und e) in maximaler Flexion

Untersuchung des Schultergelenkes

Bei der *Inspektion* des Schultergelenkes (Abb. 1.**3**) ist auf Deformitäten (z. B. als Folge einer Luxation) zu achten, man richtet das Augenmerk gleichzeitig auf Muskelatrophien (s. S. 34). Bei der *Palpation* sind Schwellungen im Schultergelenk selbst seltener zu beobachten, eher schon über dem Sternoklavikular- und Akromioklavikulargelenk. Dagegen sind bei der Palpation die periartikulären Weichteile von großer Bedeutung. Oft lassen sich Punkte nachweisen, von denen Schmerzaus-

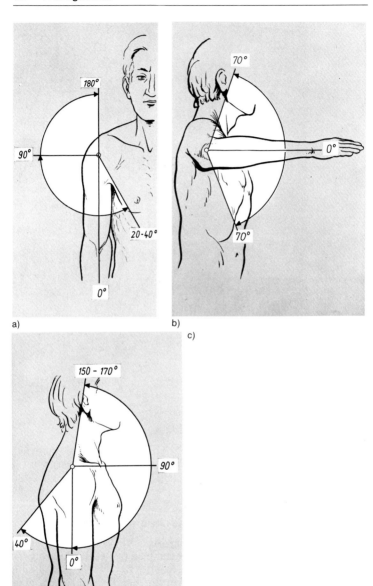

Abb. 1.3 Bewegungsausmaße des Schultergelenks: a) Ab- und Adduktion, b) Rotation, c) Flexion und Extension

strahlungen im Sinne sogenannter pseudoradikulärer Schmerzen ausgelöst werden. Man bezeichnet diese Punkte auch als ,,*Triggerpunkte*''. Die Kenntnis häufiger Lokalisationen derartiger Triggerpunkte ist nicht nur diagnostisch bei der Beurteilung verschiedener Schmerzsyndrome wichtig, sondern auch zur gezielten Anwendung der Infiltrationsbehandlung (s. S. 72 f).

Im Bereich des Schultergelenkes gibt es folgende typische Triggerpunkte (Abb. 1.4):

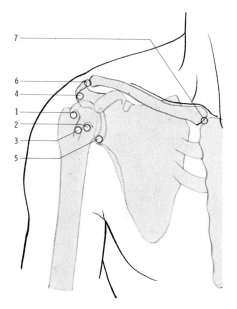

Abb. 1.4 ,,Triggerpunkte'' im Bereich des Schultergürtels.

1 Tuberculum majus und Supraspinatussehne
2 Tuberculum minus und Subskapularissehne
3 Sulcus intertubercularis und Bizepssehne
4 Bursa subacromialis
5 Glenohumeraler Gelenkspalt
6 Akromioklavikulargelenk
7 Sternoklavikulargelenk

– das Akromioklavikulargelenk mit dem Lig. acromioclaviculare,
– den Sulcus intertubercularis mit der langen Bizepssehne,
– das Tuberculum majus als Ansatzpunkt der Außenrotatoren (tastbar bei Innenrotation),
– das Tuberculum minus als Ursprungsort der kurzen Bizepssehne (tastbar bei Außenrotation),
– den Processus coracoideus mit dem Lig. coracoacromioclaviculare,
– den glenohumeralen Gelenkspalt,
– die Bursa subacromialis.

Krepitationen finden sich häufig über dem skapulohumeralen Gelenk und über den Sehnenansätzen (M. supraspinatus), auch über dem Sternoklavikulargelenk. Eine ,,Lücke'' zwischen Akromion und Humeruskopf wird bei einer Diastase im Schultergelenk als Folge einer oberen

Armplexuslähmung, aber auch einmal einer isolierten Deltoideuslähmung (Axillarisparese) tastbar. Dies ist nicht zu verwechseln mit einer tastbaren Vertiefung bei Subluxation des Humerus als Folge eines Abrisses der „Rotatorenhaube" (s. S. 186). Der Tastbefund kann für die Abgrenzung von einer Periarthritis humeroscapularis wichtig sein.

Bewegungsprüfung. Die Bewegungen der Schulter als Gesamtheit sind das Ergebnis von Einzelbewegungen im skapulohumeralen Gelenk, im Akromioklavikulargelenk, im Sternoklavikulargelenk sowie der Bewegungen zwischen Skapula und Thorax. Man soll bei der Bewegungsprüfung die Skapula mit einer Hand fixieren, um frühzeitig ihre Mitbewegung zu erfassen: Diese kann über eine Bewegungseinschränkung der Schulter hinweg täuschen (Abb. 1.5).

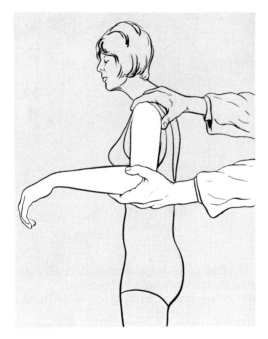

Abb. 1.5 Fixierung der Skapula bei der Bewegungsprüfung im Schultergelenk

Man achtet auch auf schmerzhafte Bewegungen und Stellungen, in denen der Schmerz auftritt. Bei vielen Erkrankungen des Schultergelenkes (entzündliche und degenerative Sehnenerkrankungen, Kapselschrumpfungen) kann der Schmerz nur in der Endphase von Bewegungen oder nur bei der Abduktion während des Durchtritts durch die Horizontale auftreten. Manchmal kann man den Schmerz nur auslösen, wenn man Bewegungen gegen Widerstand ausführen läßt. Bei einer generalisierten Kapselschrumpfung ist die Beweglichkeit des Oberarmes in allen Richtungen eingeschränkt. Bei Erkrankungen der Supraspinatussehne wird fast immer der oben erwähnte *Phasenschmerz* (s. Abb. 6.5, S. 183) gefunden. Meist ist dann die Ansatzstelle der Sehne direkt unter dem Akromion stark druckschmerzhaft. Wird der Arm jedoch in maximaler Außenrotationsstellung gehoben und gesenkt, so kann der Phasenschmerz fehlen, wenn die Sehne nur mäßig geschwollen und gereizt ist. Knacken im Schultergelenk entsteht durch direkten Kontakt zwischen Humeruskopf und Akromion bei Defekten der Rotatorenmanschette.

Zur orientierenden Untersuchung der Bewegungsfähigkeit hat sich der *Schürzengriff* bewährt, eine Kombination aus Innenrotation und Adduktion: Verschränken der Arme auf dem Rücken mit dem Ziel, den höchstmöglichen Wirbelkörper zu erreichen. Man mißt den Abstand zwischen Daumen und Dornfortsatz des 7. HWK. Der *Nackengriff* ist eine Kombinationsbewegung aus Außenrotation, Abduktion und Elevation. Hierbei sollen die Handinnenflächen am Hinterkopf liegen, wobei der Ellenbogen parallel zur Hand möglichst weit nach hinten geführt wird.

Abduktion: Skapulohumeral 90°, total 180°. Neben der passiven Abduktion oder Elevation des Oberarmes wird auch die aktive Beweglichkeit geprüft. Ist sie allein eingeschränkt, so kann dies für einen Defekt oder einen Abriß der Rotatorenmanschette oder auch für eine neurologische Störung sprechen.

Adduktion: Normal bis 40°. Beide Arme werden im Stehen parallel nach vorn in die Horizontale gestreckt, dann werden beide Arme gleichzeitig, um eine Rotation des Körpers zu vermeiden, überkreuzt adduziert.

Außenrotation: Normal 70°. Beide Oberarme hängen am Körper herab, beide Vorderarme sind in der Horizontalen und parallel nach vorn abgewinkelt, die Handflächen stehen senkrecht. Man läßt gleichzeitig den Vorderarm nach außen rotieren, der Ellenbogen liegt dem Rumpf an. Das Schulterblatt geht bei dieser Bewegung nicht mit, dafür kann aber der Rumpf bei einseitiger Prüfung leicht zur geprüften Seite hin rotieren. Man kann die Rotation auch prüfen, indem man den Oberarm seitlich horizontal abduzieren und den um 90° horizontal nach vorn abgewinkelten Vorderarm aufwärts (normal 70° = Außenrotation) und abwärts (normal 70° = Innenrotation) bewegen läßt.

Flexion (Anteversion): Skapulohumeral 90°, total 170°. Genau nach vorn gerichtete Elevation des Oberarms.

Extension (Retroflexion): Normal 40°. Hierbei wird der Arm sagittal nach hinten angehoben. Die Beurteilung ist schwer, wenn der Patient sich gleichzeitig nach vorn neigt.

Akromioklavikulargelenk. Degenerative und entzündliche Prozesse spielen sich oft auch im Akromioklavikulargelenk ab, das dicht unter der

Körperoberfläche liegt und palpatorisch gut zu beurteilen ist. Seine Untersuchung wird oft unterlassen. Ein recht typisches Zeichen bei der Untersuchung des Akromioklavikulargelenkes ist das sogenannte „Klaviertastenphänomen" bei Akromioklavikularluxation (s. S. 189).
Eng mit Schulterbewegungen verknüpft ist auch das **Sternoklavikulargelenk,** eine totale Abduktion und Elevation des Armes ist nur durch Mitbewegungen der Klavikula möglich. Es gehört aber nicht zum Schultergelenk im engeren Sinne.

Untersuchung des Ellenbogengelenkes

Bei der *Inspektion* des Ellenbogengelenkes (Abb. 1.6) achtet man auf Fehlstellungen wie Cubitus varus oder Cubitus valgus. Schwellungen liegen meistens an der Streckseite medial oder lateral vom Olekranon. Eine Schwellung kann Folge einer Bursitis olecrani oder eines Gelenkergusses sein. Bei der *Palpation* erkennt man, daß Olekranon, Epicondylus medialis und lateralis bei Streckung auf einer Linie (Huetersche Linie) liegen und bei Beugung ein gleichschenkliges Dreieck bilden. Lageverschiebungen dieser Bezugspunkte entstehen durch Frakturen und Luxationen. Man achtet bei der Palpation auch auf Gichttophi und auf Rheumaknötchen am Olekranon und über der proximalen Ulna.
Druckschmerzhaftigkeiten im Bereich der Epikondylen finden sich bei den Insertionstendopathien („Tennisellenbogen", s. S. 192), für die auch Schmerzen beim Beugen oder Strecken der Hand gegen Widerstand typisch sind.
Bewegungsprüfung. Die Bewegungen des Ellenbogengelenkes umfassen Streckung im humeroulnaren Gelenk sowie Beteiligung bei der Supination und Pronation im Humeroradialgelenk. Die Extension kann bis maximal 10°, die Flexion bis maximal 150° ausgeführt werden. Für die Prüfung der Pronation und Supination soll der Oberarm am Körper herabhängen, der Ellenbogen in der Sagittalebene nach vorn in die Horizontale gebeugt und die Handflächen senkrecht gehalten werden; die Bewegungsamplitude beträgt für die Pronation normalerweise 90° und für die Supination 80°.

Untersuchung des Handgelenkes

Bei der *Inspektion* des Handgelenks (Abb. 1.7) achtet man auf Schwellungen volar und dorsal (Ulnaköpfchen) und auf Deformitäten wie Beugekontrakturen und radiale oder ulnare Deviation. Auf der Dorsalseite kommen Schwellungen mit Druck- und Bewegungsschmerzen bei Tendopathien und Ganglien (letztere auch volar in der Loge de Guyon, s. S. 167) vor.

a)

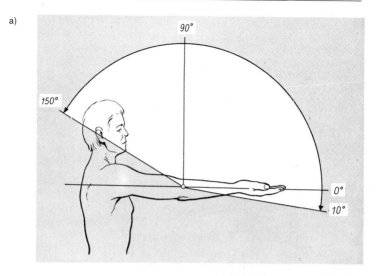

b)

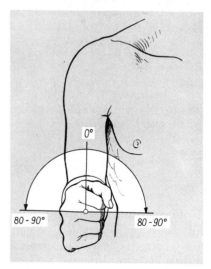

Abb. 1.6 Bewegungsausmaße im Ellenbogengelenk: a) Flexion und Extension, b) Pronation und Supination

Die **Bewegungsfähigkeit** ist für die Dorsalextension und die Volarflexion (jeweils 60°), für die Ulnarabduktion (40°) und Radialabduktion (30°) zu prüfen. Funktionell besonders wichtig ist die Dorsalextension, die bei jedem Schließen der Faust beteiligt ist. Bei der Epicondylitis humeri sind Handbeugung oder -streckung gegen Widerstand schmerzhaft.

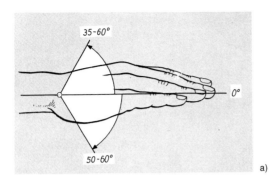

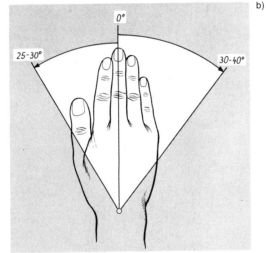

Abb. 1.7 Bewegungs-
ausmaße im Handge-
lenk: a) Flexion und
Extension, b) Radial-
und Ulnarabduktion

Untersuchung der Finger

Bei der *Inspektion* der Hohlhand und der Finger achtet man auf Schwellungen, Nagelveränderungen, Hautveränderungen (Turgor, Hautfeuchtigkeit, Farbveränderungen), auf Deformitäten und Anomalien. *Palpatorisch* sucht man nach Knoten, Ödemen und Gewebsverdickungen. Bei den Knoten sind Größe, Konsistenz und Beziehung zu den benachbarten Geweben (Verschieblichkeit) zu beurteilen. Schweißsekretionsstörungen können sehr gut durch Palpation gefunden werden.

Die **Bewegungsfähigkeit** in den Fingergelenken ist großen individuellen Schwankungen unterworfen. Messungen sind schwierig. Die Bewegungsprüfung entspricht im wesentlichen der neurologischen Untersuchung der kleinen Handmuskeln (s. S. 27). Vom bewegungsphysiologischen Standpunkt aus ist die Bewegungsfähigkeit normal, wenn der Betroffene seine Faust („große" Faust und „kleine" Faust) normal schließen, die Hand flach öffnen, die Finger weit abspreizen und mit der Daumenkuppe das Endglied des V. Fingers erreichen kann (Abb. 1.8).

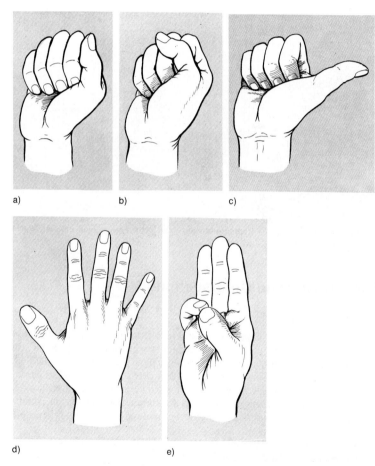

Abb. 1.8 Funktionsprüfung der Finger: a) „große Faust", Daumen adduziert, b) „große Faust", Daumen opponiert, c) „kleine Faust", Daumen extendiert, d) Fingerspreizen, e) Daumen-Kleinfinger-Opposition

Zur Prüfung und Dokumentation der Kraft, vor allem auch bei längsschnittmäßigen Verlaufsuntersuchungen, hat sich bewährt, die Kraftproduktion mit Hilfe einer aufgerollten Blutdruckmanschette zu prüfen und zu dokumentieren (Abb. 1.9).

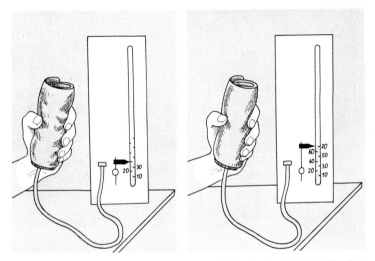

Abb. 1.9 Messung und Dokumentation der Kraft beim Faustschluß mit Hilfe eines Blutdruckmeßgerätes

Neurologische Untersuchung

Allgemeines

Die Frage, ob das Nervensystem an einer Erkrankung beteiligt ist, hat entscheidende Bedeutung für das diagnostische Vorgehen (s. S. 54). In vielen Fällen ist neben einem neurologischen „Lokalbefund" auch ein orientierender Gesamtstatus wichtig. Ein gewisser Zeitaufwand ist daher für eine neurologische Untersuchung zu veranschlagen. Die hier gegebene Anleitung kann mit wenigen Ausnahmen am sitzenden Patienten vorgenommen werden, der Oberbekleidung, Schuhe und Strümpfe abgelegt hat.

Die wichtigsten Teile der neurologischen Untersuchung sind
- Muskulatur (Kraft, Trophik, Tonus),
- Reflexe,
- Sensibilität,
- vegetative Phänomene (vor allem Schweißsekretion).

Muskelprüfung

Allgemeines. Ein Muskel kann komplett (Paralyse, Plegie) oder inkomplett gelähmt sein (Parese); die Lähmung kann zentral (charakterisiert durch spastisch erhöhten Muskeltonus, gesteigerte Dehnungsreflexe, erhaltene Muskeltrophik; niemals ein Muskel isoliert betroffen) oder peripher (charakterisiert durch abgeschwächte oder fehlende Eigenreflexe, verminderten, „schlaffen" Muskeltonus, Muskelatrophie; folgen den Innervationsmustern der spinalen Wurzeln, der Plexus oder der peripheren Nerven) sein (Abb. 1.10).

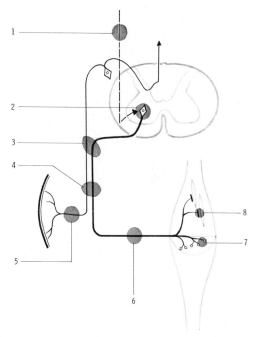

Abb. 1.10 Schematische Darstellung der möglichen Läsionsorte am Nervensystem (nach *Mumenthaler* und *Schliack*)
1 Zentral; 2 Vorderhorn; 3 Wurzeln; 4 peripherer gemischter Nerv; 5 peripherer sensibler Nerv; 6 peripherer motorischer Nerv; 7 Myopathie; 8 Endplatte (z. B. Myasthenie)

Gruppenweise Muskelprüfung. Hierdurch sind erste Informationen zu gewinnen. Solche Prüfungen sind: Beinhalteversuch (beide Beine im Liegen mit geschlossenen Augen hochhalten), Armvorhalteversuch (beide Arme mit geschlossenen Augen supiniert waagrecht halten),

Kniebeuge, Aufrichten aus dem Liegen ohne Benutzung der Arme, Kraftprüfung an den großen Gelenken. Man achtet auf Absinken oder Pronation eines Armes o.ä. und erhält so Hinweise auf zentrale Lähmungen (spinal oder zerebral).

Einzelprüfung. Die Prüfung einzelner Muskeln wird bei peripheren Lähmungen den entscheidenden Hinweis für die „topische" Diagnose, das heißt Antwort auf die Frage nach der Lokalisation der Läsion im Nervensystem geben. Allerdings wird der neurologisch nicht Ausgebil-

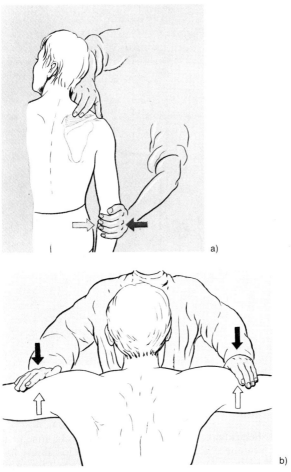

Abb. 1.11 Armabduktion: a) M. supraspinatus und b) M. deltoideus

dete schwierige topische Probleme (wie zum Beispiel bei Armplexusläsionen) lieber an den Facharzt weiterüberwiesen.

Typische Syndrome aber können und sollten erkannt werden. Aus diesem Grund halten wir es für gerechtfertigt, in diesem Rahmen eine Funktionsprüfung der Muskeln im Schulter-Arm-Bereich zu beschreiben. Wir haben in Klammern die versorgenden spinalen Wurzeln und peripheren Nerven angegeben. Die Untersuchungen entsprechen oft den Prüfungen des Bewegungsapparates, werden hier aber unter dem neurologischen Aspekt noch einmal aufgeführt.

Schultergürtel

Anheben der Schulter (im Sitzen): oberer Anteil des M. trapezius (N. accessorius).

Abspreizen des Armes = Abduktion (im Sitzen): bis 20° M. supraspinatus (C 4–C 6; N. suprascapularis). Ab 20° M. deltoideus (C 5–C 6; N. axillaris) (Abb. 1.**11**).

Außenrotation des Armes (im Sitzen): Ellenbogen um 90° gebeugt, Widerstand am Handgelenk, Prüfung im Seitenvergleich oder Betasten der Außenrotatoren. M. infraspinatus (C 4–C 6; N. suprascapularis) (Abb. 1.**12**).

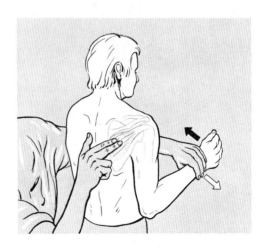

Abb. 1.12 Außenrotation des Armes (M. infraspinatus)

Innenrotation des Armes (im Sitzen): Ellenbogen um 90° gebeugt, Widerstand am Handgelenk. M. teres major und M. subscapularis (C 5–C 6; N. subscapularis).

Adduktion des Armes (im Sitzen): Handflächen gegeneinanderdrücken oder gegen Widerstand am Handgelenk Arm nach innen drücken lassen,

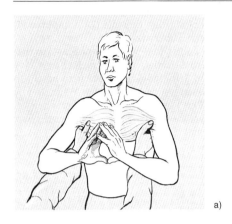

a)

b)

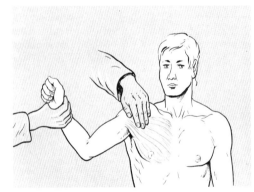

Abb. 1.13 Adduktion des Armes durch den M. pectoralis major (a und b)

dabei können die Muskeln betastet werden. M. pectoralis major (C 5–Th 1, mittlerer Anteil von C 7 versorgt; Nn. pectorales) (Abb. 1.13).

Fixierung der Skapula am Thorax (im Stehen): M. serratus anterior. Patient stützt sich mit beiden Armen gegen eine Wand; dabei wird beachtet, ob die Skapula vom Thorax absteht = Scapula alata. Der Muskel kann auch betastet werden (C 5–C 7; N. thoracicus longus) (Abb. 1.14).

Ellenbogengelenk

Streckung (im Sitzen): M. triceps brachii (C 7–Th 1; N. radialis) (Abb. 1.15).

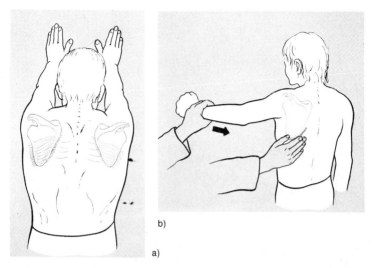

Abb. 1.**14** Fixierung der Skapula am Thorax durch den M. serratus anterior (a und b). Schulterblatt durchsichtig gezeichnet

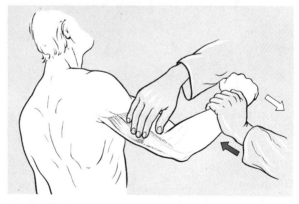

Abb. 1.**15** Streckung im Ellenbogengelenk (M. triceps brachii)

Beugung (im Sitzen): in Supinationsstellung M. biceps brachii (C 5–C 6; N. musculocutaneus), in Mittelstellung mit nach oben gerichtetem Daumen M. brachioradialis (C 5–C 6; N. radialis) (Abb. 1.**16**, 1.**17**).

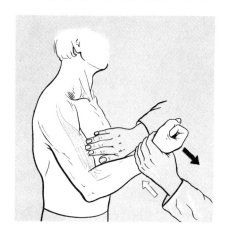

Abb. 1.**16** Beugung im Ellenbogengelenk durch den M. biceps brachii (Vorderarm in Supination)

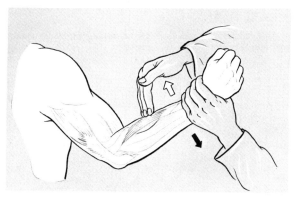

Abb. 1.**17** Beugung im Ellenbogengelenk durch den M. brachioradialis (Vorderarm in Mittelstellung zwischen Pro- und Supination)

Handgelenk

Dorsalextension (im Sitzen): entweder Handrücken gegen Widerstand dorsal bewegen lassen oder die Streckbewegung im Handgelenk beim forcierten Faustschluß prüfen: M. extensor carpi radialis longus und brevis (C 6 − C 8; N. radialis) und M. extensor carpi ulnaris (C 7 − C 8; N. radialis) (Abb. 1.**18**).

Volarflexion (im Sitzen): Bei Widerstand an der Handfläche und gebeugten oder gestreckten Fingern Beugung durchführen lassen. Fol-

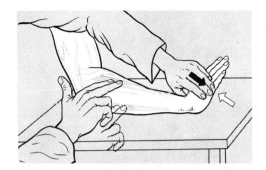

Abb. 1.**18** Streckung im Handgelenk (M. extensor carpi radialis und M. extensor carpi ulnaris)

gende Sehnen und Muskelbäuche können getastet werden: M. flexor carpi radialis (C 6–C 8; N. medianus), M. flexor carpi ulnaris (C 8–Th 1, N. ulnaris), M. palmaris longus (C 7–C 8; N. medianus). Die Sehne des M. flexor carpi ulnaris kann auch gut identifiziert werden, wenn der kleine Finger abduziert wird (Abb. 1.**19**).

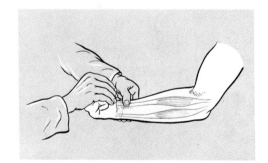

Abb. 1.**19** Beugung im Handgelenk (M. flexor carpi radialis longus und M. flexor carpi ulnaris)

Finger

Abduktion und Adduktion: entweder an allen Langfingern gleichzeitig mit Widerstand am II. und V. Finger (Abb. 1.**20a**) oder isoliert am Mittelfinger (Abb. 1.**20b**); nur letzteres gewährleistet die isolierte Funktion der Mm. interossei, da bei den übrigen Fingern durch exzentrischen Sehnenverlauf lange Beuger mit adduzieren und lange Strecker mit abduzieren. *Adduktion:* Mm. interossei dorsales; *Abduktion:* Mm. interossei palmares, am Kleinfinger (Abb. 1.**33**, S. 35) M. abductor digiti minimi (alle: C 8–Th 1; N. ulnaris). Gemeinsame Prüfung von Mm. interossei und Mm. lumbricales durch das „Fingerschnipsen" (Abb. 1.**20c**).

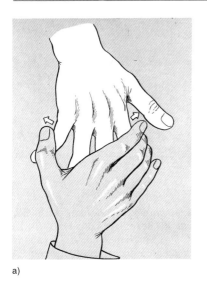

a)

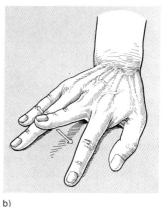

b)

c)

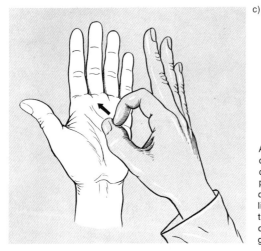

Abb. 1.**20** Verschiedene Möglichkeiten, die Mm. interossei zu prüfen: a) Abduktion der Langfinger, b) isolierte Ab- und Adduktion des Mittelfingers, c) Nasenstüberbewegung („Schnipsen")

Fingerbeugung: M. flexor digitorum profundus (C 7 – Th 1; N. medianus und N. ulnaris) beugt alle drei Gelenke, M. flexor digitorum superficialis (C 7 – C 8; N. medianus) beugt Grund- und Mittelgelenk, Mm. lumbricales (C 8 – Th 1; N. ulnaris und N. medianus) beugen im Grundgelenk (Abb. 1.**21** und 1.**22**).

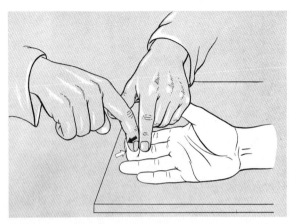

Abb. 1.**21** Fingerbeugung in den Endgelenken (M. flexor digitorum profundus)

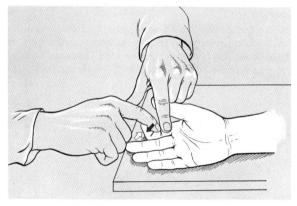

Abb. 1.**22** Fingerbeugung in den Mittelgelenken (M. flexor digitorum superficialis)

Fingerstreckung: Prüfung im Grundgelenk bei fixierter Mittelhand: M. extensor digitorum, M. extensor indicis (C 7–C 8; N. radialis) (Abb. 1.**23**); Streckung im Mittel- und Endgelenk durch „Schnipsbewegung" des Fingers (s. o. unter Ab- und Adduktion): Mm. interossei und Mm. lumbricales (C 8–Th 1; N. ulnaris!) (Abb. 1.**20c**). *Beachte:* Strekkung im Grundgelenk also durch N. radialis, in Mittel- und Endgelenk durch N. ulnaris!

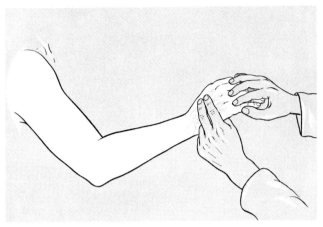

Abb. 1.23 Prüfung der Fingerstrecker (M. extensor digitorum und M. extensor indicis)

Daumen

Die Untersuchung des Daumens reicht oft aus, um differentialdiagnostisch Läsionen der drei langen Armnerven zu unterscheiden.

Adduktion: Anpressen des gestreckten Daumens an die Volarseite des Zeigefingers: M. adductor pollicis (C 8 – Th 1; N. ulnaris). *Fromentsches*

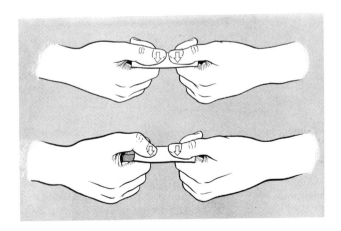

Abb. 1.24 Adduktion des Daumens durch den M. adductor pollicis brevis; bei Ausfall dieses Muskels forcierte Beugung des Daumenendgliedes (M. flexor pollicis longus): Fromentsches Zeichen

Zeichen: Ein Stück Papier beiderseits zwischen Daumen und Zeigefinger spannen lassen; ist die Adduktion gestört, so wird am kranken Daumen kompensatorisch das Daumenendglied gebeugt (Abb. 1.24).

Abduktion: Abspreizen senkrecht zur Handfläche (Abb. 1.25): M. abductor pollicis brevis (C 7 – C 8; N. medianus). Ist er gelähmt, so wird das „Flaschenzeichen" nach Lüthy positiv, die Hautfalte zwischen Daumen und Zeigefinger kann nicht angelegt werden (Abb. 1.26). Die Sehne des

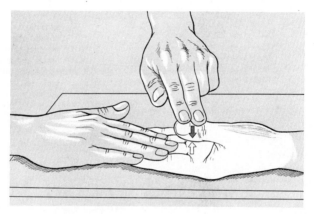

Abb. 1.25 Abduktion des Daumens senkrecht zur Handfläche (M. abductor pollicis brevis: am Thenar tasten und betrachten)

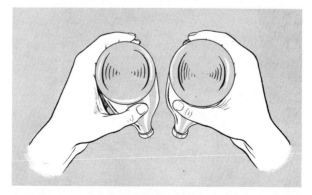

Abb. 1.26 Positives „Flaschenzeichen" links bei Parese des M. abductor pollicis brevis (Medianusparese): die Hautfalte zwischen Daumen und Zeigefinger kann der Flasche nicht angelegt werden

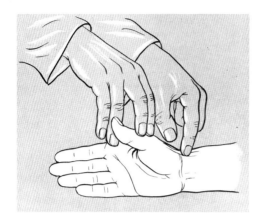

Abb. 1.**27** Prüfung des M. abductor pollicis longus: Daumen senkrecht zur Handfläche abduzieren lassen; die Sehne wird direkt neben der des M. extensor pollicis brevis knapp distal vom Radiusköpfchen getastet

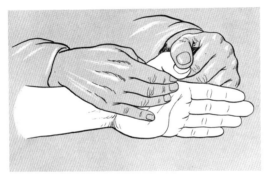

a)

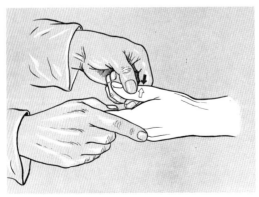

b)

Abb. 1.**28** a) Streckung im Daumenendglied (M. extensor pollicis longus, und b) im Daumengrundgelenk (M. extensor pollicis brevis)

M. abductor pollicis longus tastet man knapp volar von der Sehne des M. extensor pollicis brevis am Radiusköpfchen (C 7−C 8; N. radialis) (Abb. 1.**27**).

Streckung: im Endgelenk durch M. extensor pollicis longus (C 7−C 8; N. radialis), im Grundgelenk durch den M. extensor pollicis brevis (C 7−C 8; N. radialis) (Abb. 1.**28** und 1.**29**).

Beugung im Endglied: M. flexor pollicis longus (C 7−Th 1; N. medianus) (Abb. 1.**30**).

Opposition: Annäherung des Daumens an den Kleinfinger (Abb. 1.**31**) durch M. opponens pollicis (C 7−C 8; N. medianus). Ist er gelähmt, so fällt die pronatorische Kreiselung des Daumens ungenügend aus, es kommt zum „Nagelzeichen" (Abb. 1.**32**).

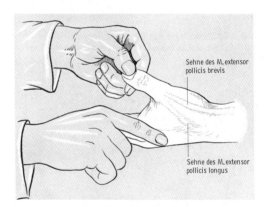

Sehne des M. extensor pollicis brevis

Sehne des M. extensor pollicis longus

Abb. 1.**29** Sehnen der beiden Daumenstrecker

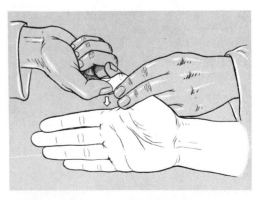

Abb. 1.**30** Beugung des Daumenendgliedes (M. flexor pollicis longus)

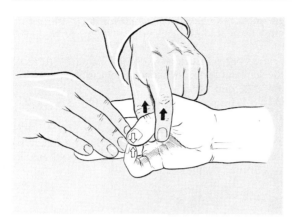

Abb. 1.**31** Opposition des Daumens: Daumenkuppe und Kleinfingerkuppe aneinanderdrücken; der Untersucher versucht, den Schluß zu lösen (M. opponens pollicis)

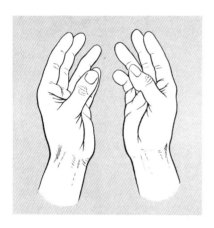

Abb. 1.**32** Beim Ausfall des M. opponens pollicis ist die „pronatorische Kreiselung" ungenügend, der Daumennagel ist auf der betroffenen Seite nicht in seiner ganzen Fläche zu sehen („Nagelzeichen")

Muskelatrophien sind in der Regel beweisend für eine peripher-neurogene Schädigung; Ausnahmen sind die Inaktivitätsatrophien bei Gelenk- und anderen Erkrankungen. An den folgenden Muskeln sind Atrophien besonders gut sichtbar und sollten bei der Inspektion, wenn der Verdacht auf eine periphere neurogene Schädigung besteht, gezielt gesucht werden:

M. trapezius   Schulterkontur
M. deltoideus   Schulteraußenseite

M. supra-, infraspinatus	Gegend der Spina scapulae
M. biceps brachii M. triceps brachii }	Oberarm
Mm. interossei	Dorsalseite der Mittelhand
M. interosseus I	Spatium interdigitale I
M. abductor pollicis brevis	Thenar
M. abductor digiti minimi	Hypothenar (Abb. 1.33)

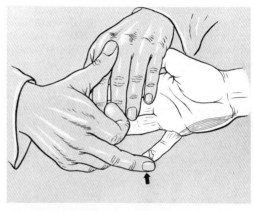

Abb. 1.33 Betrachtung des M. abductor digiti minimi (als Beispiel für die gezielte Suche nach Muskelatrophien); Prüfung der Kleinfingerabduktion

Muskeltonus. Durch Palpation kann man bei vielen zervikalen Schmerzsyndromen, besonders bei den Wurzelsyndromen, dem „Zervikalsyndrom" und den sogenannten pseudoradikulären Syndromen, einen erhöhten Muskeltonus erkennen. Dieser ist zu trennen von dem durch zentrale Erkrankungen bedingten spastischen Muskeltonus und vom Rigor bei extrapyramidalen Krankheitsbildern.

Reflexe

Allgemeines. Eigenreflexe sind Dehnungsreflexe von Muskeln. Die Dehnung wird durch einen Schlag mit dem Reflexhammer auf eine Sehne erzielt. Eigenreflexe werden über ein charakteristisches Segment des Rückenmarks geschlossen und sind bei zentralen Lähmungen gesteigert, bei peripheren Lähmungen abgeschwächt (außerdem treten bei zentralen Lähmungen in der Regel sogenannte Pyramidenbahnzeichen, z.B. das Babinskische Zeichen, auf). Der isolierte Ausfall eines bestimmten Eigenreflexes (z.B. des Biceps-brachii-Reflexes) zeigt die

Schädigung eines spinalen Segmentes (in diesem Fall C 5 oder C 6) oder des davon ausgehenden Motoneurons an.

Schwer auslösbare Eigenreflexe können, soweit nicht eine falsche Technik vorliegt, durch Husten oder lautes Rückwärtszählen (z. B. von 100 abwärts) gebahnt werden.

Auch der nicht neurologisch spezialisierte Arzt sollte die nachfolgend beschriebenen Reflexe prüfen und beurteilen, wenn er einen Patienten mit Schulter-Arm-Schmerzen untersucht.

Biceps-brachii-Reflex. Die Hände des Patienten sind proniert locker in den Schoß gelegt. Der linke Daumen bzw. Zeigefinger des Untersuchers wird auf den Lacertus fibrosus der Bizepssehne in der Ellenbeuge plaziert. Der Schlag erfolgt auf den Daumen (oder Zeigefinger) des Untersuchers, es kommt zur Beugung im Ellenbogengelenk. Segment: C 5 – C 6 (Abb. 1.**34**).

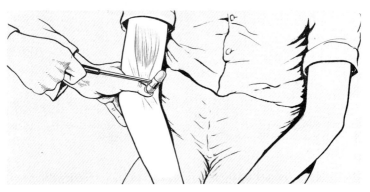

Abb. 1.**34** Prüfung des Biceps-brachii-Reflexes

Triceps-brachii-Reflex. Der Arm des Patienten ist im Ellenbogengelenk rechtwinklig gebeugt; die linke Hand des Untersuchers hält die Hand des untersuchten Armes. Der Schlag erfolgt direkt auf die Sehne, es kommt zur Streckung im Ellenbogengelenk. Segment: C 7 – C 8 (Abb. 1.**35**).

Brachioradialisreflex. Die Arme liegen wie beim Biceps-brachii-Reflex, allerdings leicht supiniert. Der Zeigefinger des Untersuchers liegt knapp proximal vom Radiusköpfchen. Der Schlag erfolgt auf den Zeigefinger des Untersuchers, es kommt zur Beugung und Pronation im Ellenbogengelenk. Segment: C 5 – C 6 (Abb. 1.**36**).

Da die folgenden Untersuchungen Auskunft über Halbseitensyndrome und Pyramidenbahnschädigungen geben können, gehören sie zu einer

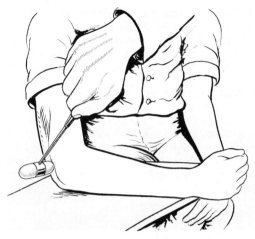

Abb. 1.**35** Prüfung des Triceps-brachii-Reflexes

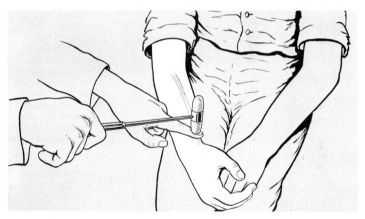

Abb. 1.**36** Prüfung des Brachioradialisreflexes

neurologischen Untersuchung, auch wenn sie knapp bemessen ist, dazu.

Quadriceps-femoris-Reflex („Patellarsehnenreflex"). Die Füße des Untersuchten (sitzend) stehen auf dem Fußboden, oder die Beine sind übereinander geschlagen. Der Schlag erfolgt auf die Sehne des Muskels knapp unterhalb der Patella. Gelegentlich (besonders bei arthrotisch deformiertem Knie) liegt die Sehne lateral. Es kommt zu einer Strekkung im Kniegelenk. Segment: L 3–L 4.

Triceps-surae-Reflex („Achillessehnenreflex"). Die einfachste Methode ist, den Patienten auf einen Stuhl knien zu lassen. Der Schlag erfolgt auf die Sehne des Muskels, es kommt zur Plantarflexion. Segment: S 1–S 2.

Babinskisches Zeichen. Mit einer Stimmgabel oder einem Holzstab streicht man nicht zu sanft an der lateralen Fußkante oder an der lateralen Fußsohle (mit der Stimmgabel ist beides gleichzeitig möglich) entlang. Beim Gesunden wird die Großzehe gebeugt. Eine Dorsalextension mit fächerförmiger Spreizung der übrigen Zehen legt den Verdacht auf eine Pyramidenbahnschädigung nahe, wird jedoch (vorübergehend) auch nach Hypoglykämien und generalisierten Krampfanfällen beobachtet.

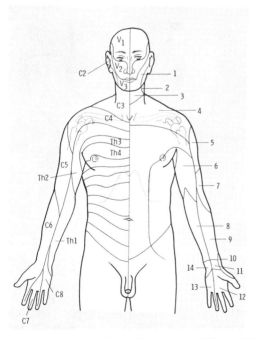

1 N. trigeminus
2 N. auricularis magnus
3 N. transversus colli
4 Nn. supraclaviculares
5 N. cutaneus brachii lateralis (N. axillaris)
6 N. cutaneus brachii medialis
7 N. cutaneus antebrachii posterior
8 N. cutaneus antebrachii medialis
9 N. cutaneus antebrachii lateralis
10 R. superficialis n. radialis
11 R. palmaris n. mediani
12 N. medianus
13 N. ulnaris
14 R. palmaris n. ulnaris

Abb. 1.37 Hautsensibilität, radikuläre (rechte Körperseite) und periphere (linke Körperseite) Innervation. In Anlehnung an *Mumenthaler* und *Schliack*

Sensibilität

Allgemeines. Hier soll eine auf zumutbaren Zeitaufwand beschränkte Prüfung der vielfältigen und leicht verwirrenden Sensibilitätsstörungen (Abb. 1.**37**, 1.**38**, 1.**39**) angegeben werden. Wir verweisen ausdrücklich auf ausführlichere Darstellungen von Mumenthaler u. Schliack. Zunächst soll die Bedeutung anamnestischer Angaben hervorgehoben werden: Die Anordnung von Parästhesien und die Schmerzlokalisation können entscheidende Hinweise geben, die man u. U. nur noch durch einige kurze, gezielt gesetzte algetische Reize bestätigen muß, um eine Diagnose zu erhalten. Beispiel: Eine fünfzigjährige Frau gibt an, daß sie unter Kribbeln und Taubheitsgefühl des I. bis III. Fingers rechts leide. Die Schmerzen betreffen den ganzen Arm bis zur Schulter. Der Verdacht auf ein Karpaltunnelsyndrom läßt sich durch 4 – 5 Schmerzreize an Hand und Unterarm bestätigen, die ergeben, daß die sensible Störung auf das Innervationsgebiet des N. medianus beschränkt ist.

1 N. frontalis (n. tri-
    gemini)
2 N. occipitalis major
3 N. occipitalis minor
4 N. auricularis ma-
    gnus
5 Rr. dorsales der
    Spinalnerven
6 Nn. supraclavicula-
    res
7 N. cutaneus brachii
    lateralis (N. axilla-
    ris)
8 N. cutaneus brachii
    posterior
9 N. cutaneus brachii
    medialis
10 N. cutaneus ante-
    brachii posterior
11 N. cutaneus ante-
    brachii medialis
12 N. cutaneus ante-
    brachii lateralis
13 R. superficialis n.
    radialis
14 R. dorsalis n. ulna-
    ris
15 N. medianus

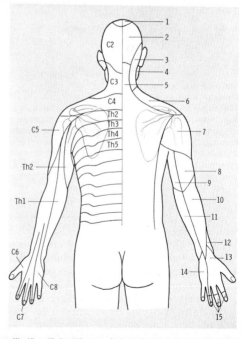

Abb. 1.**38** Hautsensibilität, radikuläre (linke Körperseite) und periphere (rechte Körperseite) Innervation (Rückansicht). In Anlehnung an *Mumenthaler* und *Schliack*

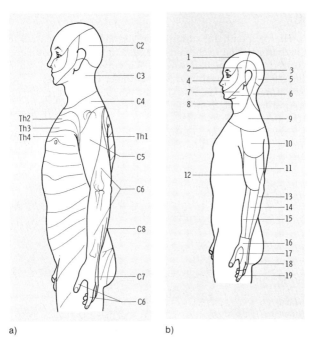

a)   b)

Abb. 1.**39** Hautsensibilität, Seitenansicht, radikuläre (a) und periphere (b) Innervation (in Anlehnung an *Mumenthaler* und *Schliack*)
1 N. trigeminus, 1. Ast; 2 N. trigeminus, 3. Ast; 3 N. occipitalis minor; 4 N. trigeminus, 2. Ast; 5 N. occipitalis major; 6 Rr. dorsales der Spinalnerven; 7 N. auricularis magnus; 8 N. transversus colli; 9 Nn. supraclaviculares; 10 N. cutaneus brachii lateralis superior (N. axillaris); 11 N. cutaneus brachii posterior; 12 N. cutaneus brachii lateralis inferior (N. axillaris od. radialis); 13 N. cutaneus antebrachii posterior; 14 N. cutaneus antebrachii lateralis; 15 N. cutaneus antebrachii medialis; 16 R. superficialis n. radialis; 17 R. superficialis n. radialis, Autonomgebiet; 18 R. dorsalis n. ulnaris; 19 N. digitalis palmaris communis n. mediani

Von den *sensiblen Qualitäten* interessieren uns hier die Algesie und die taktile Ästhesie (Schmerzempfindung und Berührungsempfindung); auf die Prüfung der übrigen Qualitäten kann man bei Schmerzsyndromen der oberen Extremität, der Schulter und des Nackens im allgemeinen verzichten. Die Anordnung der sensiblen Störungen ist, soweit sie nicht zerebral (z.B. halbseitig) oder spinal (z.B. querschnittsartig begrenzt) hervorgerufen wird, vorgegeben durch die Innervationsmuster der spinalen Wurzeln, der Plexus und der peripheren Nerven. Zur Illustration betrachte man die abgebildeten sogenannten „Dermatomschemata", die gleichzeitig auch die Innervationsgebiete der peripheren Nerven zeigen.

Die taktile Ästhesie wird mit einem Wattebausch oder am einfachsten mit der eigenen Fingerkuppe, die Schmerzempfindung durch Kneifen, mit einem nicht zu sehr spitzen Holzstab oder – weniger zweckmäßig – mit einer Sicherheitsnadel geprüft. Nicht nur auf ein „weniger" an Empfindung kommt es an, sondern auch auf ein „anders" ist zu achten. **Sensibilitätsprüfung.** Man geht am zweckmäßigsten folgendermaßen vor: Es sollen grundsätzlich deutlich wahrnehmbare Reize, möglichst im Vergleich mit der gesunden Seite, gegeben werden. Zunächst prüft man in 7 Regionen der oberen Extremität (Außenseite Oberarm, Handrücken, Fingerbeeren aller 5 Finger) Berührung und Schmerz; damit hat man orientierend sowohl die radikulären (C 5 – C 8) als auch die peripheren Gebiete der drei langen Armnerven geprüft. Anschließend erfolgen einige Schmerz- und Berührungsreize an Rumpf und Bein, um dissoziierte Störungen und querschnittartig begrenzte Bilder nicht zu übersehen. Falls alle Befunde normal sind, kann die Sensibilitätsprüfung beendet werden. Wenn die Angaben des Patienten auf eine andere als die bisher geprüfte Region hinweisen, muß dort natürlich gezielt untersucht werden. Wird eine Störung der Temperaturempfindung angegeben, so kann man sich in einfacher Weise mit der Wärme der eigenen Hände als Prüftemperatur behelfen oder mit einem kalt (+ 10°C) und warm (+ 30°C) gefüllten Reagenzglas Prüfreize geben.

Die **Palpation von Nerven** gehört ebenfalls zur Sensibilitätsprüfung. Umschriebene Empfindlichkeit charakteristischer Druckpunkte (Karpaltunnelsyndrom: S. 157ff. und Abb. 5.2, „Loge de Guyon" des N. ulnaris: S. 167, Sulcus nervi ulnaris S. 166, Supinatorlogensyndrom S. 170) kann den Verdacht auf ein Engpaßsyndrom erhärten. Die generalisierte perlschnurartige Verdickung peripherer Nerven ist für Lepra typisch.

Vegetative Phänomene (Schweiß, Hauttrophik, Horner-Syndrom)

Schweiß. Es kostet weder Mühe noch Zeit, durch Betasten der Haut anhidrotische Bezirke, etwa an der Hand, zu finden. Schweißsekretionsstörungen sind grundsätzlich sehr verdächtig auf eine Armplexusläsion (z. B. Pancoast-Syndrom) oder auf die Läsion eines peripheren Nervs. Die anhidrotischen Bezirke gleichen exakt dem sensiblen Innervationsgebiet. Wurzelschädigungen rufen dagegen nie eine Schweißsekretionsstörung hervor! Mit Hilfe des Ninhydrin-Tests läßt sich die Schweißsekretionsstörung objektivieren und dokumentieren.

Hauttrophik. Trophische Störungen der Haut können bei Läsionen peripherer Nerven und Plexus sehr eindrucksvoll sein. Die Haut wird glatt, dünn, trocken, die Finger spitzen sich zu, und die Haut wirkt unter dem

Nagel leistenförmig verdickt (Zeichen nach Alföldi), die Nägel zeigen weißliche (Meessche) Querstreifen.

Horner-Syndrom. Bei jedem Patienten mit Schulter-Arm-Schmerzen ist der Blick ins gleichseitige Auge zur Suche nach einem Horner-Syndrom obligat! Dieses findet sich oft zusammen mit Armplexusläsionen (durch gleichzeitige Grenzstrangaffektion). Zur topographischen Situation in diesem Bereich s. Abb. 4.4, S. 147. Das Horner-Syndrom stellt also einen äußerst wichtigen topischen Gesichtspunkt dar.

Internistisch-klinische Untersuchung

Bei Schmerzsyndromen und Bewegungsstörungen im Schulter-Arm-Bereich ist eine internistische Untersuchung unerläßlich, weil verschiedene thorakale und abdominale Krankheiten zu Schultergürtel- und Armschmerzen führen können. Besonders wichtig und häufig sind Schmerzen der rechten Schulter von seiten der Gallenblase, an der Ulnarseite des linken Armes von seiten des Herzens und im rechten oder linken Arm ulnar durch Pancoast-Tumoren.

Die Untersuchung soll daher eine Perkussion und Auskultation der Lungen, des Herzens und der Gefäße umfassen, ferner die Palpation des Bauchraumes (tumoröse und entzündliche Prozesse). Röntgenaufnahme des Thorax, EKG und gegebenenfalls Kontrastmitteldiagnostik des Bauchraumes und der Gefäße ergänzen im Bedarfsfall die Untersuchungen.

Man denke auch an die Gefäße: Palpation der Radialispulse und Blutdruckbestimmung im Seitenvergleich (Differenz von mehr als 30 mm Hg [4,0 kPa] pathologisch), Prüfung der Provokationsmanöver für vaskuläre Kompressionssyndrome der oberen Thoraxapertur sind hier wichtig. Bei der Inspektion achtet man auf Blässe, Zyanose, Schwellung und Umgehungskreisläufe. Parästhesien sind – entgegen allgemeiner Ansicht – in aller Regel beweisend für eine periphere Nervenläsion!

Labordiagnostik

Allgemeines

Orientierende klinisch-chemische und hämatologische Untersuchungen bei Schmerzerkrankungen des Bewegungsapparates und des Nervensystems geben sehr wichtige differentialdiagnostische Informationen. Schon eine „Basisdiagnostik" (s. S. 56), bestehend aus Bestimmung der Blutkörperchensenkungsgeschwindigkeit, des Blutbildes und u. U. der Elektrophorese und der Phosphatasen, reicht oft aus, um den Verdacht auf eine maligne oder entzündliche Erkrankung zu erhärten. Auf diese jedem Arzt bekannten Tatsachen gehen wir hier nicht näher ein. Es folgen ausführliche Informationen über die moderne rheumatologische Labordiagnostik.

Labordiagnostik und Synoviaanalyse bei rheumatischen Erkrankungen

Die Labordiagnostik rheumatischer Erkrankungen gliedert sich in 3 Gruppen:
- klinisch-chemische und hämatologische Untersuchungen,
- serologisch-immunologische Untersuchungen,
- Gelenkpunktatanalyse.

Die **klinisch-chemische** und **hämatologische Labordiagnostik** umfaßt zunächst unspezifische Parameter, die auf eine entzündliche Erkrankung hinweisen. Dazu gehören die BSG, die Elektrophorese, das C-reaktive Protein, das Blutbild, Eisen und Eisenbindungskapazität. Normale Werte finden sich bei degenerativen und weichteilrheumatischen Erkrankungen, pathologische Werte bei entzündlichen rheumatischen Erkrankungen. Neben der differentialdiagnostischen Bedeutung liegt ihr besonderer Wert in der Aussage über die Aktivität des Entzündungsprozesses. Daraus ergeben sich Hinweise auf Art und Dringlichkeit der Behandlung, Möglichkeiten der Verlaufsbeurteilung und der Erfolgsbeurteilung. Zu den differentialdiagnostisch wichtigen Parametern zählt man die Harnsäure (Gicht) und die alkalische Phosphatase (Osteomalazie, Hyperparathyreoidismus, osteolytische Prozesse).

Die **serologisch-immunologischen Untersuchungen** sind diagnostisch und differentialdiagnostisch wichtig und zeigen im allgemeinen eine Beziehung zur Krankheitsaktivität. Einschränkend muß vermerkt werden, daß jeder Test sowohl falsch positiv wie auch falsch negativ ausfallen kann, daß die meisten serologischen Phänomene nicht spezifisch sind, daß sich im höheren Alter auch bei Gesunden nicht selten Rheumafaktoren, Zellantikörper und andere Antikörper nachweisen lassen und daß die Ergebnisse von der Empfindlichkeit des jeweiligen Testsystems abhängig sind.

Der *Antistreptolysintiter* (AST) dient dem Nachweis eines gegen hämolysierende Streptokokken gebildeten Antikörpers. Fast jeder Mensch kommt im Laufe seines Lebens mit Streptokokken in Berührung und bildet Antikörper. Der „Normaltiter" liegt etwa ab dem fünften Lebensjahr bei 200–300 IE Antistreptolysin. Bei streptokokkenbedingten Erkrankungen (rheumatisches Fieber, Glomerulonephritis, Scharlach, Streptokokkentonsillitis) steigt dieser Titer vorübergehend an. Einzelbestimmungen sind ohne Aussagekraft, nur der durch Mehrfachbestimmungen erfaßbare Titerverlauf ist diagnostisch verwertbar.

Wenn eine Streptokokkenerkrankung durch einen Abstrich und eine bakteriologische Untersuchung gesichert ist, so kann man bei positivem Titerverlauf und Gelenksymptomen mit großer Wahrscheinlichkeit ein rheumatisches Fieber annehmen. Umgekehrt schließt ein normaler AST bei Kontrollen ein rheumatisches Fieber fast sicher aus. Unspezifische Titererhöhungen finden sich bei Tuberkulose, Nephrosen, Leberleiden, Leukämien, hämolytischem und fetthaltigem Serum; gehäuft positive AST sieht man auch bei Spondylitis ankylopoetica.

Die *Rheumafaktoren* sind Antikörper gegen Gammaglobuline; sie werden auch Antiglobuline genannt. Rheumafaktoren gehören verschiedenen Immunglobulinklassen an (IgM, IgG, IgA). Mit den üblichen Nachweismethoden werden die IgM-Rheumafaktoren bestimmt. Der Nachweis erfolgt durch Agglutination von Trägerteilchen entweder mit dem Latex-Test oder mit dem Waaler-Rose-Test (Hämagglutinationstest). Der Latex-Tropfentest ist empfindlicher als der Waaler-Rose-Test, aber unspezifischer. Fällt der Latex-Test positiv aus, so soll der Waaler-Rose-Test angeschlossen werden.

In Frühfällen der chronischen Polyarthritis (cP) sind Rheumafaktoren oft nicht nachweisbar. Sie treten oft erst nach 3 bis 6 Monaten, manchmal erst nach einem Jahr Krankheitsdauer auf. In etwa 20% der cP-Fälle sind sie niemals nachweisbar. Da sie auch bei Gesunden vorkommen und bei anderen Krankheiten, erlaubt der Nachweis von Rheumafaktoren ohne klinische Polyarthritissymptome keineswegs die Diagnose cP, umgekehrt schließt das Fehlen von Rheumafaktoren niemals eine cP aus!

Antinukleäre Faktoren (ANF) sind Antikörper gegen verschiedene Zellkernbestandteile wie Nukleoproteine, DNS und Histon. Sie gehören zur IgM- und IgG-Klasse der Antikörper. ANF kommen in erster Linie beim viszeralen Lupus erythematodes (LE) vor. Ein Fehlen von ANF schließt einen LE mit großer Wahrscheinlichkeit aus.

ANF finden sich jedoch auch bei cP in 25–30% der Fälle. Auch andere Kollagenosen wie Panarteriitis nodosa, Dermatomyositis, Sklerodermie und Morbus Sjögren sowie chronisch aggressive Hepatitis zeigen gehäuft ANF. Ferner werden sie bei der Einnahme mancher Medikamente (Hydralazine, Isoniazid, Alpha-Methyl-DOPA, Diphenylhydantoin) positiv. Im höheren Alter kommen sie wie die Rheumafaktoren auch bei Gesunden vor. ANF werden mit dem LE-Zell-Test und dem Immunfluoreszenztest nachgewiesen. Ihre klinische Bedeutung kann durch die Bestimmung der DNS-Antikörper (Radioimmunassay bzw. Crithidien-Fluoreszenztest) erweitert werden.

Das *Histokompatibilitätssystem* (HLA = Human-leucocyte-antigen), auch Gewebs- oder Transplantationsantigene genannt, umfaßt ein System genetisch determinierter Antigene, die auf der glykoproteinhaltigen Membranoberfläche kernhaltiger Zellen, so auch der Leukozyten und Thrombozyten, lokalisiert sind. Besondere Bedeutung in der rheumatologischen Diagnostik hat das HLA B-27. Der Nachweis dieses Antigens erlaubt erstmals, genetische Faktoren einer bestimmten Gruppe entzündlich-rheumatischer Erkrankungen, der seronegativen Spondylitiden, zu erfassen. Zum Nachweis des HLA B-27 dient ein Lymphozytentoxizitätstest.

HLA B-27 ist fast immer bei Morbus Bechterew (95 %), gehäuft bei atypischen Arthritiden (Morbus Crohn, Morbus Reiter, Psoriasis, Colitis ulcerosa), selten (in etwa 10 %) bei cP und Gesunden nachweisbar. Die besondere Bedeutung dieses Testes besteht in der Möglichkeit, seronegative entzündliche rheumatische Erkrankungen von seronegativen Fällen der klassischen cP abzugrenzen sowie bei klinischem Ausschluß anderer seronegativer Spondylarthritiden frühzeitig die Diagnose einer Spondylitis ankylopoetica zu sichern.

Die **Gelenkpunktatanalyse** (Abb. 1.**40**, 1.**41**) gibt beim Vorliegen eines Gelenkergusses weitere wichtige Hinweise. Sie dient vor allem der Unterscheidung von entzündlichen und nichtentzündlichen Ergüssen, der Diagnose von Arthritiden bei Gicht und Chondrokalzinose sowie dem Nachweis entzündlich-infektiöser Gelenkerkrankungen. Gleichzeitig erlaubt sie in beschränktem Umfang eine Aussage über die Entzündungsaktivität im Gelenk.

Die *Indikation* zur Gelenkpunktatanalyse ist bei jedem Gelenkerguß

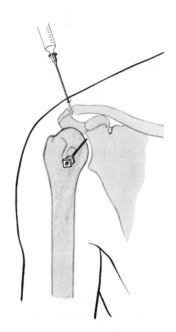

Abb. 1.**40** Punktion des Schultergelenkes und des Akromioklavikulargelenkes

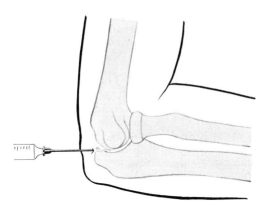

Abb. 1.41 Punktion des Ellenbogengelenkes (lateral vom Olekranon unterhalb des Epicondylus medialis)

bisher unklarer Genese gegeben. Absolute Sterilität ist erforderlich. Die Beurteilung des Punktats umfaßt die makroskopische Beschaffenheit, die mikroskopische Untersuchung, immunologische Untersuchungen, chemische Analyse und Bakteriologie. Für die Praxis ist die mikroskopische Untersuchung ausreichend und auch zu empfehlen – absolut sterile Arbeitsbedingungen vorausgesetzt. Zellzahlen bis 2000/mm^3 mit hohem (über 50%) Lymphozytenanteil sprechen gegen ein entzündliches Geschehen, höhere Zellzahlen mit mehr als 50% Granulozyten sprechen für ein entzündliches Geschehen.

Radiologische Untersuchungen

Vorbemerkungen

Die folgenden Ausführungen versuchen einen Kompromiß zwischen bloßer Aufzählung der Untersuchungsmöglichkeiten und (zu) ausführlicher Erörterung spezieller, dem Praktiker überflüssig erscheinender Details. Der niedergelassene Arzt soll an den Radiologen sachverständige Fragen stellen können, dessen Antworten verstehen und sie in seine eigene Konzeption einordnen können.

Nativdiagnostik der Halswirbelsäule

Indikation. Grundlage der Diagnostik sind die Aufnahmen im seitlichen und antero-posterioren Strahlengang. *Schrägaufnahmen* sollten bei allen Schmerzsyndromen mit radikulärem Charakter veranlaßt werden, da nur auf ihnen die Foramina intervertebralia (der Durchtrittsort der Spinalnervenwurzeln) beurteilt werden können. Zur Beurteilung des kraniospinalen Übergangs kann neben Übersichtsaufnahmen dieser Region eine Schichtuntersuchung erforderlich sein. Hier wie in anderen Fällen wird der röntgenologisch nicht versierte Arzt die Entscheidung für oder gegen zusätzliche Schichtaufnahmen dem Radiologen überlassen. *Funktionsaufnahmen* sind vor allem nach Traumen, aber auch bei Patienten mit Polyarthritis (atlantoaxiale Dislokation, s. S. 129) angezeigt, wenn entsprechende Beschwerden bestehen. Die verschiedenen Methoden der Röntgenfunktionsanalyse (z. B. nach Arlen oder Dvořák) haben vor allem in der manualmedizinischen Diagnostik eine Bedeutung.

Informationen, die von Leeraufnahmen zu erwarten sind:

– Haltung und Stellung der HWS (Fehlhaltungen: Kyphosierung, segmentale Streckstellung, Skoliose, Wirbelgleiten, Gefügestörungen),
– Maße und Relationen (Wirbelkörperhöhen, Diskushöhen, Maße des atlantookzipitalen Übergangs, Abstände der Dornfortsätze, Abstände der Bogenwurzeln, Weite des Spinalkanals [Abb. 1.**42,** 1.**43**]);
– Form der Wirbel (Einbrüche, Osteophyten);
– Form und Struktur der kleinen Intervertebralgelenke;
– Form und Struktur der Unkovertebralgelenke;
– Foramina intervertebralia (Schrägaufnahmen erforderlich).

Befunde, die sich im Röntgenbild darstellen können:

– Normvarianten: Übergangsanomalien (Kranialvariation mit Halsrippen); Fehlbildungen des atlantookzipitalen Übergangs; Blockwirbelbildung; kongenital enger Spinalkanal.
– Entzündliche Erkrankungen: chronische Polyarthritis (Abb. 3.**18,** S. 129: ventrale Atlasdislokation, arthritische Destruktion der atlan-

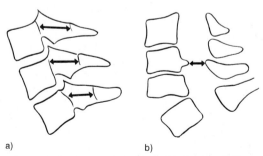

a)   b)

Abb. 1.**42** Weite des knöchernen Spinalkanals im Röntgenbild, schematisch (a). Neben den Absolutwerten ist auch das Verhältnis Sagittaldurchmesser Wirbelkörper: Spinalkanal (nicht größer als 1:1) wichtig; durch Retrospondylose eingeengter Spinalkanal (b)

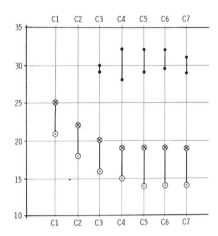

Abstand der zervikalen Bogenwurzeln
Maximalwerte
Mittelwerte

Sagittaldurchmesser des zervikalen Spinalkanals
Mittelwerte
Minimalwerte

Abb. 1.43 Durchschnittlicher Abstand der zervikalen Bogen-wurzeln. Mittel- und Minimal-werte für die Weite des knö-chernen Spinalkanals in mm (in Anlehnung an *Piepgras*)

tookzipitalen und atlantoaxialen Gelenke sowie der Zwischenwirbel-gelenke, Diszitis, Dornfortsatzosteolyse), ankylosierende Spondylitis = Morbus Bechterew (Syndesmophyten, Längsbandverkalkung, Zerstörung der Zwischenwirbelgelenke), Diszitis und Spondylodiszi-tis, spezifisch oder unspezifisch (Diskusraumverschmälerung, Un-schärfe der Abschlußplatten, Wirbelkörperdefekte vor allem im Schichtbild).

- Degenerative Prozesse (Abb. 1.44, 1.45): Chondrose (Bandschei-benverschmälerung), Osteochondrose (Chondrose mit subdiskaler Spongiosasklerosierung), Osteophyten (Randanbauten), Spondylose (Osteophyten ohne Chondrose), Unkarthrose (Abflachung und Skle-rosierung der Unkovertebralgelenke), Spondylarthrose (Verschmä-lerung, Randanbau und Sklerose der Zwischenwirbelgelenke), Ein-engung der Foramina intervertebralia durch Osteophyten, Calcinosis circumscripta des Lig. nuchae.
- Tumoren: Knochentumoren (Wirbelkörperdefekt, reaktive Neubil-dung, Wirbelverformung, Strukturauflockerung, Unschärfe und Un-terbrechung der Kontur, Schichtaufnahmen!); spinale Tumoren (Verdünnung und Entrundung oder Verschwinden der Bogenwurzel,

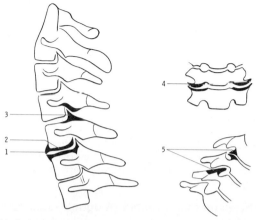

Abb. 1.**44** Degenerative Veränderungen der Halswirbelsäule
1 Spondylotische Appositionen; 2 Osteochondrose; 3 Spondylarthrose; 4 Unkovertebrale Arthrose; 5 Einengung des Foramen intervertebrale durch unkovertebrale Randanbauten

Abb. 1.**45** Einengung des Foramen intervertebrale bei degenerativen Wirbelsäulenveränderungen
1 Foramen transversarium (A. vertebralis)
2 Zwischenwirbelgelenke
3 Bandscheibe
4 Spinalkanal

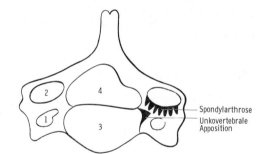

Vergrößerung des Bogenwurzelabstandes [vgl. Abb. 1.**43**], fusiforme Aufweitung des Spinalkanals); Wurzeltumoren (Aufweitung des Foramen intervertebrale).

Computertomographie

Die zervikale CT ist keine Suchmethode. Die größte Aussagekraft hat sie bei degenerativen und posttraumatischen Wirbelsäulenveränderungen, eine geringere bei neoplastischen, vaskulären und entzündlichen Erkrankungen. Eine genaue neurologische und elektrophysiologische Untersuchung sollte vorangegangen sein, um eine möglichst exakte Höhendiagnose zu haben. Wenn mehr als drei Segmente zur Diskussion stehen, ist – wenn irgend möglich – eine Kernspintomographie vorzuziehen, besonders beim Verdacht auf eine Raumforderung, aber auch bei radikulären Prozessen. Der zur CT überweisende Arzt muß dem Radiologen also sagen, wo er suchen soll und wenn möglich auch, was er suchen soll. Die intravenöse Kontrastmittelgabe kann gelegentlich zusätzliche Informationen geben. Ideal ist es, wenn im Anschluß an eine Myelographie eine „Myelo-CT" durchgeführt werden kann, weil dabei sehr gute Kontrastierungen der spinalen Strukturen erreichbar sind.

Kernspintomographie (Magnetresonanztomographie, MRT)

Die Indikationsstellung ist hier stark im Fluß und hängt auch sehr von der örtlichen Verfügbarkeit eines Gerätes ab. Prinzipiell deckt sich der Indikationsbereich mit dem der Myelographie, der die MRT als nichtinvasive Methode aber vorzuziehen ist. Insbesondere bei Prozessen des Rückenmarkes selbst ist sie der CT überlegen, ebenso bei multilokulären Syndromen aller Art, da größere spinale Abschnitte dargestellt werden können. Die rasante Entwicklung technologischer Verbesserungen erlaubt bereits heute die genaue Darstellung feinster Binnenstrukturen von Gelenken und z. B. auch Wurzeltaschen.

Myelographie, Diskographie

Die Myelographie ist indiziert, wenn mit anderen, insbesondere nichtinvasiven Verfahren keine Klarheit zu erzielen ist. Die hohe Detailerkennbarkeit bei der Myelographie für Formveränderungen von Rückenmark und Nervenwurzeln wird von den neueren MRT – Geräten erreicht, teilweise sogar übertroffen, so daß der Indikationsbereich für die Myelographie, natürlich abhängig von den örtlichen Gegebenheiten, in Zukunft weiter zurückgehen dürfte.
Die Diskographie (direkte Darstellung des Nucleus pulposus) hat im Zervikalbereich praktisch keine Bedeutung mehr.

Nativdiagnostik der oberen Extremität

Vorbemerkung. Da paarig angelegte Organe grundsätzlich immer im Seitenvergleich untersucht werden sollen, sind in aller Regel die Gelenke und Knochen der oberen Extremität beiderseits und in 2 Ebenen darzustellen. Besteht der Verdacht auf eine generalisierte Gelenkerkrankung, so richte man sich nicht nur nach dem Ort des stärksten Schmerzes, sondern lasse gleichzeitig Prädilektionsstellen der jeweiligen Erkrankung, z. B. bei chronischer Polyarthritis Hände und Füße, bei

Morbus Bechterew die Ileosakralgelenke, röntgen. Genau wie bei der Wirbelsäule gilt auch für degenerative Veränderungen der Extremitäten, daß keine feste Korrelation zwischen dem Ausmaß degenerativer Veränderungen und der Stärke klinischer Beschwerden gegeben sein muß. In den entsprechenden Abschnitten wird näher darauf eingegangen.

Befunde, die sich im Röntgenbild darstellen können:
- Anomalien und Normvarianten (z. B. Processus supracondylaris humeri, habituelle Luxationen),
- aseptische Nekrosen (z. B. Lunatummalazie),
- entzündliche Knochenveränderungen,
- neoplastische Knochenveränderungen,
- entzündliche Gelenkveränderungen (Weichteilauftreibung, Osteoporose, gleichmäßige Gelenkspaltverschmälerung, Knochenusuren, Begleitzysten, Fehlstellung, Ankylose),
- degenerative Gelenkveränderungen (exzentrische Gelenkspaltverschmälerung, subchondrale Sklerosierung, subchondrale Geröllzysten, Osteophyten, Kalkablagerungen, Deformitäten),
- periartikuläre Veränderungen (z. B. Periarthritis humeroscapularis, verkalkende Bursitiden).

Skelettszintigraphie

Die Methode ist ungefährlich, Kontraindikationen gibt es (außer Schwangerschaft) nicht. Nach intravenöser Gabe einer technetiumhaltigen radioaktiven Substanz kommt es in Zonen mit verstärktem Knochenumbau oder -anbau zur Anreicherung. Die Szintigraphie liefert zwar eine unspezifische Information, kann aber, bevor röntgenologisch Veränderungen zu sehen sind, frühzeitig Hinweise auf primäre Knochentumoren, Knochenmetastasen oder entzündliche Veränderungen geben.

Röntgendiagnostik am Thorax

Neben der üblichen, routinemäßig angefertigten Übersichtsaufnahme hat für die Abklärung von Schulter-Arm-Schmerzen u. U. die Leeraufnahme der oberen Thoraxapertur eine besondere Bedeutung. Schichtuntersuchung und Durchleuchtung dieser Region können ergänzend hinzugezogen werden. Dabei können sich folgende Befunde als wichtig für Schulter-Arm-Schmerzen erweisen:
- ossäre Veränderungen (Halsrippen, abnorm große Querfortsätze der unteren Halswirbel, Exostosen der I. Rippe, überschießende Kallusbildung nach Schlüsselbeinfrakturen),
- Tumoren (z. B. Pancoast-Tumoren, Knochentumoren, Lymphome).

Angiographische Untersuchungen

Durch Oszillographie und Doppler-Sonographie kann man Strömungsbehinderungen an den Gefäßen des Schultergürtels feststellen. Derartige Behinderungen können in mannigfaltiger Form Ursache von Schmerzen in diesem Bereich sein. Die Indikation zur Angiographie ist gegeben, wenn klinisch der Verdacht z. B. auf ein Kompressionssyndrom der oberen Thoraxapertur (Angiographie mit gleichzeitigem „Provokationsmanöver" nach S. 152 ff.), auf arterielle Stenosen und Verschlüsse oder auf eine Venenthrombose besteht und eine Operation oder fibrinolytische Therapie in Betracht gezogen wird.

Arthrographie und Sonographie

Bei der Arthrographie erfolgt die Darstellung des Gelenkes und seiner Strukturen durch Eingabe jodhaltiger Kontrastmittel. Die *Indikation* betrifft am Schultergelenk Luxationen, Einrisse und Abrisse der Rotatorenmanschette; am Ellenbogengelenk ebenfalls Traumafolgen und am Handgelenk unter anderem arthrotische Veränderungen nach Radiusfrakturen. Mit der Verbesserung von Frequenzverhalten und Signalverarbeitung gewinnt die Sonographie des Schultergelenkes zunehmend an Bedeutung.

Elektromyographie und Elektroneurographie

Elektromyographie (Ableitung von Muskelaktionspotentialen, EMG) und Elektroneurographie (Messung der motorischen und sensiblen Nervenleitgeschwindigkeiten, NLG) gehören heute zu den routinemäßig angewendeten Hilfsuntersuchungen in der klinischen Neurologie. Für die Einordnung von Schmerzen im Schulter-Arm-Bereich kann die elektrophysiologische Untersuchung in manchen Fällen (beispielsweise beim Karpaltunnelsyndrom) diagnostisch entscheidende Informationen liefern. In der Abgrenzung radikulärer Syndrome kann die Elektromyographie in klinisch zweifelhaften Fällen manchmal weiterhelfen: Lassen sich in Muskeln bestimmter segmentaler Innervation („Kennmuskeln", s. S. 91) neurogene Schädigungsmuster (s. u.) finden und sind die NLG der versorgenden Nerven normal, so spricht dies für eine proximale, z. B. im Bereich der Vorderwurzel gelegene Läsion. Es muß aber bedacht werden, daß im EMG faßbare Störungen frühestens 14 Tage nach Eintritt der Schädigung zu erwarten sind.

Elektromyogramm. Das EMG hilft bei der Beantwortung der Frage, ob eine Muskelerkrankung (Muskeldystrophie, Myotonie, Myositis, Myasthenie) oder eine neurogene Schädigung (periphere Nervenläsion) vorliegt.

Neurogene Schädigung. Diese ist charakterisiert durch Denervationspotentiale (Fibrillationspotentiale, positive scharfe Wellen), pathologisch veränderte Muskelaktionspotentiale (abnorm spannungsaktive, polyphasische Potentiale) und ein gelichtetes Aktivitätsmuster bei maximaler Willkürinnervation. Diese Veränderungen sind 2−3 Wochen nach einer peripheren Nervenläsion nachweisbar. Man wird daher ein EMG sinnvoll frühestens 14 Tage nach einer angenommenen Schädigung veranlassen.

Myopathie. Im typischen Fall (von dem es viele Ausnahmen gibt, s. unten) findet man bei einer Myopathie keine „Denervationspotentiale". Die Muskelaktionspotentiale sind abnorm spannungsgering, polyphasisch und von kurzer Dauer; von diesen Zeichen ist das letztgenannte am zuverlässigsten. Das bei maximaler Willkürinnervation registrierte Muster („Interferenzmuster") ist nicht oder nur wenig gelichtet, die Amplitudenhöhe vermindert. Myotonien zeigen typische Entladungsmuster („Sturzkampfbombergeräusch") bei Willkürinnervation, mechanischer Reizung und auch spontan.

Aussagekraft des EMG. Spezifität kann keine der beschriebenen Veränderungen beanspruchen. Daher gelingt allein aufgrund des EMG die Abgrenzung einer Myopathie von einer Neuropathie nicht in allen Fällen. Pathologische Spontanaktivität findet man nicht nur bei neurogenen Schäden, sondern auch bei Myopathien. Selbst positive scharfe Wellen sind nicht absolut beweisend für eine neurogene Schädigung. Die Befunde müssen daher immer im Zusammenhang mit der Klinik gedeutet werden!

Nervenleitgeschwindigkeit. Die Messung der NLG und der distalen Latenzzeiten ist besonders bei der Lokalisation einer Schädigung im peripheren Nerv hilfreich: Durch Bestimmung in verschiedenen Abschnitten des Nervs läßt sich beispielsweise eine Läsion des N. ulnaris im Sulcus ulnaris am Ellenbogengelenk von einer Schädigung im Unterarmbereich oder noch weiter distal (Loge de Guyon, s. S. 167) unterscheiden. Am N. medianus führt eine Schädigung im Handgelenksbereich (Karpaltunnelsyndrom) zu verlängerter terminaler Überleitungszeit (distale Latenz) bei normalen Werten am Unterarm. Messung der sensiblen NLG mit Bestimmung der Amplitude des sensiblen Aktionspotentials des Nervs liefern weitere Informationen: bei Polyneuropathien können als erstes die sensiblen Nervenleitgeschwindigkeiten herabgesetzt sein.

Indikation. Zusammenfassend ergeben sich aus dem Gesagten folgende Indikationen zum EMG und zur Bestimmung der NLG:
- Abgrenzung psychogener Bewegungsstörungen,
- Abgrenzung schmerzbedingter Bewegungsstörungen,
- Nachweis und Lokalisation von umschriebenen Kompressionssyndromen peripherer Nerven (Karpaltunnelsyndrom, Sulcus-ulnaris-Syndrom),
- Nachweis systemischer peripherer Nervenschädigungen (Polyneuropathien),
- Differentialdiagnose von Plexusläsionen und Wurzelkompressionssyndromen,
- Unterscheidung zwischen myogenen und neurogenen Erkrankungen.

Evozierte Potentiale

Die Prüfung der somatosensibel evozierten Potentiale (SEP) ist in der Diagnostik von Schulter-Arm-Schmerzen in aller Regel entbehrlich. Die Untersuchung der von der Kopfhaut (Skalp-SEP = SSEP) oder vom Nacken (Nacken-SEP = NSEP) abgeleiteten somatosensiblen Reizantworten von Rückenmark und Gehirn dient der Funktionsprüfung des somatosensiblen Systems und kann klinisch noch nicht manifeste Läsionen dieser Strukturen nachweisen. Außerdem lassen sich periphere und zentrale Impuls-Leitgeschwindigkeiten errechnen. In der Diagnostik von Läsionen des peripheren Nervensystems kann die SEP-Untersuchung insofern von Nutzen sein, als es mit ihr gelingt, proximal gelegene Läsionen im Bereich der Plexus und Spinalnervenwurzeln zu lokalisieren, wo dies mit der konventionellen Messung der sensiblen Nervenleitgeschwindigkeiten nicht gelingt. Voraussetzung dabei ist, daß die sensible Störung im Vordergrund steht. Die Untersuchung ist z. B. zum Nachweis von Kompressionen des Armplexus methodisch nicht einfach und noch mit manchen Ungenauigkeiten belastet. Sie ist daher nur in der Hand des speziell Geübten brauchbar. Die Untersuchung der SEP ist hier als Ergänzung zur Messung der sensiblen Nervenleitgeschwindigkeit, des sensiblen Nervenaktionspotentials und anderer Parameter (H-Reflex, F-Wellen-Latenz) zu sehen und nicht als Konkurrenzmethode.

Hinweise zum praktischen Vorgehen

Untersuchung

Die ausführlich dargestellten klinischen Untersuchungen werden im Einzelfall kaum je einmal komplett durchzuführen sein. Die diagnostische Situation der Praxis ist ja vielmehr dadurch gekennzeichnet, daß meistens nach der Anamnese eine Diagnose mit großer Wahrscheinlichkeit gestellt werden kann; gerade bei neurologischen Erkrankungen gibt es oft hochgradig charakteristische anamnestische Angaben. In diesen Fällen zielt die Untersuchung darauf ab, die „Arbeitsdiagnose" zu bestätigen, differentialdiagnostisch wichtige Krankheiten auszuschließen und einen orientierenden Überblick über den Gesamtkomplex „Nacken-Schulter-Arm" zu gewinnen. Sehr viel seltener ist die Situation auch nach der Anamneseerhebung noch völlig unklar. Man wird jeweils unterschiedliche Strategien für diese beiden denkbaren Situationen entwerfen müssen.

Ein Beispiel für den erstgenannten diagnostischen Prozeß (hochgradig charakteristische anamnestische Angaben) wurde auf S. 39 anhand des

Karpaltunnelsyndroms gegeben. Ähnlich verhält es sich, wenn ein Patient über Bewegungs- und Belastungsschmerzen der rechten Schulter klagt, er könne weder seine Jacke anziehen noch sich zwischen den Schulterblättern kratzen, in Ruhe habe er keine Beschwerden, der Schmerz strahle nicht aus, Lähmungen und Gefühlsstörungen seien nicht zu bemerken. Der diagnostische Blick richtet sich auf die ,,Periarthritis humeroscapularis", die Untersuchung konzentriert sich auf die Schultergelenkregion. Orientierend wird dann die gesamte Nacken-Schulter-Arm-Region geprüft und ein ebenfalls orientierender neurologischer (Kraftprüfung, Sensibilität, Reflexe) und internistischer Status erhoben. Nehmen wir an, die Befunde stützen die Diagnose eines Prozesses im Schultergelenk oder im periartikulären Gewebe, so kann die Untersuchung jetzt beendet werden.

Eine ganz andere Situation entsteht dagegen, wenn die Anfangsdiagnose durch die Befunde unwahrscheinlich erscheint oder aber, wenn man nach der Anamneseerhebung keine oder nur unscharfe diagnostische Vorstellungen hat. In einem solchen Fall sollte man folgendermaßen vorgehen und einen möglichst umfassenden Befund erheben:

– Beweglichkeit und Kraftproduktion in den Gelenken: Halswirbelsäule, Schultergürtel (Schulterheben, Armrotation und -abduktion), Ellenbogengelenk (Beugen, Strecken, Pro- und Supinieren), Daumenbewegungen (Abduktion, Adduktion, Strecken, Opponieren), Fingerab- und adduktion; bei diesen Bewegungs- und Kraftprüfungen erfolgt gleichzeitig die Inspektion und Palpation (Schwellung, Rötungen, Deformitäten, druckschmerzhafte Punkte an Muskeln, Knochen, Nervenstämmen, spezielle Untersuchung der Supraklavikulargegend, der Axilla und der Gefäße),
– Prüfung der Armeigenreflexe,
– orientierende Sensibilitätsprüfung nach der auf S. 41 gegebenen Anweisung an 7 Punkten (Oberarm außen, Handrücken, alle fünf Fingerbeeren); dabei gleichzeitig Beurteilung der Haut, der Trophik und der Schweißsekretion.

Selbstverständlich wird die Untersuchung je nach dem Ergebnis und der daraus abzuleitenden Arbeitsdiagnose modifiziert, beispielsweise werden detaillierte neurologische Untersuchungen von Kennmuskeln und Dermatomen bei Wurzelläsionen, eingehende Prüfungen der Gefäße mit Provokationsmanövern bei neurovaskulären Kompressionssyndromen (s. S. 150 ff.) angeschlossen.
Die gewonnenen Erkenntnisse sollen den Untersucher auch in die Lage versetzen, im Bedarfsfall anhand der diagnostischen Schemata vorzugehen.

Diagnostische Schemata

Ärztliches diagnostisches Denken kann nur unvollkommen in Schemata gefaßt werden. Die folgenden Darstellungen versuchen, für 3 typische Schmerzlokalisationen eine ökonomische diagnostische Strategie stichwortartig darzustellen (Abb. 1.**46**–1.**48**, S. 56–58). Unter „Basisdiagnostik" wird die regionale Röntgendiagnostik und die Bestimmung

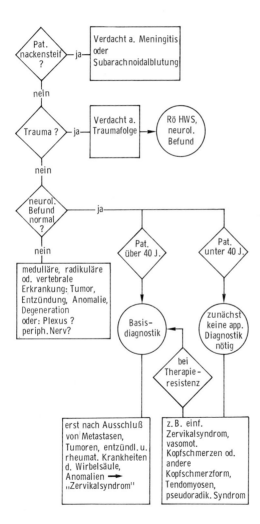

Abb. 1.**46** Zervikale Schmerzen. Diagnostische Strategie

von BSG, Blutbild, gegebenenfalls Rheumafaktoren und Phosphatasen verstanden. In den Quadraten finden sich (Verdachts-)Diagnosen und auszuschließende Diagnosen; in den Kreisen stehen wichtige diagnostische Maßnahmen; in den Rauten klinische, anamnestische und Verlaufsdaten. Nicht berücksichtigt sind die emotional-psychosomatischen Aspekte (s. S. 211).

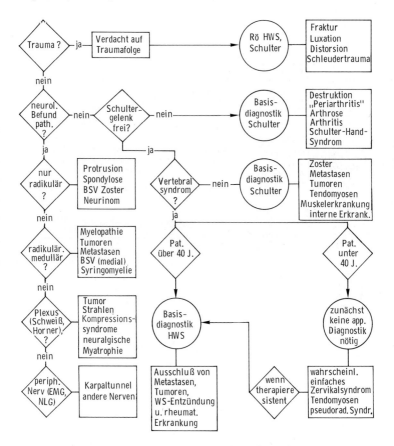

Abb. 1.**47** Nacken-Schulter-Schmerzen. Diagnostische Strategie

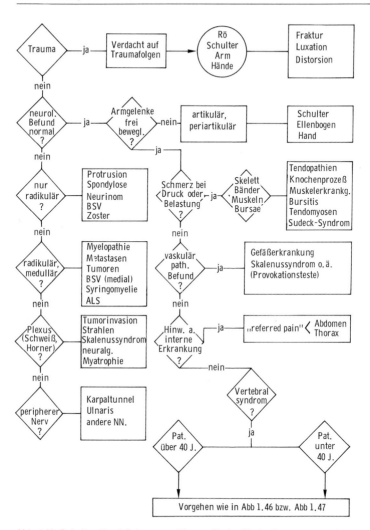

Abb. 1.48 Schulter-Hand-Schmerzen. Diagnostische Strategie

2. Therapie

Bevor man eine Behandlung beginnt, muß man wissen, ob und womit bisher erfolgreich oder erfolglos behandelt wurde. Dabei sind alle möglichen Behandlungsprinzipien anzusprechen, im einzelnen:
- Schmerzmittel (welche ?),
- nichtsteroidale Antirheumatika,
- Kortikosteroide (oral, parenteral, lokal),
- Basismedikation mit Chloroquin, Gold, Penicillamin, Methotrexat, Sulfasalazin, Ciclosporin;
- Muskelrelaxanzien
- örtliche Injektions- und Infiltrationsbehandlungen,
- physikalisch-therapeutische Maßnahmen (Massagen, Bewegungsübungen, Wärm-, Kälte-, Elektrotherapie, Röntgenbestrahlung, Bäder),
- psychotherapeutische Maßnahmen.

Eine Behandlung kann spezifisch oder unspezifisch, kausal oder symptomatisch sein. Die meisten in dieser Übersicht genannten Behandlungsmethoden sind unspezifisch und symptomatisch.

Pharmakotherapie

Die medikamentöse Behandlung hat folgende Ziele:
- Beseitigung von Schmerzen
- Hemmung der Entzündung
- Entspannung der Muskulatur.

Opioide (Analgetika vom Morphin-Typ, Tab. 2.1)

Morphin ist die Leitsubstanz in dieser Stoffgruppe. Wegen des Mißbrauchpotentials und wegen des Risikos einer Abhängigkeitsentwicklung unterliegt es wie die meisten Vertreter dieser Stoffgruppe den Vorschriften des Betäubungsmittelgesetzes. Das Risiko einer Abhängigkeit bei indiziertem Gebrauch ist in der Vergangenheit überschätzt worden. Um jedoch jedes unnötige Risiko zu vermeiden, sollten diese Stoffe nur kurzfristig eingesetzt werden. Erzwingt die Situation die Anwendung über einen längeren Zeitraum, so sollte die niedrigste Dosis, die bei vertretbarem Applikationsintervall zur Schmerzfreiheit führt, gesucht werden. Die größte Flexibilität bezüglich der individuell richtigen Dosis gewährleistet die Morphinlösung, aber auch mit der Retardform von Mor-

Tab. 2.1 Opioide zur Behandlung stärkster Schmerzen

Wirkstoff	Handelsname	Dosis pro Darreichungs- form (mg)	Tagesdosis (mg)
Morphin	MST	10, 30, 60, 100	200
Codein		15−50	150−200
Tilidin	Valoron	50−100	200−400
Dextropropoxyphen	Develin	150	600
Pentazocin	Fortral	25−50	75−300
Levomethadon	L-Polamidon	2,5−5	7,5−15
Buprenorphin	Temgesic	0,2−0,4	1,2

phin (s. u.) läßt sich eine befriedigende Einstellung des Schmerzpatienten erzielen. Möglicherweise ist das Mißbrauchspotential bei einigen Vertretern geringer ausgeprägt (Codein, Dextropropoxyphen = Develin). Im Falle von Tilidin wird der Mißbrauch durch Kombination mit Naloxon in einer Dosis, die die Einnahme überhöhter Mengen verhindert, erschwert (Valoron).

Die Wirkdauer einer Einzeldosis von Morphin, Pentazocin (Fortral), Tilidin (Valoron) und Pethidin (Dolantin) ist mit 2−4 Stunden kurz, was die Einnahme in kurzen Zeitabständen nötig macht. Dieser Nachteil kann durch die Verordnung von Morphin in einer Zubereitungsform mit retardierter Freisetzung (MST Mundipharm, Wirkdauer 8−12 Stunden) oder durch Verordnung von Levomethadon (L-Polamidon), das langsamer eliminiert wird und dessen Wirkung 5−7 Stunden anhält, vermieden werden. Bei längerfristiger Einnahme ist das Applikationsintervall wegen der Kumulationsgefahr auf 12 Stunden zu verlängern. Buprenorphin (Temgesic) wirkt für 4−8 Stunden, da es nur sehr langsam von den Opiatrezeptoren dissoziiert. Die langsame Dissoziation erklärt auch, daß bei einer Überdosierung dieses Opioids das Naloxon nicht als Antidot verwendet werden kann. Codein unterliegt nicht der Betäubungsmittelverordnung. Das gleiche gilt für Tilidin in der festen Kombination mit Naloxon, wie sie in dem Präparat Valoron vorliegt. Codein wird häufig mit antipyretisch wirksamen Analgetika kombiniert. Die gleichzeitige Verordnung eines Opioids mit einem Antidepressivum („Co − Analgetikum") kann eine wesentliche Linderung von Schmerzen bei vergleichsweise geringer Morphindosis bewirken.

Antipyretische Analgetika (Tab. 2.2)

Diese Wirkstoffe haben kein den Opioiden vergleichbares Abhängigkeitspotential. Dennoch bedarf auch ihre Verordnung – insbesondere über längere Zeit – der sorgfältigen Abwägung aller Risiken, die sich aus den Nebenwirkungen ergeben. Diese sind bei den einzelnen Vertretern unterschiedlich. Möglicherweise ist an dem analgetischen Effekt der Azetylsalizylsäure (z. B. Aspirin) und von Ibuprofen unter anderem eine Hemmung der Prostaglandinsynthese beteiligt. Die Wirkmechanismen von Parazetamol und Metamizol liegen noch völlig im Dunkeln. Da die drei Prinzipien auf unterschiedliche Weise analgetisch wirken, kann bei ungenügendem Effekt des einen der Wechsel zum anderen sinnvoll sein.

Tab. 2.2 Antipyretische Analgetika: empfohlene Substanzen zur kurzfristigen analgetischen und antiphlogistischen Therapie

Wirkstoff	Handelsname	Dosis pro Darreichungsform (mg)	Tagesdosis (mg)
Acetylsalicylsäure	Aspirin Generika	500–1000	
Ibuprofen	Brufen, Actren Tabalon, Generika	200–600	1200–1800
Paracetamol	ben-u-ron Generika	500–1000	3000
Metamizol	Novalgin	500–2000	2000–4000 p.o 2500–5000 parenteral cave! langsam

Azetylsalizylsäure (ASS). Dieses in den zurückliegenden Jahrzehnten weitverbreitet angewandte Analgetikum ist besonders bei Schmerzen im Zusammenhang mit entzündlichen Vorgängen angezeigt. Die langjährige Erfahrung im Umgang mit dieser Substanz erlaubt eine gute Abschätzung der Risiken, die insbesondere durch die ulzerogene Wirkung (Erosionen, Ulzera der Magen- und Darmschleimhaut), durch Asthmaanfälle (Aspirin-Asthma), durch eine Verlängerung der Blutungszeit (Hemmung der Thrombozytenaggregation) und in hoher Dosierung durch Ohrensausen, Tinnitus und Sehstörungen gekennzeichnet sind. Die analgetisch wirksame Einzeldosis für den Erwachsenen liegt bei 500 bis 1000 mg. Die Resorption der ASS erfolgt zuverlässiger, wenn sie in Form eines Brausetrunkes (Brausetablette) eingenommen wird.

Ibuprofen. Dieses nichtsteroidale Antirheumatikum wird in der Praxis, nachdem es in Zubereitungen mit niedriger Dosierung aus der Rezeptpflicht entlassen ist, vermehrt auch bei nicht rheumatisch bedingten Schmerzen eingesetzt. Es soll in der Dosierung von 200 bis 400 mg etwas besser magenverträglich sein als ASS, dennoch ist es bei einer Ulkusanamnese kontraindiziert.

Parazetamol. Diese Substanz stellt eine interessante Alternative zu Azetylsalizylsäure dar. Es ist gut analgetisch wirksam und frei von den Nebenwirkungen der ASS auf die Magen- und Darmschleimhaut. Bei akuter Überdosierung (mehr als 10 g) kommt es zu einer schweren Leberschädigung. Möglicherweise ist die Hepatotoxizität bei vorgeschädigter Leber höher. Es kann nicht ausgeschlossen werden, daß Parazetamol ähnlich wie das ihm chemisch nahe verwandte Phenazetin bei chronischer Überdosierung (1 g und mehr für mindestens 1 Jahr) Nierenschäden auslöst.

Metamizol und Propyphenazon. Der Vorteil von Metamizol (Novalgin) liegt vor allem in seiner guten Wirksamkeit bei viszeralen Schmerzen. Es kann sowohl oral wie parenteral appliziert werden. Die parenterale Gabe muß wegen der bekannten Gefahr eines Kreislaufschocks langsam erfolgen. In sehr seltenen Fällen kann Metamizol eine Agranulozytose auslösen. Propyphenazon (Arantil) ist in zahlreichen ohne ärztliche Verordnung erhältlichen Präparaten wirksamer Bestandteil. Es sei darauf hingewiesen, daß Propyphenazon mit Metimazol sehr nahe verwandt ist und daher möglicherweise dieselben Risiken hat.

Nichtsteroidale Antiphlogistika

Zur Entzündungshemmung bei rheumatischen Erkrankungen werden vor allem nichtsteroidale Antiphlogistika (Antirheumatika) eingesetzt; darunter versteht man entzündungshemmende Substanzen, die kein Steroidgerüst besitzen und ihre Wirkung unabhängig von einer Kortisolfreisetzung entfalten. Das pharmakodynamische Spektrum umfaßt auch analgetische und antipyretische Wirkungen. Diese sind bei den einzelnen Stoffgruppen (Tab. 2.**2** u. 2.**3**) nur quantitativ, aber nicht qualitativ unterschiedlich ausgeprägt.

Wirkungsprinzip. Erwünschte Eigenschaften und unerwünschte Nebenwirkungen der nichtsteroidalen Antiphlogistika lassen sich in erster Linie aus der Hemmung der Prostaglandinsynthese erklären.

Bei einer entzündlichen Reaktion wird durch eine mechanische, toxische, bakterielle oder immunologische Zellwandläsion in der Zellmembran eine Phospholipase aktiviert, die aus den Phospholipiden der Membran Fettsäuren, unter anderen die Arachidonsäure, freisetzt. Aus der Arachidonsäure werden durch Einfluß der Prostaglandinsynthetase vermehrt Prostaglandine gebildet. Die natürlich vorkommenden Prostaglandine (PGE_1, PGE_2, $PGF_2\alpha$, PGA_1, TXA_2) sind biologisch hochaktive Derivate der Arachidonsäure. Die Menge der gebildeten Prostaglandine richtet sich nach dem Angebot an Arachidonsäure, die bei der Schädigung der Zellmembran frei wird.

Bei einer Entzündung mit Schädigung der Zellmembran von Bindegewebszellen wird überwiegend Prostaglandin E gebildet, dem man folgende Wirkungen zuordnen kann:

- es steigert die Gefäßdilatation
- es fördert die Thrombozytenaggregation,
- es verstärkt die Leukozyteneinwanderung,
- es wirkt zentral fieberauslösend,
- es wirkt lokal schmerzauslösend und -verstärkend,
- es verstärkt die Wirkung anderer Mediatoren der Entzündung.

Nebenwirkungen. Die Hemmung der Prostaglandinsynthese bleibt nicht auf den Entzündungsbereich beschränkt, sondern erfolgt auch an anderen Orten. Da Prostaglandine in bestimmten Organen die physiologischen Funktionen mitsteuern, kommt es zu einem Nebenwirkungsspektrum, das für alle Antiphlogistika dieses Typs ähnlich ist: Störungen des Gastrointestinaltraktes (insbesondere des Verhältnisses von Säure- und Schleimproduktion), der Regulation der Bronchienweite, der Nierenfunktion, der Blutgerinnung. Folgende Nebenwirkungen sind daher an den Einfluß auf die Prostaglandinsynthese gekoppelt:

- Magen: Übelkeit, Appetitlosigkeit, Erosionen, Ulzera, Blutungen, Perforation;
- Zentralnervensystem: Kopfschmerzen, Schwindel, fraglich auch Hörstörungen;
- Niere: Natrium- und Wasserretention, fraglich auch Papillennekrosen und Hämaturie/Oligurie;
- Blutgerinnung: Blutungsneigung durch Thrombozytenaggregationshemmung;
- glatte Muskulatur: Aspirin-Asthma, Kontraktionshemmung des Uterus.

Tab. 2.3 Nicht-Steroidale Antirheumatika für die längerfristige antiphlogistische Therapie

Wirkstoff	Handelsname	Dosis pro Darreichungs- form (mg)	Tagesdosis (mg)
Diclofenac	Voltaren Generika	25, 50, 100	200
Indometazin	Amuno	25, 50, 75	200
Naproxen	Proxen, Apranax	250	1000

Während die genannten Nebenwirkungen für die gesamte Gruppe zu bedenken sind, kommen bei Indometazin auch Parästhesien, Vigilanz- und Sehstörungen vor.

Anwendungsrichtlinien. Folgende Richtlinien halten wir für besonders wichtig bei der Anwendung nichtsteroidaler Antiphlogistika:
- Sorgfältige und restriktive Indikationsstellung.
- Beschränkung auf Substanzen, für die langjährige Erfahrungen vorliegen.
- Einstellung auf eine möglichst niedrige Dosis; völlige Schmerzfreiheit und uneingeschränkte Bewegungsfähigkeit sind meist nur mit Überdosierungen oder überhaupt nicht erreichbar.
- Keine Kombinationen der Antiphlogistika untereinander.
- Keine Kombination mit Glukokortikoiden.
- Berücksichtigung der Pharmakokinetik: Kumulationsgefahr bei Substanzen mit langer Halbwertszeit; eingeschränkte Nierenfunktion berücksichtigen.
- Berücksichtigung der individuellen Anamnese (Ulkus).
- Überwachung des Patienten (Nierenfunktion, Blutbild, Magen).
- Anwendung anderer Therapieprinzipien (Basistherapie, physikalische Therapie).
- Sorgfältige Aufklärung des Patienten über Risiken und Warnsymptome.

Unter diesen Gesichtspunkten haben wir in den Tabellen 2.2 und 2.3 eine Auswahl antiphlogistisch und analgetisch einsetzbarer Präparate getroffen, die nach unserer Erfahrung zur Lösung aller praktisch vorkommenden Probleme ausreicht.

Kortikosteroide

Die wichtigsten *Indikationen* zur systematischen Gabe von Kortikosteroiden (Tab. 2.4–2.6) bei schmerzhaften Erkrankungen der Zervikobrachialregion betreffen
- Polymyalgia rheumatica (vor allem bei Arteriitis cranialis),
- Poly- und Dermatomyositis,
- Lupus erythematodes im akuten Stadium,
- Sklerodermie im akuten Stadium.

Bei entzündlichen Gelenkerkrankungen, vor allem bei der chronischen Polyarthritis, ist es oft erforderlich, Kortikosteroide zu verordnen. Hier wie auch bei anderen Erkrankungen des Bewegungsapparates soll man sich an folgende *Grundsätze* halten:
- Kortikosteroide sollen nicht als erstes Medikament verordnet werden;
- Kortikosteroide sollen erst dann gegeben werden, wenn ein ausreichender Versuch mit anderen Mitteln (nichtsteroidalen Antiphlogistika, Physiotherapie) unbefriedigend verlief;

- Kortikosteroide sollen ein Teil einer umfassenden, individuell konzipierten Therapie sein, niemals die einzige Maßnahme;
- Kortikosteroide sollen nur nach sorgfältiger Untersuchung unter Ausschluß der Kontraindikationen gegeben werden.
- Eine Dauertherapie mit Kortikosteroiden ist, wenn es die Umstände zulassen, möglichst zu vermeiden.

Tabelle 2.4 Kortikosteroide. Mengen in mg; T = Tabletten.
Äquivalentdosis = glukokortikoide Aktivität verglichen mit 20 mg Hydrokortison.

Generic name	Beispiele	Handelsform	Äquivalentdosis	Schwellendosis
Prednison	Decortin, Prednison, Ultracorten,	T 5	5	7,5
Prednisolon	Predni-H-Tablinen,	T 5	5	7,5
6-Methyl-Prednisolon	Urbason	T 4/16/40	4	6
16-Methylen-Prednisolon	Decortilen	T 6/24/60	6	9
Triamcinolon	Volon	T 1/4	4	6
Fluocortolon	Ultralan	T 5/20/50	5	7,5
Cloprednol	Syntestan	T 2,5/5	2,5	7,5

Nebenwirkungen. Unerwünschte Effekte sind in den Tab. 2.5 und 2.6 aufgeführt. Sie sind abhängig von
- der Wahl des Kortikosteroids,
- der Dosis,
- der Therapiedauer,
- der Applikationsart.

Wahl des Steroids. Empfehlenswerte Präparate sind in Tab. 2.4 aufgeführt. Sowohl die kurzwirksamen Substanzen Kortisol und Kortison (starke mineralokortikoide Nebenwirkungen) als auch die langwirksamen Stoffe Betamethason, Paramethason und Dexamethason (zu starker Suppressionseffekt auf das Hypophysen-Nebennierenrinden-System) sind als Antiphlogistika abzulehnen. Relativ stark mineralokortikoid wirksam sind auch Prednison und Prednisolon.

Dosis. Als Dosisvergleichsgröße benutzt man im allgemeinen Prednison oder Prednisolon (Prednisonäquivalent). Die in Tab. 2.4 aufgeführten Substanzen und Präparate haben alle eine etwa gleiche Wirksamkeit (vier- bis fünffache antiphlogistische Wirkung gegenüber Hydrokortison).

Tabelle 2.5 Unerwünschte Wirkungen der Kortikosteroide

Endokrine Veränderungen
- Exogenes Cushing-Syndrom
- Hemmung der Hypophysenaktivität
Stoffwechselstörungen
- Diabetogene Wirkung („Steroiddiabetes")
- Eiweißkatabolismus (Osteoporose, „Kortikoidmyopathie")
Mineralhaushaltstörungen
- Kaliumausscheidung erhöht (Muskelschwäche)
- Kalziummobilisierung erhöht (Osteoporose, Nierensteine)
Steroid-Osteopathie
- Osteoporose
- Wachstumshemmung
Atrophisierende Bindegewebsveränderungen
- Wundheilungsstörungen
- Striae
- Steroidulkus
Gefäßveränderungen
- Hautblutungen
Immunsuppression
- Infektanfälligkeit
Zentralnervöse Veränderungen
- Psychosen
Augenveränderungen
- Steroidglaukom
- Steroidkatarakt
Lokale Steroidschäden
- Knorpelschaden
- Fremdkörperreaktion bei kristallinen Lösungen

In akuten Krankheitsstadien ist eine orale Initialdosis von 80–100 mg Prednisonäquivalent indiziert, die alle 3 bis 4 Tage um 5–10 mg reduziert wird. Die „Cushing-Schwellendosis" liegt bei 7,5 mg, die kritische Dauerdosis bei 12,5 mg Prednisonäquivalent.

Applikationsart. Man weiß heute, daß eine über den Tag verteilte Kortikosteroidgabe einen viel stärker supprimierenden Effekt auf die Nebennierenrinde ausübt als die zirkadiane Gabe (Gesamtdosis morgens zwischen 6.00 und 8.00 Uhr). Auch die umtägige Gabe der doppelten Tagesdosis (alternierende Therapie) ist möglich.

Orale Retardpräparate und intramuskuläre Depotpräparate sind abzulehnen, ebenso kortikoidhaltige Kombinationsmittel. Auch bei lokaler Infiltrationsbehandlung (z.B. Karpaltunnelsyndrom) ist an die systemischen Nebenwirkungen zu denken.

Tabelle 2.6: Unerwünschte Nebenwirkungen der Steroide:
Symptome, Ursachen, Behandlung

Symptom	Ursache	Therapie
Fieber, Schwäche, Appetitverlust	Infekt	Spezifische Therapie, Steroid evll. absetzen
Epigastrische Schmerzen	Ulkus	Antazida
Rücken-, Knochenschmerz	Osteoporose	Kalzium, Natriumfluorid
Kopfschmerz, Schwindel	Hypertonie	Antihypertensiva
Durst, Glukosurie	Diabetes	Insulintherapie
Muskelschwäche	Myopathie	Steroid wechseln (?)
Sehstörungen	Glaukom Katarakt	augenärztliche Therapie
Depression, Euphorie	Psychose	Psychopharmaka

„Basistherapeutika"

Entzündliche Gelenkerkrankungen. Besonders bei der chronischen Polyarthritis (Rheumatoide Arthritis) werden sogenannte Basistherapeutika eingesetzt. Ihr therapeutischer Effekt macht sich erst nach längerdauernder Anwendung (1–6 Monate) bemerkbar. Ihre Anwendung hat also keine unmittelbare Linderung zur Folge. Es besteht die Hoffnung, daß mit den Basistherapeutika der Krankheitsverlauf modifiziert werden kann („disease modifying agents") und nicht wie mit den Antiphlogistika die Beschwerdesymptomatik zwar gelindert, das Fortschreiten der Erkrankung aber weder verzögert noch aufgehalten wird.

Es würde den Rahmen dieses Buches sprengen, wenn wir den Stellenwert und die Anwendung von Chloroquin, Gold, Penicillamin, Sulfasalazin, Cyclosporin und Methotrexat im differenzierten Therapieplan erörtern wollten. Die wichtigsten Gesichtspunkte sollen aber aufgeführt werden:
– gesicherte Diagnose;
– Ausschluß von Kontraindikationen (Haut, Blut, Nieren, Leber, Darmerkrankungen, Gravidität);
– ungenügendes Ansprechen auf nichtsteroidale Antiphlogistika, physikalische Therapie und kurzfristige systemische Kortikoidgabe.

Für weitere Einzelheiten müssen wir auf die Lehrbücher der inneren Medizin und spezielles rheumatologisches Schrifttum verweisen.

Arthrosen. Im Vergleich zu den entzündlichen Gelenkerkrankungen sind schwere Arthrosen des Schulter-, Ellenbogen- und Handgelenkes selten. Es gibt derzeit praktisch keine pharmakotherapeutischen Möglichkeiten bei einer Arthrose, die über die symptomatische Schmerzbekämpfung hinausgehen würden. Die Verordnung sogenannter Chondroprotektiva ist nach dem gegenwärtigen Kenntnisstand nicht gerechtfertigt. Es erscheint höchst fragwürdig, ob durch die Zufuhr bestimmter Mukopolysaccharide eine Neusynthese hyalinen Knorpels oder eine Restitution beschädigter Knorpelsubstanz überhaupt möglich ist. Bei oraler Gabe ist aufgrund der physikochemischen Eigenschaften mit einer Resorption nicht zu rechnen, bei parenteraler Anwendung ist die Verfügbarkeit dieser Substanzen an den Chondrozyten ebenfalls nicht gewährleistet, die parenterale Gabe kann aber mit schwerwiegenden Nebenwirkungen verbunden sein. Solche Nebenwirkungen sind auch für das (noch) zugelassene Arumalon beschrieben worden. Eine ebensolche Zurückhaltung ist für die Therapie mit der Superoxiddismutase Orgotein (Peroxinorm) angebracht.

Tranquilizer und Muskelrelaxanzien

Die Verordnung von muskelentspannend wirkenden Medikamenten (Tab. 2.7) beruht auf der Vorstellung, daß bei entzündlichen, degenerativen und weichteilrheumatischen Beschwerden die aus der Schonhaltung entstehende Muskelverspannung zu einer Fixierung der Fehlhaltung und damit zu einem Circulus vitiosus führt, der durch Muskelrelaxanzien unterbrochen werden kann. Für diesen Zweck eignen sich die Benzodiazepine, deren muskelrelaxierende Wirkung auf einer Hemmung polysynaptischer Reflexe im Rückenmark beruht. Alle Benzodiazepine haben gleichzeitig eine sedierende, die Schlafbereitschaft fördernde Wirkung, die bei akuten Zervikobrachialgien durchaus erwünscht ist. Da die sedierende Begleitwirkung bei Benzodiazepinen mit kurzer Halbwertzeit ausgeprägter ist, sollen zur vorzugsweisen Muskelrelaxation in erster Linie Stoffe mit relativ langer Halbwertzeit, wie Diazepam (25 bis 50 Std.,

Tab. 2.7 Myotonolytika

Wirkstoff	Handelsname	Dosis pro Darreichungs- form (mg)	Tagesdosis (mg)
Diazepam	Valium Generika	2, 5, 10	10
Tetrazepam	Musaril	50	400
Chlormezanon	Muskel- Trancopal	200	1200

Valium und Generika) oder Tetrazepam (etwa 18 Std., Musaril) gewählt werden. Andere Vertreter aus der Reihe der Benzodiazepine lassen keine Vorteile in unserem Indikationsbereich erkennen. Die Tagesdosis für Diazepam liegt zwischen 2 und 20 mg. Die Verordnung der Tranquilizer sollte wie auch sonst auf einen Zeitraum von 2 bis 3 Wochen beschränkt werden. Unter den genannten Gesichtspunkten fällt die Tranquilizerverordnung nach unserer Auffassung nicht in den Bereich der häufig berechtigten Kritik an einer zu großzügigen, leichtfertigen oder ungerechtfertigten Verschreibung von Tranquilizern. Stehen emotionale Störungen im Vordergrund, so sollten Benzodiazepine nicht oder doch nur sehr zurückhaltend verordnet werden, weil die Pharmakotherapie möglicherweise Konflikte verdeckt, die besser gezielt in einem diagnostisch-therapeutischen Gespräch behandelt werden können (s. S. 211). Chlormezanon (Muskel Trancopal) wird häufig kombiniert mit anderen Wirkstoffen angeboten (Muskel Trancopal compositum, Muskel Trancopal cum codeino). Derartige Kombinationen erscheinen uns problematisch, da immer auch eine Sedierung in Kauf genommen werden muß, wenn vielleicht nur eine Schmerzlinderung erwünscht ist. Alle Muskelrelaxanzien sind bei Myasthenia gravis kontraindiziert. Die Verkehrstüchtigkeit wird durch alle Muskelrelaxanzien beeinträchtigt.

Psychopharmaka

Antidepressiva. Chronische, kausal nicht zu beeinflussende Schmerzzustände (z. B. bei inoperablen Tumoren) werden unter Einnahme von Antidepressiva (Tab. 2.**8**) besser ertragen. Hier haben sich vor allem

Tabelle 2.**8** Empfohlene Psychopharmaka zur unterstützenden Therapie bei Schmerzerkrankungen
T = Tablette, D = Dragée, K = Kapsel, Tr = Tropfen.
Mengenangaben in Milligramm (!)

Stoffgruppe, Generic name	Beispiel	Einzeldosis	Tageshöchstdosis
Antidepressiva			
Imipramin	Tofranil	D 10/25/50	30–150
Amitriptylin	Laroxyl	D 10/25	75–150
	Saroten	K (ret.) 25/75	
„Neurothymoleptika"			
Thioridazin	Melleril	D 25/50/100	50–200
	Melleretten	D 10	
Chlorprothixen	Truxal	D 15/50	90–300
		Tr 1 ml = 20	
Levopromazin	Neurocil	T 25/100	50–300
		Tr 1 ml = 40	

Amitriptylin (Laroxyl) und das weniger sedierende Imipramin (Tofranil) bewährt. Beide haben Nebenwirkungen (Sedierung, Hypotonie, Mundtrockenheit). Wegen der bekannten kardiotoxischen Effekte sind EKG-Kontrollen vor und während der Behandlung erforderlich. Wir empfehlen dem mit Psychopharmaka nicht besonders Vertrauten ausdrücklich die Anwendung dieser altbewährten und gut bekannten Antidepressiva.

Antidepressiva eignen sich u.a. auch sehr gut zur unterstützenden Behandlung emotionaler Störungen und „larvierter" Depressionen mit Somatisationen in Form von Schmerzsyndromen der Schulter-Arm-Region.

Neuroleptika. Zur Behandlung affektiver und emotionaler Spannungszustände im Rahmen zervikobrachialer Schmerzkrankheiten, also bei psychosomatischen Erkrankungen im Rahmen unseres Themas, eignen sich auch Neuroleptika in niedriger Dosierung, vor allem aus der Gruppe der „Neurothymoleptika". Diese haben in niedriger Dosis auch einen antidepressiven Effekt (Tab. 2.8). Dabei muß auf die allen trizyklischen Psychopharmaka gemeinsamen Nebenwirkungen geachtet werden: allergische Exantheme, Agranulozytose, kardiovaskuläre Störungen, epileptische Anfälle, Libido- und Potenzstörungen, Gewichtszunahme, Spätdyskinesie.

Carbamazepin, Phenytoin

Bei manchen Schmerzkrankheiten (besonders Zoster-Neuralgie, Neurom- und Stumpfschmerzen, lanzinierende Schmerzen bei Tabes dorsalis, aber gelegentlich auch bei radikulären Schmerzen) hat sich Carbamazepin bewährt. Man dosiert einschleichend, beginnend z.B. mit 50 bis 75 mg als Saft (Tegretal, Timonil) oder Retardtablette (Sirtal, Timonil, Tegretal). Auf Blutbild- und Elektrolytstörungen ist zu achten. Die Tageshöchstdosis liegt bei 20 mg/kg Körpergewicht. Phenytoin (Phenhydan) kann bei ausbleibendem Erfolg von Carbamazepin in einer Dosis von 300 mg/Tag zugefügt werden. Wichtige Nebenwirkungen sind zerebelläre Störungen, Gingivahyperplasie, Osteopathie und Leberstörungen.

Kombinationspräparate

Antipyretische Analgetika werden häufig mit Codein kombiniert, z.B. Parazetamol und Codein. Beide analgetische Wirkstoffe werden in einer festen Kombination mit einem Muskelrelaxanz angeboten (Muskel Trancopal compositum oder Muskel Trancopal zum codeino). Alle enthaltenen Wirkstoffe sind jedoch auch als Einzelsubstanzen verfügbar. Die Verordnung in getrennter Form eröffnet die Möglichkeit einer individuellen Dosierung der Stoffe und einer tageszeitabhängigen Anwendung.

So könnte die analgetische Komponente tagsüber ausreichen und abends das Muskelrelaxanz hinzutreten, um die Nachtruhe zu gewährleisten. Wie der jährlich erscheinende Arzneimittel-Report, ein Spiegel ärztlichen Verordnungsverhaltens, ausweist, ist die Verordnung sinnloser und gefährlicher Kombinationspräparate mit analgetisch oder antirheumatisch wirkenden Inhaltsstoffen in den letzten Jahren stetig und deutlich zurückgegangen. Mit Wirkung vom 1. Juli 1991 wurden durch die „Verordnung über unwirtschaftliche Arzneimittel" vom 21. Februar 1990 alle Kombinations-Arzneimittel, die neben Analgetika und Antirheumatika Vitamine oder Beruhigungsmittel enthalten, von der Erstattung durch die gesetzlichen Krankenkassen ausgeschlossen.

Externa

Die Zahl der in der „Roten Liste" enthaltenen Präparate zur externen Anwendung bei Schmerzsyndromen der Nacken-Schulter-Arm-Region ist groß. Folgende Kombinationen sind üblich:
– rein pflanzliche Substanzen,
– Salizylsäurederivate mit Nikotinsäure und ätherischen Ölen,
– Nikotinsäurederivate mit Kortikosteroiden,
– Heparin, Heparinoide, hyperämisierende Stoffe mit und ohne Salizylate und ätherische Öle,
– Kampfer und ätherische Öle, Nikotinsäure und Salizylate,
– Salben mit Reinsubstanzen von nichtsteroidalen Antirheumatika wie Salizylaten, Anthranil- und Essigsäurederivaten.
Mit der Mehrzahl der Präparate ist lediglich eine Steigerung der Hautdurchblutung zu erreichen. Der wirksame schmerzlindernde Faktor scheint vor allem das Einreiben (Streichmassage) zu sein. Auch die Zugabe von Salizylaten kann nicht zu einer Entzündungshemmung im Lokalbereich führen, da die Resorption nachweislich zu gering ist. Gleiches gilt auch für die Wirkstoffe Etofenamat (Rheumon-Gel, Traumon-Gel), Indometazin (Amuno-Gel, Indomet-Ratiopharm-Gel) und Diclofenac (Voltaren-Emulgel), wenn sie topisch angewendet werden. Auf keinen Fall bietet die lokale Anwendung Vorteile gegenüber der systemischen, und das Kosten-Nutzen-Verhältnis ist sicher ungünstig.

Infiltrations- und Injektionsbehandlung

Weite Verbreitung in der Praxis hat die Behandlung verschiedenster Schmerzzustände der Nacken-Schulter-Arm-Region durch Injektion oder Infiltration mit lokalanästhetischen Substanzen oder/und Kortikosteroiden. Wir gehen hier auf folgende Anwendungen ein:
– subkutane oder intrakutane Injektion an „Triggerpunkten",
– gezielte Infiltration periartikulärer Weichteile,
– intraartikuläre Injektion.

Subkutane oder intrakutane Injektion. Läßt sich von einem bestimmten Punkt aus eine Schmerzausstrahlung provozieren, so wird dieser auch als *„Triggerpunkt"* bezeichnet. Durch Injektion und Infiltration lokalanästhetischer Stoffe kann gelegentlich eine Besserung erreicht werden. Es ist selbstverständlich, daß eine ernsthafte Grunderkrankung, die eine kausale oder spezifische Therapie erfordert, zuvor ausgeschlossen werden muß. So bleiben als *Indikation* die zahlreichen Formen der Tendomyosen, pseudoradikulären Schmerzzustände und „einfachen Zervikalsyndrome" ohne neurologische Ausfälle, manche Formen der weichteilrheumatischen Schultergürtelerkrankungen (z.B. frozen shoulder), bei denen die Infiltration von Weichteilen manchmal eine nützliche Wirkung zur Vorbereitung der aktiven Übungsbehandlung ausübt.

Auf gründliche Hautdesinfektion ist zu achten. Wir verwenden reine Lokalanästhetika ohne Suprarenin in 0,5%- bis 1%-Lösungen. Die im Handel in großer Zahl vorhandenen „Neuraltherapeutika" enthalten Zusatzstoffe wie Coffein oder B-Vitamine – beides sinnlose Beimischungen. Einige typische „Triggerpunkte" sind in Abb. 2.1 eingetragen.

Gezielte Infiltration periartikulärer Weichteile. Besonders am Schultergelenk, aber auch am Ellenbogengelenk entsprechen die „Triggerpunkte" oft den gereizten, degenerativ veränderten, gut erreichbaren Sehnen (vgl. Abb. 1.4, S. 13). Die entsprechenden Krankheitsbilder sind in den Abschnitten über die „Periarthritis humeroscapularis" und die „Epikondylitis" des Ellenbogens abgehandelt. Die Behandlung besteht in einer Infiltration des para-(peri-)tendinösen Gewebes mit Lokal-

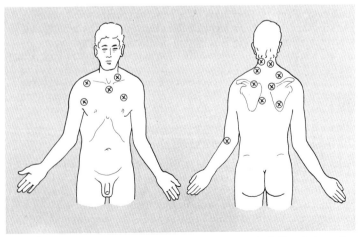

Abb. 2.1 Markierung einiger „Triggerpunkte" (vgl. mit Abb. 1.4). Einzelheiten s. Text

anästhetika und Kortikosteroiden. Die Nachteile dieser Behandlungs-
technik sind:
- Gefahr von Sehnenveränderungen durch intratendinöse Injektion
  (vermeidbar durch streng peritendinöse Applikation),
- Gefahr von entzündlichen Reaktionen auf kristalline Depotpräparate
  (vermeidbar durch Benutzung wasserlöslicher Steroide),
- Gefahr bakterieller Infektionen (vermeidbar durch streng steriles
  Vorgehen).

Insgesamt ziehen wir selbst in derartigen Fällen wegen der genannten
Gefahren die systemische, kurzfristige (3 bis 6 Tage) orale Gabe von
50−60 mg Prednisonäquivalent vor.

Eine andere Anwendung ist die gezielte Infiltration des Karpalkanals
beim *Karpaltunnelsyndrom*. Wir gehen auf die Technik an anderer
Stelle (s. S. 160) ausführlich ein. Auch dabei bestehen die oben genannten Nachteile. In diesem Fall scheint uns die lokale Applikation der systemischen aber doch überlegen zu sein, obwohl auch beim Karpaltunnelsyndrom von manchen Autoren ein Versuch mit oraler Steroid-
gabe empfohlen wird.

Intraartikuläre Injektion. Die Zugangswege zum Schulter- und Ellenbogengelenk sind den Abb. 1.**40**, S.45 und 1.**41**, S.46 zu entnehmen. Als *Indikation* für
eine intraartikuläre Injektion von Kortikosteroiden sind anzusehen:
- nicht bakteriell bedingte Arthritis oder entzündlich komplizierte Arthrose in
  einem oder wenigen Gelenken;
- entzündliche Restsymptome in einem Gelenk, wenn die systemische Behandlung im übrigen erfolgreich war.

Als *Kontraindikation* sind folgende Punkte zu bedenken:
- Gelenkinfektionen und Infektionen der Umgebung,
- schwere Gelenkdestruktion und -deformierung,
- gelenknahe, erhebliche Osteoporose,
- nur kurzfristiger Erfolg bei früheren Injektionsbehandlungen.

Physikalische Therapie

Die Physiotherapie zervikobrachialer Schmerzkrankheiten hat einerseits die Aufgabe, Schmerzen zu lindern; andererseits ist es ihr Ziel, gestörte Funktionen durch gezielte Übungsbehandlung wieder herzustel-
len. Die beiden Aufgaben erfordern unterschiedliche Maßnahmen
(Tab. 2.**9** bis 2.**12**).

Tabelle 2.**9** Physikalische Therapie der Arthrosen

	Krankheitsaktivität
akut	gering
Eis (Kryotherapie)	Wärme in jeder Form
passive und aktive	aktive Übungen in ent-
assistierte Übungen	lastender Position
isometrisches	aktive Bewegungen gegen
Muskeltraining	Widerstand
diadynamische Ströme	Hochfrequenztherapie
Interferenzstrom	Ultraschall
Iontophorese	

Tabelle 2.**10** Physikalische Therapie der entzündlich-rheumatischen Erkrankungen

	Krankheitsaktivität	
akut	subakut	gering
Kryotherapie	Kälte, milde Wärme	Wärmetherapie
passive Bewegungs-	assistierte aktive	aktive Bewegungs-
übungen	Bewegungsübungen	übungen
isometrisches	isometrisches	isometrisches
Muskeltraining	Muskeltraining	Training,
		Übungen gegen
		Widerstand
keine Elektrotherapie	diadynamische und	Hochfrequenztherapie
	Interferenzströme	
	Iontophorese	

Tabelle 2.11 Physikalische Therapie bei Tendopathien

| | Krankheitsaktivität | |
akut	subakut	gering
Ruhigstellung	zeitweise Ruhigstellung	Reduktion der Belastung
Kälte	Kälte, milde feuchte Wärme	Wärme
passive Bewegungs-übungen	aktive assistierte Bewegungsübungen	aktive Bewegungs-übungen ohne Kraftaufwand
isometrisches Muskeltraining	isometrisches Muskeltraining	isometrisches und isotonisches Training
Interferenzstrom	diadynamische und Interferenzströme, Galvanisation, Iontophorese, Ultra-schall	diadynamische und Interferenzströme, Galvanisation, Iontophorese, Ultra-schall

Tabelle 2.12 Physikalische Therapie des Muskelhartspanns

| | Krankheitsaktivität | |
akut	subakut	gering
Ruhigstellung	Vermeiden von Belastung	
Kälte, milde feuchte Wärme	milde Wärme	Wärme
vorsichtige passive Bewegungen	assistierte aktive Bewegungen	aktive Übungen, Übungen gegen Widerstand
	Lockerungsmassagen	Lockerungsmassagen
diadynamische und Interferenzströme	diadynamische und Interferenzströme Galvanisation, Iontophorese, Hochfrequenz, Ultraschall	diadynamische und Interferenzströme Galvanisation, Iontophorese, Hochfrequenz, Ultraschall

Ruhigstellung

Vor allem bei akuten Schmerzsyndromen ist in der Regel anfangs die Ruhigstellung sinnvoll. Je nach der betroffenen Region sind unterschiedliche Gesichtspunkte wichtig.

Halswirbelsäule. Die bewährteste Methode ist die Verordnung eines Wattekragens. Es ist darauf zu achten, daß die richtige Größe gewählt wird: Ist der Kragen zu breit, so wird der Kopf in eine reflektierte Zwangshaltung gebracht; ist er zu schmal, so ist die Immobilisierung ungenügend. In beiden Fällen wird der Kragen als unangenehm empfunden und bringt mehr Schaden als Nutzen. Die Halswirbelsäule soll in angedeutet kyphotischer Haltung fixiert werden. Der Kragen ist auch nachts zu tragen! Ein erwünschter Nebeneffekt ist Erwärmung der Nackenmuskulatur.

Schultergelenk. Ist in akuten Stadien einer Schultergelenkserkrankung eine Ruhigstellung sinnvoll, so soll diese keinesfalls in Adduktion des Armes erfolgen. Eine Armschlinge ist daher in aller Regel abzulehnen, da sie zu einer Adduktionskontraktur im Schultergelenk führen kann. Statt dessen kommt eine Abduktionsschiene in Betracht. Wichtig ist es auch, die Patienten dahingehend zu beraten, daß sie den Arm auf einem breiten Sessel in Abduktion lagern.

Ellenbogengelenk. Hier kann die Ruhigstellung beispielsweise bei einem Reizsyndrom des N. ulnaris zweckmäßig sein. Meist reicht in derartigen Fällen nächtliches Wickeln des Gelenkes in leichter Beugung aus. Auch bei anderen Indikationen soll das Ellenbogengelenk in mäßiger Beugung ruhiggestellt werden.

Handgelenk. Die Ruhigstellung soll in Mittelstellung zwischen Volarflexion und Dorsalextension erfolgen. Beim Karpaltunnelsyndrom des N. medianus kann in leichteren Fällen eine volare Gipsschiene angewickelt werden. In ähnlicher Weise wird das Handgelenk bei Strecksehnenerkrankungen ruhiggestellt.

Bewegungsübungen

Bewegungsübungen werden zur Erhaltung und Wiederherstellung normaler Funktionen eingesetzt. Man unterscheidet:
- aktive und passive Bewegungsübungen,
- aktive assistierte Übungen,
- aktive Übungen gegen Widerstand.

Planung und Anwendung von Bewegungsübungen erfordern gute Zusammenarbeit zwischen anleitender Krankengymnastin und verordnendem Arzt. In akuten Stadien sind allenfalls vorsichtige passive Übungen bis zur Schmerzgrenze angebracht, in subakuten Fällen assistierte Übungen unter Beachtung der Schmerzgrenze. Je chronifizierter die Behinderungen sind, desto wichtiger sind in der Regel aktive Übungen. Wenn nach der Behandlung Schmerzen länger als 2 Stunden anhalten, am nächsten Tag verstärkte Schmerzen und Schwellungen zu beobachten sind oder die Übungen zu deutlicher Ermüdung führen, sind Technik und Ausmaß der Übungen zu überdenken. Nach anfänglicher

Unterweisung durch den Therapeuten leisten Übungsanweisungen durch Texte und Tonkassetten gute Dienste.

Kältetherapie (Kryotherapie)

Örtliche Kälteanwendung mit kühlen Teilwickeln und Eispackungen zählt zu den wirkungsvollsten analgetischen Maßnahmen, vor allem unmittelbar vor einer Bewegungsbehandlung bei schmerzhaften Bewegungseinschränkungen. Auch Kältespray (Flurimetan) und Kaltluft (− 160 °C) sind wirkungsvoll. Die Kälte wirkt durch lokalen Wärmeentzug, durch lokale Vasokonstriktion, durch Kälteanästhesie und durch Tonussenkung in der verspannten Muskulatur.

Wärmetherapie

Örtliche Wärmeanwendungen wirken durch zwei Prinzipien:
− Erhöhung der Schmerzschwelle durch initialen „Hitzeschmerz",
− Herabsetzung des erhöhten Muskeltonus und damit Durchbrechung der Kette Muskelverspannung − Schmerzen − Muskelverspannung bei vielerlei Myogelosen, Tendomyosen und Tendopathien.
Die Wärme wird als trockene Wärme (Rotlicht, Infrarot, Heißluft), in Form von Peloiden (Moor-, Fango-, Moor-Paraffin-Packungen) oder (Hausbehandlung!) als Warmwasserbad appliziert.

Wassergelöste Substanzen

Kohlensäure-, Schwefel-, Moorbrei- und Solbäder wirken über eine periphere Vasodilatation erwärmend und tonusmindernd. Sie können dementsprechend bei manchen Schmerzsyndromen durch Tendomyosen und Myogelosen symptomatisch nützen.

Elektrotherapie

Elektrotherapeutische Anwendungen sind in Arztpraxen und krankengymnastischen Instituten weit verbreitet. Man unterscheidet:
− Hochfrequenztherapie,
− Ultraschalltherapie,
− Gleichstrom und niederfrequente Wechselströme,
− Mittelfrequenz-(Interferenzstrom-)Behandlung,
− Reizstromtherapie bei schlaffen Lähmungen.
Hochfrequenztherapie. Hierbei wird elektrische Energie in kinetische Energie, also Wärme, umgewandelt. Es handelt sich also um eine weitere Form der Wärmebehandlung mit entsprechenden analgetischen und vasodilatatorischen Effekten. Die Feldverteilung und damit der Wirkungsschwerpunkt ist abhängig davon, ob die Energie in einem elektrischen Feld, im Magnetfeld einer Flachspule oder im Feld eines Mi-

krowellenrundstrahlers, im Feld eines Rundfeldstrahlers oder eines muldenförmigen Strahlers appliziert wird. Die Wahl der Hochfrequenzwellen und des Applikators wird davon abhängen, welche Gewebsschichten und -strukturen vorzugsweise betroffen sind. Durch Phantomuntersuchungen hat man die folgenden Charakteristika herausgearbeitet. Im elektrischen Feld findet sich eine Erwärmung des subkutanen Fettgewebes und der oberflächlichen Muskelschichten. Im Magnetfeld einer Flachspule bei Kurzwellenbehandlung mit 27 MHz erwärmen sich die mittleren Schichten der Muskulatur, ebenso bei Anwendung eines Rundfeldstrahlers bei der Dezimeterwellentherapie. Ein Mikrowellenrundstrahler erwärmt ebenfalls vorwiegend die Muskulatur. Der muldenförmige Strahler mit Dezimeterwellentherapie erreicht Knochen, Sehnen und Muskulatur in gleichem Maße (Tab. 2.13). Die Hochfrequenztherapie ist bei Patienten mit Endoprothesen und Herzschrittmachern (Erwärmung!) *kontraindiziert.*

Ultraschallbehandlung. Hierbei kommt es vor allem zur Erwärmung in Grenzschichten (Sehnen-Periost-Übergang); Ultraschall ist daher bei Insertionstendinosen wirkungsvoll.

Gleichstromtherapie (Galvanisation). Diese Behandlungsform findet bei der Iontophorese, Vierzellen- und beim Stanger-Bad eine Anwendung. Auch diese Behandlungsmethode wirkt durch Gewebserwärmung und Vasodilatation.

Niederfrequenztherapie. Hier werden zur Schmerzlinderung steil ansteigende Einzelreize („faradische Lokalanalgesie") eingesetzt, deren Wirkung darauf beruht, daß leichte Hautreize die Intensität anderer Schmerzen verringern.

Diadynamische Ströme. Diese Stromform wirkt über einen galvanischen Stromfluß als Basis in Kombination mit frequenz- und amplitudenmodulierten niederfrequenten Wechselströmen, die mit zwei Elektroden appliziert werden. Die Lage des Elektrodenpaares wird verän-

Tabelle 2.13 Erwärmungsschwerpunkte bei Hochfrequenztherapie

Applikationsform	Erwärmungsschwerpunkte
elektr. Feld	subkutanes Fett, oberflächliche Muskelschichten
Flachspule, Kurzwelle mit 27 MHz, Rundfeldstrahler bei Dezimeterwellentherapie, Mikrowellenrundstrahler	mittlere Muskelschichten
muldenförmiger Strahler, Dezimeterwellentherapie	Muskulatur, Sehnen, Knochen

dert, bis der Reiz innerhalb des gesamten schmerzenden Gebietes verspürt wird. Reizdauer, -stärke und -intensität werden verändert, bis nur noch ein Schwirren, aber kein Spontanschmerz mehr spürbar ist.
Interferenzstrombehandlung. Hierbei werden zwei mittelfrequente, um 100 bis 200 Hz differierende Ströme (z. B. 3900 Hz und 4100 Hz) zugeführt. Durch Superposition entsteht ein niederfrequenter Interferenzstrom. Dieser wirkt vor allem in tieferen Gewebsschichten analgesierend. Die Behandlung ist, ebenso wie die Applikation diadynamischer Ströme, wirkungsvoll bei vielen Formen des „Weichteilrheumatismus".
Reizstromtherapie bei schlaffen Lähmungen. Für die elektrogene Muskelkontraktion werden galvanische und faradische Ströme eingesetzt. Die Reinnervation wird durch die Elektrotherapie nicht beschleunigt. Atrophien können nicht mit Sicherheit verhindert werden. Die Kontraktion muß unter isometrischen Bedingungen ablaufen. Es muß regelmäßig (3mal pro Woche) und genügend lange (bis Eintritt der Reinnervation) behandelt werden. Von diesem Zeitpunkt an ist aktiven Bewegungsübungen der Vorzug zu geben. Wenn keine Chance zur Reinnervation besteht, ist die Elektrotherapie sinnlos. Von einer absoluten Indikation zur Elektrotherapie bei peripheren Nervenläsionen kann nicht gesprochen werden.

Massage

Der aktiven Bewegungstherapie steht als passive Anwendung die Massage gegenüber. Sie ist eine der ältesten Behandlungsformen der Medizin.
Muskelmassage. Wir unterscheiden Streichungen, die mehr dem Rückfluß venösen Blutes dienen, von Reibungen, die eher hyperämisierend wirken. Zur Lockerung der Muskulatur werden Kneten, Rollungen und Vibration eingesetzt. Erschütternde Handgriffe wie Hacken und Klopfen führen eher zu erhöhtem Hartspann der Muskulatur. Die Wahl der Massagetechnik ergibt sich also aus dem Palpationsbefund. Günstig ist die Kombination von Muskelmassagen mit Wärmeanwendungen. Die *Unterwassermassage* vereinigt beide Prinzipien. Eine wirksame Kombination stellt auch die „*heiße Rolle*" dar, bei der einige mit heißem Wasser getränkte Handtücher zu einer Rolle gewickelt werden; die Massage wird durch die freien Enden der Rolle durchgeführt. Auch *mechanische Massageformen* wie Bürstenmassage und Saugglockenanwendung bewirken Hyperämie der Haut und der tiefer liegenden Gewebeschichten und dadurch eine Lockerung vorhandener Verspannungen.
Bindegewebsmassage. Diese „Reflexzonenmassage" erreicht ihr Ziel über sogenannte kutiviszerale Reflexe. Es werden strichförmige, tangentiale Massagezüge durch die Haut und das subkutane Gewebe geführt. Bei stärkeren Schmerzen kann auch eine flächige Bindegewebs-

massage mit den Fingern beider Hände ausgeführt werden; in jedem Fall wird die Muskulatur ausgespart.

Kontraindikationen. Die wichtigste Kontraindikation für Massagen aller Art ist die Thrombophlebitis. Auch bei Sudeckscher Dystrophie sollte man mit Muskelmassagen vorsichtig sein, hier sind allenfalls Bindegewebsmassagen empfehlenswert.

Manualtherapie
(Chirotherapie)

Die Halswirbelsäule ist ein bevorzugtes Arbeitsgebiet chirotherapeutisch tätiger Ärzte und Nichtärzte. Als *Störungsfelder* gelten die Wirbelgelenke, die Ligamente, die Muskulatur und die Bandscheiben. Die Wirbelgelenke können im Sinne einer Hypomobilität (Blockierung) oder einer Hypermobilität gestört sein; die Ligamente können in Form einer Hypermobilität oder Instabilität beteiligt sein, die Muskulatur durch Hartspann oder Myotendinose.

Mittels Gelenkmobilitätsprüfung, Tastpalpation, Schmerzpalpation, Verkürzungstest und Muskelprovokationstest wird versucht, das *diagnostische Ziel* zu erreichen: eine topische Diagnose, eine Strukturanalyse und eine „Aktualitätsdiagnose".

Die *therapeutischen Wege* sind zum Beispiel: Inhibition, Friktion, Quermassage, postisometrische Relaxation, Gelenkmobilisation (passives rhythmisches Bewegen hypomobiler Gelenke im willkürlichen und unwillkürlichen Bewegungsspielraum) und -manipulation (Wiederherstellung des freien Gelenkspiels auf reflektorischem Wege unter manueller Fixierung der nichtgestörten Nachbarsegmente).

Als *Indikation* zur Manual- und Chirotherapie an der Halswirbelsäule sehen wir das einfache Zervikalsyndrom vor allem jüngerer Menschen an, viele pseudoradikuläre Schmerzbilder und manche posttraumatischen Folgebeschwerden. Eine gründliche neurologische Untersuchung muß erfolgt sein und unauffällige Befunde ergeben haben.

Kontraindikation für manuelle Behandlungen der Halswirbelsäule sind alle Erkrankungen mit überdurchschnittlich ausgeprägten degenerativen röntgenologischen Veränderungen, vor allem aber alle Formen entzündlicher und destruktiver Wirbelsäulenveränderungen; sodann alle Krankheiten mit neurologischen Erscheinungen. Insbesondere ist von der Manualtherapie abzuraten bei:

– allen nicht gewissenhaft „schulmedizinisch" (klinisch einschließlich neurologisch, apparativ) untersuchten Patienten;

– allen Schmerzsyndromen der Zervikalregion, deren klinisches Bild über das eines „einfachen Zervikalsyndroms" (s. S.105) ohne neurologische Ausfälle hinausgeht;

– allen Erkrankungen, die auf einen Bandscheibenvorfall verdächtig sind, vor allem solche mit radikulären oder medullären Erscheinungen.

Wer diese Regeln mißachtet, muß mit ernsten Zwischenfällen (medialer Massenvorfall, Hirnstammschädigung durch vertebrobasiläre Thrombosen) rechnen. Wir meinen, daß die manuelle Behandlung sich an der Halswirbelsäule auf eine vorsichtige „Traktion", d. h. eine Extension, beschränken sollte.

Neurochirurgische Schmerzbehandlung

Bei schwersten Schmerzzuständen ohne die Möglichkeit einer kausalen Behandlung, wenn beispielsweise ein inoperabler Tumor den Armplexus komprimiert oder dieser durch Bestrahlung geschädigt ist, kann letztlich eine neurochirurgische Schmerzoperation erwogen werden. Die früher durchgeführte „Foerstersche" Operation (Durchtrennung der sensiblen Hinterwurzeln im Rückenmark) hat keine befriedigenden Ergebnisse gebracht und spielt heute keine Rolle mehr. Wichtig ist dagegen nach wie vor die Chordotomie (Durchtrennung des Tractus spinothalamicus lateralis, vgl. Abb. 3.**3**, S. 85) in verschiedenen Modifizierungen (z. B. perkutane zervikale Chordotomie, zervikale Myelotomie). Auch ist eine Reihe stereotaktischer Eingriffe im Gehirn (Thalamolaminotomie, Pulvinotomie, posteriore Hypothalamotomie) möglich. Auf Eingriffe am Grenzstrang des Sympathikus (thorakale Sympathikotomie) bei Schmerzen durch periphere Nervenverletzungen wird im Kapitel über die Kausalgie (s. S. 172) hingewiesen.

Elektrische Nervenstimulation

Diese altbekannte Schmerzbehandlungsmethode hat in letzter Zeit wieder an Bedeutung gewonnen. Die heute gebräuchlichen Verfahren sind:
- die perkutane spinale Elektrostimulation mit epidural oder subdural gelegenen Elektroden,
- die implantierten Elektroden in Rückenmark oder Gehirn,
- die transkutane Nervenstimulation (TNS) mit batteriebetriebenen Geräten.

Während die beiden ersten Methoden von neurochirurgischen Kliniken eingesetzt werden, kann die TNS ambulant erfolgen. Hierbei werden von einem tragbaren, batteriebetriebenen Sender Rechteckimpulse zu zwei Hautelektroden geleitet. Es entsteht ein modulierbarer elektrischer Reiz, der den eigentlichen Schmerz „übertönt".

Die TNS kann bei verschiedenen Formen der Zervikobrachialgie eingesetzt werden: bei Schmerzsyndromen peripherer Nerven, radikulären Schmerzen, Tendomyosen, pseudoradikulären Schmerzen, besonders aber bei Folgezuständen von Nervenverletzungen wie Kausalgie, Amputationsschmerzen und Phantomschmerzen. Leider läßt die Wirkung der TNS oft nach einigen Monaten nach. Praktisch verfährt man deswegen am besten so, daß man dem Patienten ein TNS-Gerät zunächst leihweise zur Verfügung stellt und erst bei bleibendem Erfolg nach 2–3 Wochen verordnet.

3. Schmerzen bei medullären, radikulären und vertebralen Erkrankungen (Tab. 3.1)

Anatomische Vorbemerkungen

Anatomische Einzelheiten werden hier nur so weit erörtert, wie sie für das Verständnis der klinischen Erscheinungen von Bedeutung sind.

Halswirbelsäule

Die Verbindung zwischen Halswirbelsäule und Schädel wird von den beiden obersten Halswirbeln *Atlas und Axis* einerseits und den Kondylen des Hinterhaupts andererseits hergestellt. Der Atlas trägt auf seinen Massae laterales die Gelenkflächen für die Hinterhauptskondylen. Der vordere Atlasbogen besitzt an seiner Rückseite die Gelenkfläche für den Dens axis, der in diesem Gelenk durch einen kreuzweise angeordneten Bandapparat gehalten wird. Die beiden oberen Halswirbel bilden keine Foramina intervertebralia aus; die Wurzeln C1 und C2 laufen daher über die hinteren Anteile der Massae laterales des Atlas bzw. Axis.

Die *übrigen Wirbel* können gemeinsam besprochen werden. Die oberen Abschlußplatten der Wirbelkörper sind konkav geformt mit wulstartig ansteigenden Rändern, die sich im posterolateralen Bereich zu den Processus uncinati formieren. Diese bilden dann mit den entsprechenden Anteilen des darüberliegenden Wirbelkörpers die sogenannten Unkovertebralgelenke.

Die *Gelenkfortsätze* der Wirbelbögen tragen die Gelenkflächen der kleinen Zwischenwirbelgelenke, die um 45° von vorn oben nach hinten unten geneigt sind. Zwischen Gelenkfortsätzen und Wirbelkörpern liegt das *Foramen intervertebrale*, das als Durchtrittsort der spinalen Wurzeln große praktische Bedeutung hat. An der Begrenzung dieser Öffnung beteiligen sich außer den Wirbelkörpern (Processus uncinati), den Wirbelbögen und den Gelenkfortsätzen auch die Kapsel der Wirbelgelenke und die Bandscheibe. Die Polsterung der Spinalwurzeln gegen die bindegewebige Wandauskleidung erfolgt durch Fettgewebe und Venengeflechte. Die Querfortsätze bilden jederseits ein Foramen transversarium für die A. vertebralis und ihre Begleitstrukturen aus.

Die *Verbindungen der Wirbelkörper* untereinander sind keine echten Gelenke, sondern Syndesmosen. Die knorpelüberzogenen Abschlußplatten der Wirbelkörper sind fest mit dem Anulus fibrosus der Band-

Tabelle 3.1 Schmerzen der Zervikalregion

Intrakranielle Erkrankungen
- Meningitis
- Subarachnoidalblutung
- Hirntumoren

Intraspinale Erkrankungen
- Tumoren
- Wurzelkompression, -entzündung
- Arachnitis
- Subarachnoidalblutung

Halsweichteile
- Muskelerkrankungen
- Tendomyosen
- Pseudoradikuläre Syndrome
- Verletzungsfolgen (Hämatome)

Wirbelkörper und -bögen
- Anomalien, Dislokation bei cP
- Spondylose
- Osteomyelitis
- Osteoporose
- Tumoren, Metastasen
- Frakturen

Intervertebralgelenke
- Spondylarthrose
- Spondylarthritis (cP, Bechterew)

Bandscheiben und Bänder
- Diskushernie
- Diszitis
- Osteochondrose
- Bänderentzündungen

Nachbarregionen
- Skeletterkrankungen an Schultergürtel und Arm
- Weichteile und Gefäße
- Erkrankungen peripherer Nerven (z. B. Karpaltunnelsyndrom)

scheibe verbunden. Die sensible Versorgung des Gelenk-Band-Apparates erfolgt über die Rr. dorsales der Spinalnerven sowie über die Rr. meningeales der Spinalnerven.

Gefäße

Zum Verständnis einiger Krankheitsbilder ist die Kenntnis des Verlaufes der A. vertebralis und der Gefäßversorgung des Rückenmarks erforderlich. Die A. vertebralis (Abb. 3.**16**, S. 102) entspringt aus der A. subclavia. Vom 6. Halswirbelkörper an steigt sie durch die Löcher der

Querfortsätze auf, vor den austretenden Spinalnerven liegend. Die weit nach lateral ausladende Massa lateralis des Atlas bedingt, daß die Arterie seitlich ausschwingt, um nach dem Durchtritt durch das Foramen transversarium auf der Atlasoberseite wieder medialwärts zum Hinterhauptsloch zurückzukehren. Dort durchbohrt sie die Membrana atlantooccipitalis und dann die Hirnhäute. Die beschriebenen Krümmungen stellen auch Reserveschlingen dar, die sich den Kopfbewegungen anpassen können.

Kurz vor der Vereinigung der beiden Aa. vertebrales zur A. basilaris werden Äste zur Bildung der vorn medial am Rückenmark abwärts laufenden A. spinalis anterior und der Aa. spinales posteriores abgegeben, die weitere Zuflüsse aus der A. cervicalis ascendens und A. cervicalis profunda (aus der A. subclavia) erhalten. Weitere Einzelheiten können der Abb. 3.1 entnommen werden.

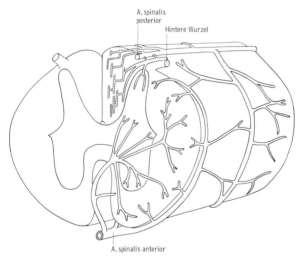

Abb. 3.1 Arterielle Versorgung des Rückenmarksegmentes

Rückenmark und Spinalwurzeln

Die topographischen Beziehungen zwischen Rückenmark, Spinalwurzeln und Halswirbelsäule erläutert die Abb. 3.2. Über die Beziehungen der Rückenmarkshäute zueinander und über den Canalis intervertebralis mit dem darin liegenden Spinalganglion informiert die Abbildung ebenfalls.

Rückenmark. Zum Verständnis der spinalen Syndrome sind grundlegende Kenntnisse über die Anatomie des Rückenmarksquerschnittes

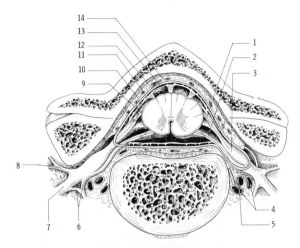

Abb. 3.2 Topographische Situation im zervikalen Wirbelsäulenbereich
1 Hintere Wurzel; 2 Vordere Wurzel; 3 Spinalganglion; 4 Venen; 5 A. vertebralis;
6 Rr. communicantes albi und grisei; 7 R. ventralis des Spinalnervs; 8 R. dorsalis des
Spinalnervs; 9 Pia mater spinalis; 10 Subarachnoidalraum; 11 Arachnoidea spinalis; 12 Dura mater spinalis; 13 Subduralraum; 14 Epiduralraum

Abb. 3.3 Rückenmarks-
querschnitt, vereinfacht
schematisch
Beachte die „Exzentrizität der langen Bahnen"
1 Hinterstränge
2 Kleinhirnseitenstrang
3 Tractus spinothalamicus
4 Pyramidenbahn
a) zervikale Bahnen
b) thorakale Bahnen
c) lumbale Bahnen
d) sakrale Bahnen

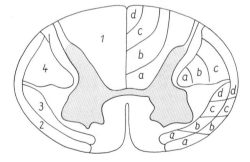

erforderlich (Abb. 3.**3**). Aus dem Schema geht die *Lage der großen Bahnsysteme* hervor: Hinterstränge (Berührung, Vibration), Kleinhirnseitenstrang (Afferenzen von Kapseln und Gelenken), Tractus spinothalamicus (Schmerz und Temperatur), Pyramidenbahn (Willkürmotorik). Aus der im rechten Bildteil eingetragenen Aufteilung kann man die sogenannte *somatotopische Gliederung* entnehmen. Sie kann im Einzelfall zum Verständnis eines Syndroms wichtig sein: Es wird so z. B. deutlich, daß eine von lateral das Rückenmark im Halsbereich komprimie-

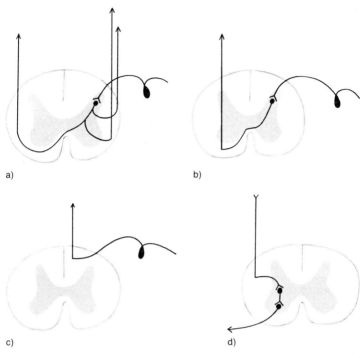

a)

b)

c)

d)

Abb. 3.4 Schema der spinalen Bahnsysteme
a) Tractus spinocerebellaris (gekreuzt
   und ungekreuzt)
b) Tractus spinothalamicus (gekreuzt)
c) Hinterstrang (ungekreuzt)
d) Pyramidenbahn

rende Raumforderung zunächst die Motorik des Beines beeinträchtigen
kann (Gesetz von der Exzentrizität der langen Bahnen).
Über den *Verlauf der Bahnsysteme* im Längsschnitt informiert Abb. 3.4.
Die Pyramidenbahn zieht im Seitenstrang abwärts und endet an der motorischen Vorderhornzelle derselben Seite, wo das periphere motorische Neuron, die gemeinsame motorische Endstrecke aller efferenten
Systeme, über die Vorderwurzel das Rückenmark verläßt. Druck und
bewußte Tiefensensibilität (Vibration) werden über den gleichseitigen
Hinterstrang, Schmerz und Temperatur über den kontralateralen Vor-
derseitenstrang geleitet. Diese Fasern müssen also nach ihrem Eintritt
ins Rückenmark die Mittellinie überqueren. Die unbewußte Tiefensensibilität (Kapseln, Gelenke) wird sowohl im gleichseitigen wie im gegen-

seitigen Kleinhirnseitenstrang geleitet. Muskeldehnungsreflexe werden in einem oder höchstens in zwei Segmenten geschlossen.

Spinalnerv. Der aus hinterer und vorderer Wurzel gebildete Spinalnerv ist ein gemischter, d. h. motorische, sensible und vegetative Fasern enthaltender Nerv. Die vegetativen sympathischen Fasern entstammen der Seitensäule der Segmente C8 bis L3. Sie erreichen den Grenzstrang über die Rr. communicantes albi, werden hier auf das letzte Neuron umgeschaltet und gelangen vom Grenzstrang über Rr. communicantes grisei wieder zum Spinalnerv. Im sympathischen Grenzstrang erfolgt eine Vermischung der über die Wurzeln C8 bis L3 eingetretenen vegetativen Fasern. Die Wurzeln C1 bis C7 enthalten also überhaupt keine vegetativen Efferenzen. Daher können Syndrome mit vegetativen Ausfällen (Schweißsekretion) nicht durch eine zervikale Wurzelläsion bedingt sein.

Jeder Spinalnerv gibt folgende *Äste* ab:
– einen *R. dorsalis* zur Rückenhaut und zur autochthonen Rückenmuskulatur;
– einen *R. ventralis* zu den lateralen und ventralen Körperabschnitten und zu den Extremitäten;
– einen *R. spinalis* zu den Rückenmarkshäuten, zu Kapseln und Bändern der Wirbelsäule;
– die *Rr. communicantes* zum Grenzstrang des Sympathikus.

Der R. dorsalis C1 ist der rein motorische N. suboccipitalis für die Muskeln der Atlantookzipitalgelenke, der R. dorsalis C2 ist gemischt und hat als sensiblen Hautast den N. occipitalis major für die Haut des Hinterkopfes. Die ventralen Äste des Spinalnervs C1 bis Th1 bilden Plexus cervicalis und Plexus brachialis (s. S.139 ff).

Unter einem *Segment* verstehen wir das Einflußgebiet eines Spinalnervs mit *Dermatom* (sensibel, Abb. 1.**37**, 1.**38**, 1.**39**) und *Myotom* (motorisch).

Neurologische Syndrome bei Erkrankungen der Zervikalregion

Querschnittssyndrom

Inkomplette Querschnittsbilder. In der Praxis der Nacken-Schulter-Arm-Schmerzen wird man gelegentlich eine subakute imkomplette Querschnittslähmung im Zervikalbereich zu erkennen haben. Derartige Bilder sind durch ein sensibles Ausfallsniveau mit mehr oder weniger rasch progredienten Paresen, gesteigerten Dehnungsreflexen und positiven Pyramidenzeichen gekennzeichnet. Wegen der Exzentrizität der langen Rückenmarksbahnen kann ein das Zervikalmark von außen bedrängender Tumor zunächst allein eine progrediente Paraparese der

Beine hervorrufen, formal ebenfalls ein inkomplettes Querschnittssyndrom. Am bekanntesten, wenn auch in seiner klassischen Form nicht am häufigsten, ist das *Brown-Sequard-Syndrom* (Abb. 3.5, Tab. 3.2). Es ist Folge einer halbseitigen Läsion des Rückenmarks. Die Patienten sind gewöhnlich am stärksten durch die Störung der Temperaturempfindung beeindruckt, durch die sie z. B. die Temperatur des Badewassers nicht mehr prüfen können. In der Praxis findet man meist Bilder, die nur Teile des typischen Brown-Sequard-Syndroms aufweisen. Die subakuten Querschnittsbilder entstehen durch Tumoren und Entzündungen, die akuten durch Blutungen und Ischämien.

Komplette Querschnittsbilder. Eine den gesamten Rückenmarksquerschnitt im Zervikalbereich treffende Läsion ist in der Regel tödlich. Für unser Thema haben solche Schädigungen keinerlei Bedeutung, da in ihrem Zusammenhang keine ambulant behandelbaren Schmerzsyndrome auftreten.

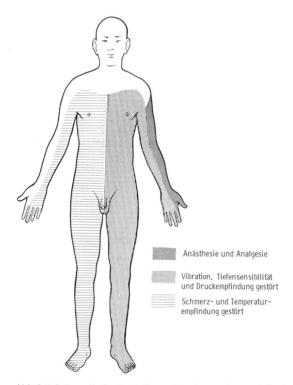

■ Anästhesie und Analgesie

▦ Vibration, Tiefensensibilität und Druckempfindung gestört

▤ Schmerz- und Temperaturempfindung gestört

Abb. 3.5 Schematische Darstellung eines Brown-Sequard-Syndroms in Höhe C 5/6 links

Tabelle 3.2 Synopsis des Brown-Sequard-Syndroms

Lädierte Struktur	Homolaterale Ausfälle	Kontralaterale Ausfälle
Pyramidenbahn	Motorische Parese Babinski positiv	
Hinterstränge	Tiefensensibilität Vibration	
Tractus spino-thalamicus		Schmerzsinn und Temperatur-empfindung gestört
Vorderhörner und Vorderwurzeln des lädierten Segments	Im lädierten Segment schlaffe Parese, Muskelatrophie	
Hinterwurzeln	Im lädierten Segment Anästhesie, Analgesie	

Vorderhornschädigung

Eine Zerstörung der Vorderhörner findet man bei verschiedenen neurologischen Erkrankungen, oft in Kombination mit anderen Ausfällen, die weiter unten erörtert werden. Der Ausfall einer motorischen Vorderhornzelle bewirkt Atrophie und Parese in den von ihr versorgten Muskelfasern (motorische Einheit). Für eine klinisch manifeste Schädigung müssen zahlreiche Vorderhornzellen zerstört werden.

Als leicht erkennbare Zeichen einer Vorderhornschädigung gelten die mit bloßem Auge sichtbaren *Faszikulationen* der denervierten Muskulatur. Es gibt allerdings auch „benigne Faszikulationen" bei Gesunden ohne faßbare Ursache, gelegentlich nach Infekten. Sie stehen in keiner Verbindung mit einer degenerativen Erkrankung des Nervensystems.

Vorderhornschädigung und Pyramidenbahnläsion

Diese Symptomkombination findet man bei der *myatrophischen Lateralsklerose* (amyotrophische Lateralsklerose, ALS). Die Vorderhornschädigung betrifft oft distale Muskelgruppen, wobei die Atrophie der

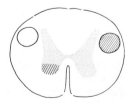

Abb. 3.6 Syndrom der kombinierten Vorderhorn- und Pyramidenbahnschädigung (amyotrophische Lateralsklerose), schematisch

Handmuskeln klinisch gut sichtbar ist. Als Folge der Pyramidenbahnschädigung kommt es zu asymmetrischen Reflexsteigerungen und positiven Pyramidenbahnzeichen (vgl. Abb. 3.6).

Zentromedulläres Syndrom

Entsteht ein medullärer Tumor im Zentrum des Rückenmarks oder kommt es zu einer zentralen Blutung (Hämatomyelie) oder Höhlenbildung *(Syringomyelie)*, so trifft die Läsion zuerst die kreuzenden Fasern des Tractus spinothalamicus beider Seiten. In einem bestimmten Bereich (z. B. C4 bis Th5) herrscht dann Analgesie und Thermanästhesie. Dehnt sich die Rückenmarksläsion nach lateral und ventral aus, so tritt eine Pyramidenbahnschädigung unterhalb der Läsion und eine Vorderhornschädigung auf Läsionsebene mit entsprechenden schlaffen Paresen hinzu. Für die Syringomyelie ist zusätzlich eine Beteiligung der Seitensäulen mit den sympathischen Zentren und entsprechenden vegetativen Ausfällen (trophische Störungen der Hände, Schweißsekretionsstörungen) typisch (s. Abb. 3.7).

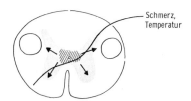

Schmerz, Temperatur

Abb. 3.7 Syndrom der zentromedullären Läsion (Syringomyelie), schematisch

Hinterstrangsyndrom

Fallen die Hinterstränge aus, wie wir es bei *Tabes dorsalis* kennen, so kommt es zum Verlust der Tiefensensibilität. Die Folge ist eine spinale Ataxie. Auch „rheumaartige" Schmerzen können durch Hinterstrangausfall hervorgerufen werden. Die oft gleichzeitig bestehende Schädigung der hinteren Wurzeln bewirkt eine Reflexabschwächung (vor allem Triceps-surae-Reflexe) und lanzinierende, d. h. einschießende Schmerzen, die auch die Schulter-Arm-Region ergreifen können.

Arteria-spinalis-anterior-Syndrom

Der Versorgungsbereich der A. spinalis anterior ist der Abb. 3.1 (S. 84) zu entnehmen. Eine Thrombose dieses Gefäßes im zervikalen Bereich bewirkt eine schlaffe Lähmung der oberen Gliedmaßen, eine Herabsetzung der Schmerz- und Temperaturempfindung in dem entsprechenden Bereich und eine spastische Paraparese der Beine sowie Blasen- und Mastdarmstörungen. Das Krankheitsbild ist initial durch heftige Schmerzen gekennzeichnet.

Syndrom des dorsomedialen, extramedullären Tumors

Derartige Raumforderungen schädigen zunächst die hinteren Wurzeln und Hinterstränge, was zu radikulären und undifferenzierten „rheumaartigen" Schmerzen führt. Das Hinterstrangsyndrom steigt langsam nach kranial auf. Später kommt ein homolateraler Ausfall der Pyramidenbahn hinzu (Abb. 3.8).

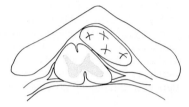

Abb. 3.8 Syndrom des dorsalen, extramedullären Tumors, schematisch

Wurzelsyndrome

In der Regel wird sowohl die vordere wie auch die hintere Wurzel betroffen, so daß kombinierte sensible und motorische Ausfälle zu erwarten sind. Die typischen Kennzeichen einer Wurzelläsion sind:
– *Paresen* und *Atrophien* der „Kennmuskeln". Da die meisten Muskeln von mehreren Spinalwurzeln versorgt werden, kommt es bei Schädigung einer Wurzel nur in ganz bestimmten monoradikulär versorgten Muskeln zu klinisch faßbaren Ausfällen. Diese können als Kennmuskeln exakt das beschädigte Segment anzeigen.
– Segmenttypische *sensible Reizerscheinungen*. Die Schmerzen erstrecken sich entlang den Dermatomstreifen und werden bei Wurzelschädigungen nur ganz selten vermißt.
– Segmenttypische *sensible Ausfallerscheinungen*. Diese betreffen vor allem die Schmerzempfindung und erstrecken sich auf das zum Segment gehörige Dermatom.
– Ausfall der segmenttypischen *Muskeldehnungsreflexe*.
– Elektromyographische Befunde, die bei Wurzelläsionen allerdings meist weniger ausgeprägt sind. Frühestens 14 Tage nach Eintritt der Schädigung machen sich Zeichen einer peripher-neurogenen Schädigung bemerkbar (s. S. 52).

Syndrome bei Schädigung der einzelnen Wurzeln im Zervikalbereich:
C 1: Sensible Störungen treten nicht auf. Die Muskeln der Atlantookzipitalgelenke können gestört sein. Dadurch kann selten einmal ein Schiefhals (s. u. S. 135) entstehen, der seinerseits zu einem zerviko-

brachialen Schmerzsyndrom führt. Ein Tortikollis sollte daher immer Veranlassung zur genauen neurologischen Prüfung aller Zervikalwurzeln geben. Als Ursache einer Wurzelläsion C1 kommen vor allem Tumoren des kraniozervikalen Übergangs in Betracht, die frühzeitig auch Hirnstammstörungen und Hirndruckerscheinungen hervorrufen. Ein isoliertes Wurzelsyndrom C1 kommt praktisch nicht vor.

C2: Die Schmerzprojektion der Wurzel erfolgt in das Innervationsgebiet des N. occipitalis major, also in den Hinterkopf, sowie gelegentlich in die Nackenregion oder in die Submandibulargegend. Die Kombination von „Okzipitalneuralgie" und „Glossopharyngeusneuralgie" sollte daher an diese Wurzel denken lassen. Motorisch sind (klinisch kaum nachweisbar, elektromyographisch gelegentlich faßbar) kurze Nackenmuskeln betroffen. Als Ursache kommen knöcherne Anomalien und Tumoren in Betracht, evtl. auch entzündliche und degenerative Veränderungen.

C3: Diese Wurzel läuft – im Gegensatz zu den beiden vorgenannten – durch ein typisches Foramen intervertebrale (Foramen C2/C3 besonders weit: häufige Fehlbeurteilung im Röntgenbild als „Neurinomver-

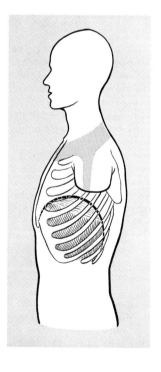
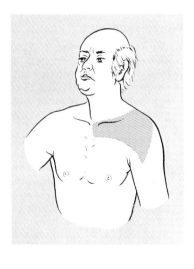

Abb. 3.9 C4-Syndrom:
„Schillerkragen"-Partie, Zwerchfell

dacht"). Die Schmerzprojektion erfolgt ins seitliche Halsdreieck und in die Unterkieferregion. Bei Wurzelkompressionen kommt es meist zu einer Schiefhaltung des Kopfes. Ist die Wurzel C 3 überwiegend für die Innervation des Zwerchfells zuständig (meist allerdings wird dies überwiegend von C 4 besorgt), so kann es zum Zwerchfellhochstand oder zur partiellen Relaxation kommen.

C 4 (Abb. 3.9): Sensible Reiz- und Ausfallerscheinungen findet man im vorderen Schulter- und Oberarmgebiet. Der Kennmuskel von C 4 ist das Zwerchfell, da der N. phrenicus überwiegend aus dieser Wurzel her-

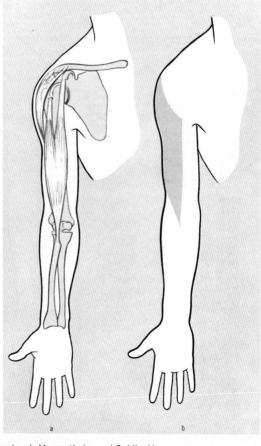

Abb. 3.**10** C 5-Syndrom (nach *Mumenthaler* und *Schliack*)
a) Motorik (M. deltoideus, M. biceps brachii, Bizepsreflex); b) Sensibilität

vorgeht. Die Zwerchfellparese zeigt sich im Hochstand oder in umschriebener paradoxer Beweglichkeit unter Durchleuchtung beim Schnupfversuch nach Hitzenberger. Die Motorik des Schulterblattes kann gestört sein, eindrucksvolle Paresen liegen hier aber nicht vor. Reflexstörungen werden ebenfalls vermißt. Als Ursache kommen vor allem Neurinome, gelegentlich auch Osteophyten (sog. vertebragene Zwerchfellähmung) in Betracht. Zwerchfellnahe Prozesse (Gallenblase,

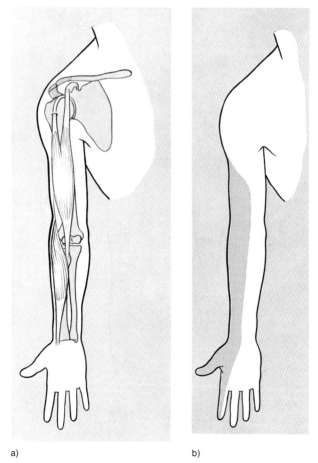

a)   b)

Abb. 3.11 C 6-Syndrom (nach *Mumenthaler* und *Schliack*)
a) Motorik (M. biceps brachii, M. brachioradialis, Bizeps- und Brachioradialisreflex);
b) Sensibilität

subphrenische Abszesse) können Schmerzen im Dermatom C4 hervorrufen (s. S. 140, 205).

C5 (Abb. 3.**10**): Die Schmerzprojektion erfolgt zur Wölbung der Schulter in die Region des M. deltoideus. Zum sensiblen Innervationsgebiet vgl. Abb. 3.**10b**. Motorische Ausfälle können sich im M. deltoideus und seltener im M. biceps brachii finden. Dementsprechend ist vor allem die Abduktion des Armes zwischen 30° und 90° gestört (s. o. S. 23). Der Biceps-brachii-Reflex ist abgeschwächt oder aufgehoben.

C6 (Abb. 3.**11**): Die Schmerzen ziehen von der Lateralseite des Oberarmes über die Radialseite des Unterarmes bis in den Daumen, betref-

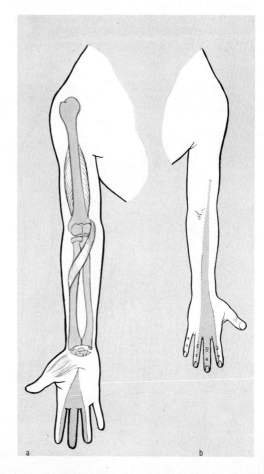

Abb. 3.**12** C 7-Syndrom (nach *Mumenthaler* und *Schliack*)
a) Motorik (M. triceps brachii, M. pronator teres, Daumenballen, Trizepsreflex)
b) Sensibilität

a   b

fen also den ganzen Arm. Das Dermatom wird in Abb. 3. **11b** dargestellt.

Motorische Ausfälle sehen wir im M. biceps brachii und im M. brachioradialis, auch in den Handextensoren. Die Beugung im Ellenbogengelenk ist deutlich gestört, und zwar sowohl in Supinationsstellung (M. biceps brachii) als auch in Mittelstellung (M. brachioradialis) des Unterarmes. Die Störung der Handextensoren ist meist weniger eindrucksvoll. Ein Ausfall des Bizepsreflexes kommt auch beim C 5-Syndrom, bei der oberen Plexuslähmung und bei der Lähmung des N. musculocutaneus vor. Die obere (Erbsche) Plexuslähmung entspricht der Kombination von Ausfällen der Wurzeln C 5 und C 6 (s. S. 144) und ist vor allem durch die Schädigung des M. deltoideus vom C 6-Syndrom zu unterscheiden; bei der Lähmung des N. musculocutaneus sind niemals Ausfälle des M. brachioradialis zu erwarten.

C 7 (Abb. 3.**12**): Die Schmerzen strahlen vom Oberarm in den II. bis IV.

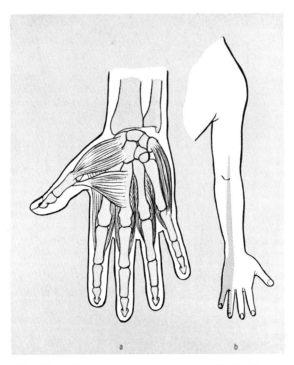

Abb. 3.**13** C 8-Syndrom (nach *Mumenthaler* und *Schliack*)
a) Motorik (Kleinfingerballen, evtl. M. triceps brachii mit Trizepsreflex) b) Sensibilität

Finger aus. Sensible Störungen beobachtet man typischerweise an der Volar- und Dorsalseite dieser Finger sowie auf der Dorsalseite des Unterarms. Der Triceps-brachii-Reflex ist immer gestört. Es finden sich Paresen im M. triceps brachii (Streckung im Ellenbogengelenk), M. pronator teres (Pronation des gestreckten Armes) und oft in der Daumenballenmuskulatur. Außerdem ist meist der M. pectoralis major funktionell beeinträchtigt (s. o. S. 24). Die Fingerstrecker können ebenfalls (und zwar gelegentlich besonders deutlich) betroffen sein. In diesen Fällen ist die Differentialdiagnose zur Radialisparese zu stellen („Radialistyp" des C7-Syndroms). Die Analyse der sensiblen Ausfälle, die Untersuchung des Daumenballens und des M. pectoralis major führen zur richtigen Beurteilung.

C8 (Abb. 3.**13**): Die Schmerzen projizieren sich in den ulnaren Bereich des Unterarmes und der Hand sowie in den IV. und V. Finger. Über die sensiblen Störungen informiert Abb. 3.**13b**. Die motorischen Ausfälle betreffen in erster Linie den Kleinfingerballen und die übrigen kleinen Handmuskeln mit Ausnahme des Daumenballens, der von C7 versorgt wird. Zusätzlich kann der M. triceps brachii gestört sein; dies ist jedoch seltener der Fall als beim C7-Syndrom. Die Spreizung und Schließung der Finger ist also gestört, gelegentlich die Streckung im Ellenbogen. Insgesamt sind die motorischen Störungen weniger deutlich als bei der Ulnarisläsion, mit der das neurologische Bild verwechselt werden könnte. Die sensiblen Ausfälle bei der Ulnarisparese sind schärfer begrenzt (Mitte des Ringfingers) und reichen nicht proximal bis zum Ellenbogen. Gelegentlich müssen neurophysiologische Zusatzuntersuchungen zur Differenzierung herangezogen werden.

Bei der unteren Armplexusparese erstrecken sich die sensiblen Ausfälle auf die Dermatome C8 und Th1; meist besteht ein Horner-Syndrom derselben Seite, und es liegen erhebliche vegetative Störungen im Ulnarbereich von Unterarm und Hand vor.

Syndrome mehrerer zervikaler Wurzeln. Durch einen Bandscheibenvorfall wird im Zervikalbereich selten mehr als eine Wurzel komprimiert. Die wesentlich häufigere Ursache zervikaler Wurzelläsionen jedoch, osteophytäre Apposition im Rahmen degenerativer Wirbelsäulenerkrankungen, trifft oft mehrere Wurzeln derselben oder auch beider Seiten. Im übrigen sind polyradikuläre zervikale Syndrome verdächtig auf neoplastische Prozesse des Knochens, der Wurzeln selbst oder des Rückenmarks. Es können auch schwierige Fragen bei der Abgrenzung gegen degenerative Systemerkrankungen des Rückenmarks auftreten, so daß in derartigen Fällen immer eine subtile Diagnostik mit neuroradiologischen und neurophysiologischen Methoden erfolgen muß.

Vegetative Syndrome

Reine Wurzelläsionen rufen keine Defekte der vegetativen Innervation hervor. Dies liegt im Zervikalbereich daran, daß die dort austretenden

Wurzeln überhaupt keine vegetativen Efferenzen für Schweißbildung, Piloarrektion und Vasomotorik enthalten. Über die Wurzeln C 8 bis Th 2 gelangen pupillomotorische sympathische Efferenzen zum Grenzstrang. Prozesse dieser Wurzeln rufen oft ein *Horner-Syndrom* ohne Schweißsekretionsstörung hervor. Ein Sudeck-Syndrom, wie es selten einmal bei akuten Wurzelläsionen gesehen werden kann, ist viel eher verdächtig auf einen malignen Prozeß im Bereich des Plexus brachialis.

Schmerzentstehung bei zervikalen Schmerzsyndromen

Wurzelreizung. Am besten definiert ist der Schmerz durch Wurzelreizung und Wurzelkompression. Er wird recht exakt in das sensible Versorgungsgebiet der betreffenden Wurzel projiziert und ist daher bei Kenntnis des Innervationsmusters meist leicht zu analysieren.

Reizung des dorsalen Spinalnervenastes. Kurz nach Verlassen des Foramen intervertebrale gibt der Spinalnerv einen R. dorsalis zur Rückenmuskulatur ab. Der N. occipitalis major ist zum Beispiel ein solcher dorsaler Ast. Er kann in seinem Verlauf am Hinterhaupt komprimiert werden und so Hinterkopfschmerzen, im speziellen Fall eine mit einem Tic douloureux ablaufende Okzipitalneuralgie, hervorrufen. Auch die kleinen Wirbelgelenke werden zum Teil vom dorsalen Spinalnervenast sensibel innerviert.

Wirbelsäule. Schmerzempfindliche Strukturen des Bewegungssegmentes sind das hintere Längsband, andere Bänder und Sehnen, Gelenkkapseln und das Periost. Die Schmerzleitung erfolgt überwiegend über den R. meningicus, der kurz nach dem Verlassen des Foramen intervertebrale dem Spinalnerven entspringt und durch das Foramen wieder in den Wirbelkanal zurückkehrt. Die über den R. meningicus geleiteten Schmerzempfindungen sind dumpf und schlecht lokalisierbar. Sie werden vor allem in der Wirbelsäule selbst empfunden, können aber auch uncharakteristisch in Nacken und Arm ausstrahlen.

Muskeln. Funktionelle Veränderungen des Muskeltonus, wie sie bei Fehlstellungen der Wirbelsäule, aber auch reflektorisch bei Reizung der Schmerzrezeptoren des Bewegungsapparates entstehen, führen zu Spontanschmerz, zu schmerzhafter Verspannung und Bewegungseinschränkung der Muskulatur.

Schmerzkombination. Das enge Nebeneinander und die funktionelle Verbindung der an der Schmerzentstehung beteiligten Elemente führen dazu, daß man bei einem zervikalen Schmerzsyndrom niemals eine der beschriebenen Schmerzarten isoliert vorfindet. Fehlstellungen des Bewegungssegmentes mit Kapsel- und Bänderdehnung, schmerzhafte Muskelverspannung und radikulärer Schmerz kombinieren und verstärken sich zu einem Circulus vitiosus. Diese Tatsache ist für eine sinnvolle Therapie von entscheidender Bedeutung. Die konservative Behandlung der zervikalen Schmerzsyndrome beruht darauf, den Circulus vitiosus an einer Stelle zu durchbrechen.

Schmerzsyndrome durch Bandscheibenvorfälle, Protrusionen und andere degenerative Wirbelsäulenveränderungen

Das akute Wurzelkompressionssyndrom

Allgemeines. Die akute Kompression ist entweder Folge eines Bandscheibenvorfalls mit Einriß des Anulus fibrosus und Prolaps des Nucleus pulposus oder Folge einer Bandscheibenprotrusion, d. h. einer Vorwölbung des nicht eingerissenen Anulus fibrosus, meist in Verbindung mit Osteophytenbildung.

Nach dem Austrittsort des Bandscheibengewebes (Abb. 3.14) teilen wir

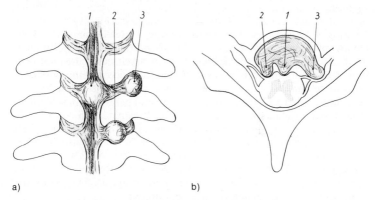

a)   b)

Abb. 3.14 Lokalisation der Bandscheibenvorfälle und -protrusionen. Ansicht a) von hinten und b) von oben
1 medial; 2 paramedian; 3 lateral

die Bandscheibenvorfälle in *mediale, paramediane, laterale* sowie im *Foramen intervertebrale* gelegene. Der mediale Vorfall ruft außer radikulären Schmerzen eine beidseitige, der paramediane eine einseitige Rückenmarksläsion hervor. Der laterale Vorfall kann mit rein sensiblen Erscheinungen einhergehen, während beim Vorfall in das Foramen intervertebrale das isolierte Wurzelkompressionssyndrom mit sensiblen Reiz- und Ausfallerscheinungen sowie motorischen Störungen eintritt.

Akute Wurzelkompressionssyndrome sind im Zervikalbereich sehr viel seltener als im Lumbalbereich; die echten zervikalen Vorfälle treten hundertmal seltener auf als die lumbalen. Die Ursache für radikuläre, und zwar meist subakut-chronische Beschwerden im Zervikalbereich ist viel häufiger in degenerativ-reaktiven Prozessen (osteophytären Appositionen) zu sehen (s. u. S. 101).

Bevorzugt werden von den Vorfällen wegen ihrer größeren Beweglichkeit die *unteren Segmente* (C 5/C 6 und C 6/C 7) betroffen. Die vorgeschädigte, degenerativ veränderte Bandscheibe reißt ein, wozu oft eine Bagatellbelastung durch Kopfdrehung ausreicht, und der Nucleus pulposus tritt aus. Bei der Protrusion wölbt sich der Anulus fibrosus vor, ohne einzureißen.

Anamnese. Oft sind vorher langwierige zervikale Schmerzen bekannt gewesen. Die akuten Nackenschmerzen sind plötzlich spontan oder nach einer Kopfbewegung aufgetreten. Sie strahlen je nach Höhe des betroffenen Segmentes in unterschiedliche Armregionen aus. Wird der Kopf aktiv oder passiv zur betroffenen Seite gedreht, so verstärken sich die Schmerzen, ebenso beim Husten und Niesen; bei Drehung zur Gegenseite bessern sie sich. Liegt ein medialer oder paramedianer Prolaps vor, so werden zusätzlich akut aufgetretene *Beinschwäche* und *Blasenstörungen* angegeben. Die **neurologische Untersuchung** im akuten Stadium zeigt zunächst ein „*Vertebralsyndrom*", d. h. Steilstellung, Schiefhaltung und eingeschränkte Beweglichkeit des Halses mit Hartspann der Muskulatur. Ferner findet sich eine meist auf eine Wurzel beschränkte *radikuläre Symptomatik*, wobei am häufigsten die Wurzeln C 6 und C 7 betroffen sind. Bei medialen und paramedianen Vorfällen findet man zusätzlich ein- oder beidseitige Pyramidenbahnzeichen, Reflexsteigerungen und Paraparese der Beine, Blasenstörungen mit Restharnbildung. Oft entwickelt sich hierbei auch eine Tetraspastik vom Typ des Arteria-spinalis-anterior-Syndroms (s. S. 90 u. S. 127).

Besonders die letztgenannten, unzweifelhaft eine Rückenmarksbeteiligung beweisenden Zeichen erfordern eine dringliche Diagnostik und Therapie, weil irreversible Lähmungen drohen.

Die **neuroradiologische Untersuchung** ergibt bei der Nativaufnahme der HWS meist eine Fehlhaltung, eine Verschmälerung des betroffenen Zwischenwirbelraumes und reaktive spondylotische Veränderungen. Die CT ist heute die Methode der Wahl, wenn aufgrund klinischer und ggf. elektrophysiologischer Befunde der Verdacht auf einen Bandscheibenvorfall besteht und abgeklärt werden soll oder muß. Die MRT ist bei Syndromen mehrerer Wurzeln indiziert. Myelographie und Diskographie treten demgegenüber heute in den Hintergrund.

Praktisches Vorgehen. Liegen Blasenstörungen vor, so muß dringlich radiologisch abgeklärt und – wird ein Bandscheibenvorfall, eine Protrusion oder auch nur eine das Rückenmark tangierende osteophytäre Wulstbildung nachgewiesen – operiert werden. Liegen dagegen keine Erscheinungen von seiten des Rückenmarks vor, so kann ohne Schaden der Versuch einer konservativen Behandlung mit Analgetika, Muskelrelaxanzien, lokaler Wärme und Ruhigstellung durch einen Stützkragen gemacht werden. In dieser Situation besteht also auch keine akute Indikation zur Computertomograghie.

Vor *chiropraktischen Maßnahmen* muß beim akuten Wurzelkompressionssyndrom im Rahmen eines Bandscheibenvorfalles nachdrücklich gewarnt werden. Einzelheiten können im entsprechenden Abschnitt über die chiropraktische Therapie nachgelesen werden. Bleibt die konservative Behandlung ohne Erfolg (längstens über 4–6 Monate hinweg), so wird man sich bei radiologisch eindeutigem Befund schließlich doch zur *Operation* (s. u.) entschließen müssen.

Zervikalsyndrom

Allgemeine Vorbemerkungen

Begriffsinhalt

Als „Zervikalsyndrom" wollen wir nur die auf degenerative Veränderungen der Halswirbelsäule zurückzuführenden Beschwerden zusammenfassen, die mit einer Bewegungseinschränkung der Halswirbelsäule, mit Verspannungen der Schulter-Nacken-Muskulatur sowie unter Umständen radikulären Erscheinungen einhergehen und nicht auf ein akutes Wurzelkompressionsyndrom durch einen Bandscheibenvorfall oder eine Protrusion zurückzuführen sind.

Wir trennen damit absichtlich die akuten Prolapsyndrome von diesen mehr chronisch verlaufenden Krankheitsbildern der *Osteochondrose, Spondylarthrose* und *Spondylose,* weil der Entstehungsmechanismus und die Behandlung sich unterscheiden. Wir benutzen im Gegensatz zu anderen Autoren den Begriff des Zervikalsyndroms auch *nicht* für Schmerzerscheinungen nach Traumen, bei entzündlichen Wirbelsäulenerkrankungen, bei Tumoren und Anomalien. Freilich rufen die eben genannten Krankheiten durchaus besonders initial Schmerzbilder hervor, die von den Erscheinungen des Zervikalsyndroms nicht zu trennen sind. Die Verknüpfung des Begriffes „Zervikalsyndrom" mit degenerativen Wirbelsäulenerkrankungen trägt aber vielleicht dazu bei, bei einem unspezifischen Schmerzsyndrom differentialdiagnostische Überlegungen anzustellen und erst nach Ausschluß anderer Möglichkeiten diese Diagnose zu stellen.

Beschwerden im Schulter-Nacken-Bereich aufgrund degenerativer Veränderungen der Halswirbelsäule (Abb. 3.**15**) sind häufig. Im Vordergrund stehen osteophytäre Reaktionen, die als Antwort auf eine Bandscheibendegeneration von den Processus uncinati ausgehen und sich damit in unmittelbarer Nachbarschaft der Nervenwurzel befinden.

Pathogenetisch ist bedeutsam, daß unvollständige Einrisse des Anulus fibrosus zu einer Auflockerung der Verbindung zwischen den Wirbelkörpern führen. Pathologische Rotationsbewegungen werden möglich, die den Bandapparat inadäquat beanspruchen. So kommt es an den Verankerungsstellen der Bänder zu knöcherner Reaktion der Spongiosa

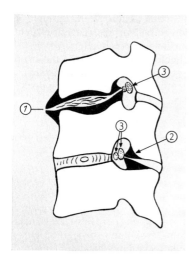

Abb. 3.**15** Degenerative Veränderungen der Halswirbelsäule
1 Ventrale Spondylophytenbildung, Osteochondrose, unkovertebrale Randanbauten
2 Spondylarthrose
3 Foramen intervertebrale mit Spinalwurzeln

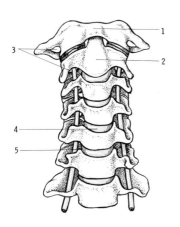

Abb. 3.**16** Halswirbelsäule und A. vertebralis
1 Atlas
2 Axis
3 Foramen transversarium (A. vertebralis)
4 Bandscheibe
5 Unkovertebralgelenk

und der apophysären Randleiste. Es entsteht der spondylotische Sporn (*Osteophyt*). Wenn eine Bandscheibe degeneriert, verliert sie außerdem an Höhe, der Zwischenwirbelraum verschmälert sich (*Chondrose*). Mit den Wirbelkörpern rücken auch die Processus uncinati gegeneinander, sie biegen sich seitlich aus und bilden knöcherne Anbauten.

Durch diese Veränderungen wird das Foramen intervertebrale eingeengt. Es kommt dann zur *Irritation der Nervenwurzel*. Zusätzlich beteiligen sich die Gelenkfortsätze an der Einengung der Zwischenwirbellöcher. Ein weiterer Faktor ist in der wechselnden Weite der Foramina bei
Seitneigung und Flexion der Halswirbelsäule zu sehen: auf der Seite der
Konvexität und bei Kyphosierung sind sie weit, umgekehrt verhält es
sich bei den entgegengesetzten Bewegungen.
Daß degenerative Wirbelsäulenveränderungen auch die A. vertebralis
(Abb. 3.16) beeinträchtigen und so zu *,,vertebrobasilären Durchblu-*
tungsstörungen" führen können, ist eine weit verbreitete Vorstellung,
die indessen nur in einigen wenigen Einzelfällen ausreichend bewiesen
werden konnte und auf keinen Fall verallgemeinert werden darf. Sie hat
dazu geführt, daß im üblichen Sprachgebrauch der Begriff des Zervikalsyndroms viel zu häufig nicht nur für vielerlei Schmerzbilder, sondern
auch für alle möglichen Schwindelbeschwerden verwendet, ja sogar als
Erklärung für flüchtige Bewußtseinsstörungen herangezogen wird. Die
Beziehungen zwischen Gleichgewichts- und Hörstörungen, Schwindel
und degenerativen Halswirbelsäulenveränderungen werden sehr kontrovers beurteilt. Es zeichnet sich ab, daß die von manualmedizinischer Seite
vertretenen Vorstellungen über die Beziehungen von Gelenkpropriozep-
toren, spinovestibulären Verbindungen und Hirnstamm zunehmende
Verbreitung und Akzeptanz erfahren, vor allem für die Folgen von Gefügestörungen im atlantookzipitalen Übergangsbereich (funktionelles
Kopfgelenksyndrom, fKgS). Allerdings meinen wir nach wie vor, daß
Hörstörungen und Tinnitus kaum durch Halswirbelsäulenerkrankungen
erklärbar sein können.
Bei der ,,Anhiebsdiagnose" Zervikalsyndrom stützt man sich gerne auf
degenerative Veränderungen im Röntgenbild und vergißt, daß Spondylose und Spondylarthrose bei vierzigjährigen Menschen in über 30%,
bei Fünfzigjährigen praktisch immer vorhanden sind und daher keine
Schlüsselrolle in der Diagnostik beanspruchen können. *Bodechtel hat*
daher richtigerweise verlangt, daß das ,,Zervikalsyndrom" eine Aus-
schlußdiagnose sein müsse.
Anamnestisch erfährt man meist folgendes: Nach einer Drehbewegung
des Kopfes oder – besonders charakteristisch – nach länger eingenom-
mener Zwangshaltung (die z. B. auch beruflich bedingt sein kann) haben
die Schmerzen begonnen, sind manchmal aber auch ohne einen auslösenden Faktor entstanden. Oft sind sie eines Morgens einfach da. Nachts
werden sie dann oft noch intensiver, verstärken sich außerdem beim Husten, Pressen und Niesen, weiter bei Kopfneigung und Kopfdrehung zur
Schmerzseite. Meist werden auch Klagen über ein verschlechtertes All-
gemeinbefinden vorgebracht; dies geschieht oft nicht ohne eine gewisse
Anspruchshaltung und überdurchschnittliche Klage. Diese ,,HWS-Pa-
tienten" sind oft nicht einfach zu behandeln.
Die **Schmerzen** beim Zervikalsyndrom entstehen aus einer Kombina-

tion von Organschmerz der Wirbelsäule, Schmerzen der verspannten Muskulatur sowie Reizung der Spinalnervenwurzeln (s. S. 98); dementsprechend finden sich Nackenschmerzen, ein schwer lokalisierbarer, in die proximale Region der oberen Extremität ausstrahlender, tief empfundener Schmerz und ein radikulär zuzuordnender Wurzelreizungsschmerz.

Die **klinische Untersuchung** deckt zunächst die Fehlhaltung auf (Steilstellung, Kyphosierung, Steifhaltung), ferner die verspannten Muskeln, die auch druckempfindlich sind. Passive und aktive Beweglichkeit sind eingeschränkt, besonders die Rotation. Reklination, Drehung und Neigung zur Schmerzseite provozieren die Schmerzen; wenn der Untersucher den Kopf des Patienten anhebt, indem er ihn in der Mastoidregion umgreift, wird dagegen oft eine Linderung angegeben. Neurologische Ausfälle im Sinne radikulärer Läsionsmuster können, müssen aber nicht vorhanden sein (s. S. 106).

Zusatzuntersuchungen. Die *Röntgendiagnostik* wird sich beim einfachen Zervikalsyndrom ohne radikuläre Störungen auf den sagittalen und seitlichen Strahlengang beschränken (Aufnahme der HWS „in zwei Ebenen"). Zunächst gilt es, entzündliche und destruktive Veränderungen auszuschließen. Darüber hinaus kann die Röntgenaufnahme bei der Diagnostik des Zervikalsyndroms, wie bereits gesagt, keine entscheidende Rolle beanspruchen. Die degenerativen Veränderungen (Chondrose, Osteochondrose, Spondylose, Spondylarthrose, Unkarthrose) finden sich auch bei einer großen Anzahl klinisch völlig Gesunder, ebenso Fehlhaltungen aller Art. Durch *Schrägaufnahmen* gewinnt man Einblick in die Foramina intervertebralia, deren Weite und gegebenenfalls Beeinträchtigung durch osteophytäre Anbauten zu beurteilen sind; dies ist bei allen Syndromen mit radikulären Reiz- oder Ausfallerscheinungen obligatorisch. Zum Ausschluß entzündlicher oder neoplastischer Erkrankungen können *Blutbild* und *BSG* auch in einfach ausgerüsteten Laboratorien angefertigt werden.

Das *EMG* kann in klinisch unklaren Situationen durch den Nachweis eines neurogenen Schadens bestimmter Muskeln die Zuordnung zu einem radikulären Läsionsbild oder zu dem eines peripheren Nervs erleichtern; allerdings erhält man gerade bei Wurzelläsionen nicht immer eindeutige Ergebnisse. Frühestens 14 Tage nach Eintritt der klinischen Symptomatik ist ein elektromyographischer Denervationsbefund zu erwarten.

Bei gezielter neurologischer Fragestellung kann die CT eingesetzt werden.

Klinische Erscheinungsformen

Für die klinische Praxis ist es empfehlenswert, verschiedene Formen des Zervikalsyndroms zu unterscheiden. Als erstes ist die weitaus häufigste Form zu nennen, bei der die Schmerzen im wesentlichen auf die Nackenregion beschränkt bleiben und keine weiteren Störungen auftreten. Weniger häufig tritt das Zervikalsyndrom mit radikulär ausstrahlenden Schmerzen und radikulären Ausfällen, mit Schwindelerscheinungen oder mit Hinterkopfschmerzen zusammen auf.

Das einfache Zervikalsyndrom. Diese weitaus häufigste und prognostisch günstigste Form des Zervikalsyndroms bekommt der Arzt in vielen Fällen gar nicht zu Gesicht, weil die Beschwerden zu gering sind oder rasch wieder abklingen.

Wir fassen unter dem Begriff des „einfachen Zervikalsyndroms" alle Schmerzbilder aufgrund degenerativer Wirbelsäulenerkrankungen zusammen, deren Krankheitserscheinungen auf die Nackenregion beschränkt bleiben. Mancherorts wird diese Schmerzsymptomatik auch einfach als *„lokales Zervikalsyndrom"* oder *„Vertebralsyndrom"* bezeichnet. Wie bei allen Zervikalsyndromen können die Beschwerden relativ plötzlich oder schleichend einsetzen. Lageabhängige Nackenschmerzen, verspannte druckschmerzhafte Muskulatur des Nackens und Bewegungseinschränkung der Halswirbelsäule sind die führenden Symptome. Gelegentlich strahlen die Schmerzen in den Schulterbereich oder in den Hinterkopf aus, manchmal nimmt die Zwangshaltung den Charakter eines *„Schiefhalses"* an.

Es handelt sich um eine Reizsymptomatik der Kapseln, Bänder, Gelenke und Muskeln der Halswirbelsäule sowie der Rr. meningei und der Rr. dorsales der Spinalnerven. Radikuläre Symptome gehören daher nicht zum Bild des einfachen Zervikalsyndroms. Die Prognose ist günstig. Meist kommt es nach Tagen spontan zur Besserung. Lokale Wärme wird angenehm empfunden. Bei stärkeren Beschwerden kann man Analgetika und Muskelrelaxanzien verordnen sowie eventuell eine Ruhigstellung mit einer Schanzschen Krawatte besorgen. Mit Rezidiven hat man zu rechnen, wobei die auslösenden Faktoren (Bewegungen, Zwangshaltungen) oft bemerkenswert konstant sind.

Bei jüngeren Menschen und typischem klinischem Befund kann zunächst auf die weiterführende Diagnostik verzichtet werden. Wenn die Schmerzen nach mehreren Tagen nicht abgeklungen sind, sollten jedoch Röntgen- und Laboruntersuchungen veranlaßt werden, um eine andersartige Ursache auszuschließen. Diese Diagnostik sollte bei Patienten über 40 Jahre grundsätzlich von vornherein durchgeführt werden.

Der **akute Schiefhals** stellt oft eine Sonderform des einfachen Zervikalsyndroms dar, bei der Fehlhaltung und Bewegungseinschränkung der HWS das klinische Bild beherrschen. Er kommt in erster Linie bei Kindern und Jugendlichen vor. Anamnestisch finden sich uncharakteristische Angaben. Mitunter sind bei Kindern Drehbewegungen der HWS unter Belastung vorausgegangen, wie sie z.B. beim Herumtoben häufig vorkommen. Manchmal entwickelt sich ein akuter Schiefhals morgens beim Aufstehen, wenn der Betroffene verdreht im Bett gelegen hat; oft ist die Anamnese auch leer.

Bei der Inspektion imponiert eine Schiefstellung des Kopfes. Palpatorisch findet sich eine einseitig betonte Anspannung der Schulter-Nacken-Muskulatur. Bewegungen, insbesondere zur Mittelstellung und zur gegenüberliegenden Seite, sind vollständig aufgehoben. Die HWS ist aus dieser Fehlhaltung heraus nur geringgradig und als kompakte Einheit bewegbar. Schmerzen sind vor allem bei Kindern und Jugendlichen kaum vorhanden, neurologische Ausfallerscheinungen fehlen. Das Röntgenbild zeigt keinen pathologischen Befund. Als Leitsymptome sind der plötzliche Beginn, die fixierte Fehlhaltung und die Besserung unter Extension in Richtung der Schonhaltung anzusehen. Differentialdiagnostisch sind alle anderen Schiefhalsformen (s. S. 135) zu erwägen.

Folgende Symptome können das einfache Zervikalsyndrom **komplizieren** und so zu den komplexen Krankheitsbildern führen, die man in der Praxis in der Regel zu sehen bekommt:
- radikuläre Brachialgien,
- Hinterkopfschmerzen und Gesichtsschmerzen,
- Schwindelerscheinungen,
- sogenannte „pseudoradikuläre" Syndrome.

Radikuläre Brachialgien (manchmal als „unteres" oder „mittleres Zervikalsyndrom" bezeichnet): Wenn die osteophytären Anbauten an den Processus uncinati ein gewisses Ausmaß erreichen, kommt es in den Foramina intervertebralia zur Tangierung einer zervikalen Wurzel. Diese Gefahr besteht besonders in stärker beweglichen Abschnitten, nämlich im unteren Teil der Halswirbelsäule. Daher sind Schädigungen der Wurzeln C6 und C7 am häufigsten, seltener die der Wurzeln C4, C5 und C8.

Fast immer steht anfangs eine *Vertebralsymptomatik* nach Art des einfachen Zervikalsyndroms im Vordergrund. Der Beginn kann relativ akut oder auch schleichend progredient sein (häufiger letzteres). Die Auslösung erfolgt oft durch besondere Bewegung oder ein leichtes Trauma (z. B. Distorsion). Anfangs haben die Schmerzen noch nicht den typisch radikulären Charakter. Erst nach einiger Zeit können die Patienten eine exakte Schmerzausstrahlung angeben und auch bestimmte Provokationsmanöver benennen, durch welche die Schmerzen auszulösen sind (Kopfdrehung zur Schmerzseite). Sofort oder später (Tage bis Wochen) lassen sich die *Zeichen der Wurzelschädigung* objektivieren: dermatomtypische Hypästhesie, Reflexstörungen und eventuell Muskelatrophien. Die Charakteristika der radikulären Läsionen wurden auf S. 91 ff dargestellt. Der Verlauf ist entweder chronisch-progredient oder schubweise mit langen beschwerdefreien Intervallen wie beim einfachen Zervikalsyndrom.

Röntgenologisch sieht man neben den üblichen degenerativen Veränderungen auf den in diesen Fällen unbedingt erforderlichen *Schrägaufnahmen* osteophytäre Einengungen der Zwischenwirbellöcher, im typischen Fall beschränkt auf ein oder zwei Foramina, in Übereinstimmung mit dem neurologischen Befund. Nicht selten fehlen im Röntgenbild aber auch trotz eindeutiger klinischer Ausfälle eindrucksvolle Veränderungen. Zur weiteren Diagnostik, besonders wenn eine Operation erwogen wird, sind CT und Myelographie erforderlich.

Kopf- und Gesichtsschmerzen, Schwindelerscheinungen: Störungen in der Halswirbelsäule werden häufig als Ursache von Kopf-, Gesichts- und Nackenschmerzen angesehen. Ein eindeutiges, allgemein akzeptiertes Konzept gibt es weder für den „zervikogenen Kopfschmerz" noch für den „zervikalen Schwindel". Die Bezeichnung „zervikogener Kopfschmerz" weist auf den vermuteten Ort der Entstehung hin. Seine Hauptkriterien sollen die überwiegende Einseitigkeit und die mechanische Auslösbarkeit sein. Das Schmerzmaximum liegt okzipital, gelegentlich weiter vorn bis zum Gesicht. Der Schmerz ist seitenkonstant und attackenförmig mit stunden- bis tagelanger Dauer. Meist besteht zusätzlich ein basaler Dauerkopfschmerz. Die Halswirbelsäule ist in ihrer Beweglichkeit beeinträchtigt. Aktive und passive Bewegungen, Husten und Niesen können den Schmerz auslösen. Die schmerzverursachenden Afferenzen stammen aus den Kopfgelenk- oder/und den Muskelpropriozeptoren. Die Mobilität im Bereich C 0/C 1 ist bei entsprechender radiologischer Analyse oft eingeschränkt. Die Wurzel C 2 spielt nach einigen Autoren eine besondere Rolle bei der Schmerzentstehung. Therapeutisch besteht ein weites Indikationsgebiet für die Manualtherapie (nach entsprechender neurologischer Untersuchung), gegebenenfalls unterstützt durch nichtsteroidale Antiphlogistika.

Unter „zervikogenen Gleichgewichtsstörungen" sind solche Störungen zu verstehen, die ihren Ursprung im Bereich der Kopfgelenke haben könnten. Insbesondere von den Vertretern der Manualmedizin wird angenommen, daß ein „funktionelles Kopfgelenksyndrom" (fKgS) zu Rezeptorenstörungen und dadurch zu einer Gleichgewichtsstörung mit anhaltenden Schwindelbeschwerden führen kann. Ein Bandscheibenschaden, eine Fraktur oder eine Luxation führe dagegen nicht zu Gleichgewichtsstörungen, weil die HWS in diesen Fällen immobilisiert und die Propriozeptoren daher nicht irritiert seien. Das Schwergewicht der diagnostischen Rechtfertigung für diese Hypothesen liegt im Nachweis eines propriozeptiven Zervikalnystagmus. Diese Hypothesen werden nach wie vor kontrovers diskutiert. Kritische Neurophysiologen wenden ein, daß überzeugende, eindeutige neurootologische Beweise für die Existenz eines „zervikogenen Schwindels" bisher fehlen.

In diesen Fällen ist der „Beweis", daß es sich um Folgen eines Zervikalsyndroms handelt, kaum je zu führen. Um so nachdrücklicher muß daher nochmals darauf hingewiesen werden, wie wichtig der Ausschluß anderer, gefährlicherer Krankheiten ist. Dabei ist besonders an Anomalien des atlantookzipitalen Übergangs, aber auch an internistische Erkrankungen wie Herzrhythmusstörungen oder das Karotissinussyndrom zu denken.

„Pseudoradikuläre Syndrome". Häufiger als die radikulären sind die spondylogenen „pseudoradikulären" Brachialgien. Mit diesem Ausdruck soll verdeutlicht werden, daß eine *Beeinträchtigung der Spinalwurzel fehlt.* Als Ausgangsort im Bereich der Wirbelsäule sind für derartige Beschwerden die interspinalen Bänder, die paravertebrale Muskulatur, Gelenkkapsel und Wirbelbogengelenke benannt worden. Pseudoradikuläre Brachialgien können aber auch von Gelenken und Muskeln der Extremität ausgehen.

Klinisch sind in diesen Fällen weichteilrheumatische Befunde in Form von Tendomyosen (s. S. 204) und Ligamentosen sowie Periostosen in lokalisatorischem Zusammenhang mit dem betreffenden Wirbelsäulenabschnitt als *tendomyotische Kette* oder „Schmerzstraße" unter Beteiligung mehrerer Muskelgruppen charakteristisch. Hierbei findet sich z. B. bei Bewegungsstörungen in den unteren HWS-Segmenten eine Schmerzausstrahlung über die Schulter bis in den Arm, die mit Muskelverspannungen im Trapeziusbereich sowie Druckschmerzpunkten über der langen Bizepssehne, am Epicondylus medialis sowie am Processus styloideus radii zum Ausdruck kommt. Daneben können vasomotorische Störungen, diffuse Dysästhesien und Kribbelschmerz beobachtet werden. Oft bestehen diffuse Schwellungsgefühle oder tatsächliche Schwellungen und livide Hautverfärbungen in der Peripherie (in erster Linie an den Händen). Die pseudoradikulären Schmerzen werden oft von bohrend-ziehendem Charakter angegeben, ähnlich dem Wurzelschmerz. Der neurologische Befund ist regelrecht.

Die Diagnose eines „pseudoradikulären Syndroms" als Folge degenerativer HWS-Veränderungen sollte nur gestellt werden, wenn andere (neurologische, internistische) Ursachen des Schulter-Arm-Schmerzes ausgeschlossen worden sind. Diese Syndrome zeigen auch eine enge Wechselbeziehung zu überwiegend psychosomatisch determinierten Störungen; eine von vornherein das *emotionale Krankheitsgeschehen* einbeziehende Diagnostik (s. S. 211) ist daher zu empfehlen, wenn eine pseudoradikuläre Schmerzerkrankung diagnostiziert wird.

Therapie des Zervikalsyndroms

Allgemeines. Obwohl degenerative Wirbelsäulenveränderungen als unveränderbar hingenommen werden müssen, ist die Prognose des Zervikalsyndroms in der Mehrzahl günstig. Keinesfalls darf dem Betroffenen, etwa unter Hinweis auf degenerative Veränderungen im Röntgenbild, der Eindruck vermittelt werden, er leide an einer unheilbaren Schmerzkrankheit oder an einem nicht besserungsfähigen „Bandscheibenschaden".

Für den Umgang mit diesen psychopathologisch und psychologisch oft nicht ganz unproblematischen Kranken ist es vor allem wichtig, ein Behandlungskonzept zu entwerfen, das mit dem Patienten durchgesprochen werden soll. Prinzip der konservativen Behandlung in der Akutphase ist es, die Verkettung von Schmerz, Verspannung und Fehlhaltung zu durchbrechen. Nach dem Abklingen der akuten Krankheitserscheinungen können weitere Lockerungsmaßnahmen über einige Zeit fortgesetzt werden. Schließlich sollen im Rahmen von Rehabilitation und Prophylaxe Stabilisierung und Vermeidung von auslösenden Situationen erreicht werden.

Pharmakotherapie. Diese erfolgt nach den auf S. 59 f. angegebenen Richtlinien mit *Analgetika* und *Muskelrelaxanzien*. Bei sehr starken Schmerzen kann anfänglich die parenterale Gabe erforderlich sein, meist reichen jedoch oral verabreichte Substanzen aus. Zusätzlich kann die Gabe von *Tranquilizern* sinnvoll sein, doch ist zu bedenken, daß die Muskelrelaxanzien meist selbst auch eine sedierende Wirkung haben. Ein abends zusätzlich gegebenes Sedativum kann besonders bei nachts stärker werdenden Schmerzen hilfreich sein. Von Kombinationspräparaten, die Cortison enthalten, ist abzuraten. Die Gabe von Vitaminen ist sinnlos, da ja kein Vitaminmangel besteht.

Physiotherapie (s. S. 74 ff. u. Tab. 2.**12**): Es werden heiße Bäder, Heizkissen oder Wärmflasche empfohlen; Fangopackungen sind ebenfalls sehr wirkungsvoll. Um eine Unterkühlung zu vermeiden, sollen die Betroffenen in der kalten Jahreszeit einen Wollschal tragen.
Nur in schweren Fällen dürfte eine *Ruhigstellung* über längere Zeit nötig sein. Hierzu verordnet man einen Schanzschen Wattekragen. Es ist darauf zu achten, daß die richtige Breite gewählt und der Kragen individuell angepaßt wird. Die Halswirbelsäule soll in leicht kyphotischer Stellung gehalten werden. Die Krawatte soll auch nachts über getragen werden! Wenn die Beschwerden sich gebessert haben, soll man die Krawatte nicht abrupt, sondern zunächst nur zeitweise absetzen lassen.
Wenn das akute Schmerzsyndrom abgeklungen ist, sind *Massagen* der Nacken-Schulter-Region angebracht. Die verspannten Muskeln werden gelockert und lokale Muskelhärten beseitigt.
Wenn man bei der Untersuchung feststellen kann, daß die manuelle Extension (s. S. 80) eine deutliche Besserung bringt, so ist eine vorsichtige, intermittierende *Extensionsbehandlung* mit mechanischen Mitteln indiziert. Das einfache Zervikalsyndrom stellt eine gute Behandlungsindikation für die Manualtherapie dar. Bei neurologischen Symptomen raten wir von dieser Behandlungsmethode ab (s. o. S. 80).
Zur **Rehabilitation** sind krankengymnastische Kräftigungsübungen der Nacken-Schulter-Muskulatur zu verordnen. Am besten hat sich das isometrische Training der Flexionsmuskulatur (durch Druck mit der Stirn gegen die vor der Stirn gefalteten Hände), der Streckermuskulatur (durch Druck mit dem Kopf gegen die hinter dem Hinterkopf gefalteten Hände) und der zur Seitneigung dienenden Muskelgruppen (durch Druck gegen die seitlich an das Gesicht gelegte Handfläche) bewährt. Schwimmen empfehlen wir nur mit Vorbehalt, da lediglich in Rückenlage die gewünschte entlastende kyphotische Haltung eingenommen

wird, nicht aber beim Brustschwimmen. Die Lage soll daher regelmäßig gewechselt werden.

Die **Beratung** hat auf auslösende Faktoren einzugehen, die nicht nur in brüsken Dreh- und Streckbewegungen, sondern oft auch in unphysiologischer Dauerhaltung (z.B. bei kurzsichtigen Schreibtischarbeitern, durch falsche Sitzmöbel) zu sehen sind. Oft sind einfache praktische Empfehlungen ausreichend (Lesepult, Ausgleichsbewegungen). Zur Nacht wird von hohen weichen Kissen abgeraten. Ob ein flaches, hartes Kissen, eine Nackenrolle oder eine andere Kopfunterlage hilfreich ist, läßt man die Betroffenen am besten selbst ausprobieren.

Operation. Die Indikation zu einem operativen Eingriff zu stellen, kann nur Aufgabe eines damit vertrauten und darauf spezialisierten Arztes sein; es kann aber vom ambulant tätigen Arzt eine sachverständige Vorauswahl getroffen werden. Grundsätzlich kann die Operation erwogen werden, wenn das Zervikalsyndrom mit eindeutigen radikulären Ausfällen einhergeht, entsprechende Wirbelsäulenveränderungen röntgenologisch vorhanden sind und eine konservative Behandlung vergeblich war. Es stehen mehrere Verfahren zur Verfügung, über deren Stellenwert und Indikation unter den Neurochirurgen keine Einigkeit besteht (ventrale Fusion nach Cloward bei der spondylotischen Myelopathie und beim medialen Vorfall, Foraminotomie/Facettektomie bei allen Syndromen mit radikulären Ausfällen ohne medulläre Erscheinungen).

Zervikale Myelopathie

Pathogenese. Diese Folgeerkrankung degenerativer und anlagemäßiger Veränderungen der Halswirbelsäule ist in ihrer Pathogenese erst spät erkannt worden. Meistens liegt ein konstitutionell enger zervikaler Spinalkanal (Normwerte s. Abb. 1.**43**) vor; mediane und paramediane Protrusionen bei älteren Menschen, selten einmal akute Vorfälle bei jüngeren Patienten, bewirken im unteren Halswirbelsäulenbereich eine direkte Läsion des Rückenmarks wie auch vaskuläre spinale Schädigungen durch Drosselung der A. spinalis anterior und anderer Rückenmarksgefäße, wohl auch durch vorzeitige Fibrosierung mit Lumeneinengung auf biomechanischer (Reibung bei Bewegungen) Grundlage.

Klinik. Im typischen Fall findet sich ein chronisch-progredienter Verlauf mit anfänglicher Zervikobrachialgie und Parästhesien der Arme. Charakteristisch ist das inkomplette Querschnittssyndrom im Zervikal- oder oberen Thorakalbereich mit Para- oder Tetraspastik, dissoziierten Sensibilitätsstörungen, Hinterstrangsymptomen und eventuell auch nukleären Ausfällen an den oberen Extremitäten. Blasenlähmungen sind selten. Der Liquor kann (muß nicht) geringfügige Zell- und Eiweißvermehrung zeigen. Röntgenologisch finden sich Spondylose und ein enger knöcherner Spinalkanal. Die Diagnose wird durch Übersichts- und Schichtaufnahme, CT und MRT gestellt.

Differentialdiagnostisch muß an verschiedene andere Möglichkeiten gedacht werden: „spinale Form" der multiplen Sklerose (Liquor!), Rückenmarkstumor (MRT, Liquor), myatrophische Lateralsklerose (EMG, Fehlen sensibler Störungen), Syringomyelie. Alle diese Erkrankungen können gleichfalls mit Schmerzen im Nacken und an den Armen einhergehen. Eine akut aufgetretene Myelopathie bei Spondylosis cervicalis, hervorgerufen durch eine Protrusion, muß sofort klinisch untersucht und dekomprimiert werden, da so die volle Rückbildung möglich ist. Auch bei den mehr subakut und chronisch verlaufenden Formen ist eine *Operation* anzustreben. In der Regel wird eine ventrale Fusion nach Cloward oder eine Laminektomie vorgenommen.

Schmerzsyndrome bei Anomalien des atlantookzipitalen Übergangs und der Halswirbelsäule

Allgemeine Bemerkungen

Zum Verständnis der Anomalien sind Kenntnisse der anatomischen Verhältnisse erforderlich (s. S. 82 ff.). Die für die Entstehung und Ausgestaltung der neurologischen Symptome bedeutenden Fakten sind:
– die Tatsache, daß die Medulla oblongata in dieser Region ins Rückenmark übergeht,
– der exponierte Verlauf der A. vertebralis und
– die physiologische Enge des Liquorraumes in Höhe des Foramen magnum, während er in Höhe HWK 1/2 relativ weit ist.

In der Praxis sind Anomalien des kraniozervikalen Übergangs zwar zu den seltenen Krankheiten zu zählen, doch dürfen sie in einer Übersicht über die zervikalen Schmerzsyndrome schon deshalb nicht fehlen, weil rechtzeitiges Erkennen die Möglichkeit neurochirurgischer Maßnahmen öffnet. Bei manchen Anomalien, vor allem den Assimilationen, fallen die Betroffenen durch den kurzen Hals, einen tiefen Haaransatz und gelegentlich durch Gesichtsasymmetrien auf. Nicht selten finden sich gleichzeitig zentralnervöse Mißbildungen (z. B. Arnold-Chiari-Mißbildung).

Die **Symptomatik** setzt, obwohl es sich um angeborene Störungen handelt, praktisch nie in der Kindheit, sondern frühestens im 3. Lebensjahrzehnt ein. Die klinischen Symptome lassen sich in 3 Gruppen teilen:
– verminderte Beweglichkeit der Wirbelsäule mit Schmerzen von sei-

ten des Bewegungsapparates, also lokalen, tief empfundenen Schmerzen des Nacken- und eventuell Hinterkopfbereiches.

– Kompression und Reizung von Spinalwurzeln und Rückenmark. Dies kann sowohl durch die Wirbelkörper, durch reaktive spondylotische Veränderungen wie auch durch Verwachsungen der Rückenmarkshäute geschehen. Die Folge sind radikuläre Schmerzen, Symptome der langen Rückenmarksbahnen und in fortgeschrittenen Fällen intermittierende Hirndruckkrisen durch Liquorpassagestörungen.

– Zeichen der vertebrobasilären Durchblutungsstörungen mit Schwindelattacken und Nystagmus, die von der Kopfhaltung (z. B. Reklination) abhängig sind.

Die klinischen Erscheinungen entwickeln sich entweder langsam progredient (vor allem die neurologischen Ausfälle: Pyramidenbahnzeichen, Paresen) oder akut nach Belastungen (Bewegungen, Zwangsstellung, Bagatelltrauma). Letzteres gilt vor allem für die Schmerzsymptomatik. Die Schmerzen sind unspezifisch. Gelegentlich nehmen sie anfallsweisen Charakter („migränoid") an.

Röntgendiagnostik. Zur Erkennung okzipitozervikaler Anomalien ist die Röntgendiagnostik unerläßlich. Sie muß neben Übersichtsaufnahmen auch Schichtuntersuchungen einbeziehen, wenn sich bei der Übersicht ein suspekter Befund ergibt. Funktionsaufnahmen in Anteflexions- und Reklinationsstellung können wichtige Informationen liefern. Die maßgebliche neuroradiologische Methode ist die MRT, ggf. ergänzt durch die zervikale Myelographie mit basaler Luftfüllung. Differentialdiagnostisch müssen immer Tumoren der hinteren Schädelgrube und des kraniospinalen Übergangs, entzündliche Erkrankungen der Rückenmarkshäute und Skeletterkrankungen erwogen werden.

Spezielles

Basiläre Impression. Dabei liegt eine „Einstülpung" der Schädelbasis und des Foramen magnum nach innen vor, die zu einer Abflachung der hinteren Schädelgrube führt. Im typischen Fall wird das Foramen magnum durch den hochstehenden Dens axis eingeengt. Kranke mit dieser Mißbildung zeigen besonders oft äußere Auffälligkeiten. *Klinisch* stehen zunächst Nacken- und Hinterkopfschmerzen im Vordergrund. Zur Beurteilung der topographischen Verhältnisse haben sich röntgenologische *Meßlinien* eingebürgert, von denen einige in Tab. 3.**3** und Abb. 3.**17** aufgeführt sind. Die Diagnose wird mit der MRT gestellt.

In der *Behandlung* der basilären Impression haben je nach Schweregrad konservative und operative Maßnahmen ihren Platz. Leichtere, vorwiegend durch das Bild eines Zervikalsyndroms geprägte Fälle können mit Ruhigstellung, Massagen und Medikamenten zumindest vorübergehend deutlich verbessert werden. Manuelle Maßnahmen sind hier wie bei allen anderen Anomalien kontraindiziert. Die operativen Behandlungs-

Tabelle 3.3 (zu Abb. 3.17): Röntgenologische Meßlinien zur Beurteilung des atlantookzipitalen Übergangs

Bezeichnung	Definition	Normalwert
McGregorsche Linie	Oberer hinterer Rand d. harten Gaumens – kaudalster Punkt d. Okzipitalschuppe	Densspitze nicht mehr als 5 mm darüber
Chamberlainsche Linie	Hinterrand harter Gaumen – dorsale Lippe Foramen magnum	Atlas und Dens nicht oberhalb der Linie
McRaesche Linie	Zwischen vorderem und hinterem Rand des Foramen magnum	Densspitze nicht oberhalb der Linie
Bimastoidlinie	Zwischen den Spitzen der Warzenfortsätze	Geht durch das Atlantookzipitalgelenk; Densspitze bis 7 mm darüber
Digastrische Linie	Zwischen den Incisurae mastoideae bds.	Liegt bis 10 mm über dem Atlantookzipitalgelenk; Densspitze immer darunter

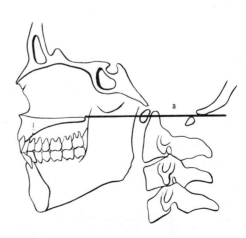

Abb. 3.17 a

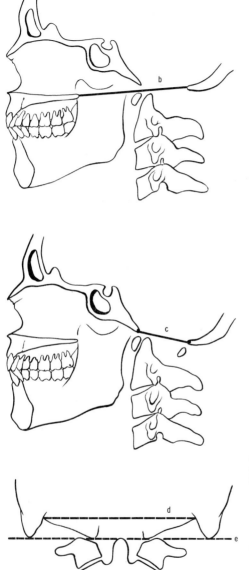

Abb. 3.17 Röntgenologische Meßlinien am atlantookzipitalen Übergang
a) McGregorsche Linie
b) Chamberlainsche Linie
c) McRaesche Linie (Foramen-magnum-Linie)
d) Digastrische Linie (Incisura mastoidea bds.)
e) Bimastoidlinie (Spitze Warzenfortsatz bds.)

möglichkeiten erstrecken sich vor allem auf die Entlastung des okzipito-zervikalen Übergangs durch Erweiterung des Hinterhauptsloches. *Differentialdiagnostisch* kommt ein Denshochstand bei Osteomalazie, Osteogenesis imperfecta und Morbus Paget in Betracht. Auch bei atlantoaxialer Instabilität im Rahmen einer chronischen Polyarthritis kann der Dens höher treten (s. S. 128 ff.).

Klippel-Feil-Syndrom. Auch diese Anomalie kann sich mit Zervikobrachialgien äußern. Es handelt sich um eine Kombination von zervikaler Blockwirbelbildung mit Spina bifida in diesem Bereich, oft zusätzlich mit Assimilation des Atlas am Hinterhaupt. Wie bei der basilären Impression treten die Symptome erst im mittleren Lebensalter auf. Die Zervikobrachialgien sind auf sekundäre degenerative Halswirbelsäulenveränderungen zurückzuführen. Äußerlich fallen die Betroffenen durch den kurzen Hals mit abnorm tiefem Haaransatz, Kyphoskoliose und Bewegungseinschränkung des Kopfes auf. Die therapeutischen Möglichkeiten sind bei fortgeschrittenen Fällen mit spinalen Störungen gering.

Enger Zervikalkanal. Bei dieser nicht seltenen knöchernen Anomalie liegt der Sagittaldurchmesser des knöchernen Spinalkanals unterhalb einer definierten Normgrenze, deren Werte aus Abb. 1.43, S. 48) entnommen werden können. Bei der Anwendung der Normwerte ist allerdings zu bedenken, daß sich aus unterschiedlichen Abbildungsprojektionen der Halswirbelsäule Vergrößerungsfaktoren ergeben können, die zu berücksichtigen sind. Ein praktikables Maß ist immer der Quotient aus Sagittaldurchmesser des Wirbelkörpers und Weite des knöchernen Spinalkanals, der etwa 1:1 betragen soll.

Klinische Erscheinungen treten meist erst nach dem 45. Lebensjahr auf und werden nicht selten von einem Trauma ausgelöst. Offenbar werden sie durch degenerative Wirbelsäulenveränderungen bewirkt, die sowohl das Rückenmark direkt reizen und komprimieren wie auch durch Beeinträchtigung der spinalen Gefäße zu ischämischen Störungen im Zervikalmark führen können. Dementsprechend finden wir als Frühsymptome dieser Verengung Nacken- und Armschmerzen, später radikuläre Störungen und schließlich das Vollbild der „*zervikalen Myelopathie*": ein langsam progredientes Querschnittsbild, gelegentlich begleitet von Symptomen der Vorderhornschädigung, also eine spastische Tetraparese, unter Umständen begleitet von Muskelatrophien (s. o., S. 110). Eine häufige Fehldiagnose ist die „multiple Sklerose". Aus naheliegenden Gründen wird auch oft zunächst eine myatrophische Lateralsklerose angenommen. Diese Erkrankungen sind klinisch (Längsschnittbetrachtung), laborchemisch (Liquor) und elektromyographisch auszuschließen oder zu bestätigen.

Im CT, MRT und bei der Myelographie sieht man die Einengungen des Subarachnoidalraumes durch spondylotische Randzacken, oft auch die Amputation einer oder mehrerer Wurzeln. Sind die Verengungen des Spinalkanals umschrieben, so kann ein neurochirurgischer Eingriff in manchen Fällen Besserung bringen. Schon aus dieser Überlegung heraus ist in jedem Fall eine gründliche stationäre Diagnostik erforderlich.

Andere Anomalien. Folgende Varianten sind recht selten und werden daher nur kurz erwähnt. Auch im Zervikalbereich gibt es ein *Wirbelgleiten* (Spondylolisthesis). Die chronische *atlantoaxiale Dislokation* kann bei angeborenen Anomalien (z. B. Os odontoideum) auftreten, ist aber viel häufiger bei chronischer Polyarthritis (s. S. 128 f.). Sie führt zu Nakken-Kopf-Schmerzen und Halsmarksymptomen. Angeborene *Blockwirbel* sind bei manchen anderen Anomalien zusätzlich anzutreffen. Bei manchen Formen der *Atlasassimilation* (also dem Verwachsen von Teilen des Atlas mit Teilen der Schädelbasis) kann die Schiefstellung des Kopfes durch die Fehlbelastung schmerzhaft werden. Grundsätzlich können auch alle anderen hier genannten Anomalien durch die abnorme statische Belastung der Halswirbelsäule zu degenerativen Veränderungen und so zu Nacken-Schulter-Schmerzen, Hinterkopfschmerzen und Hirnstammerscheinungen (s. S. 103) führen.

Halsrippen werden bei den Erkrankungen des Armplexus besprochen (s. S. 151).

Schmerzsyndrome als Verletzungsfolgen

Allgemeine Bemerkungen

Verletzungen der Halswirbelsäule sind häufig. Sie werden hier nur unter dem Gesichtspunkt abgehandelt, daß sie Anlaß für eine ambulante Untersuchung wegen eines Schmerzsyndroms sein können. Dies kann bei relativ frischen, auch gelegentlich schwereren Verletzungen geschehen. Immer ist eine gute Befunddokumentation erforderlich. Häufiger kommen chronische Schmerzbilder durch Spätfolgen oder im Rahmen lang hingezogener Beschwerden in die Behandlung des praktischen Arztes. Hier werden nicht selten Aussagen über Zusammenhangsfragen von ihm verlangt, die ohne eingehende Analyse aller vorliegenden Unterlagen und ohne differenzierte Zusatzuntersuchungen gar nicht zu geben sind. Da es sich beim sogenannten „Schleudertrauma der Halswirbelsäule" um eine besonders häufige Verletzungsart handelt, wird darauf im folgenden näher eingegangen.

„Schleudertrauma" der Halswirbelsäule

Angesichts der umfangreichen, nur schwer zu überschauenden Veröffentlichungen erscheint eine **aktuelle Begriffsbestimmung** erforderlich. Genau wie die entsprechenden Bezeichnungen des „coup de lapin" im französischen Sprachgebrauch sowie des angloamerikanischen „Whiplash Injury" beschreibt der Begriff lediglich einen Unfallmechanismus, der zu sehr unterschiedlichen Schädigungsmustern führen kann. Aus unserer Sicht sollte die Bezeichnung „HWS-Schleudertrauma" daher nicht als Diagnose verwendet werden. Traumatologisch handelt es sich in der Regel um eine Distorsion, so daß wir bei einer Schleuderverletzung ohne direkte Gewalteinwirkung auf Kopf und Hals und ohne weitergehende knöcherne Schädigung die diagnostische Einordnung als „HWS-Distorsion" bzw. „HWS-Zerrung" bevorzugen (Tab. 3.4). Ursache für eine solche HWS-Distorsion im Rahmen einer Schleuderverletzung sind in der Regel heftige Relativbewegungen zwischen Kopf und Rumpf durch abrupte Rumpfbeschleunigungen oder -abbremsungen. In der Praxis handelt es sich meist um Auffahrunfälle. Die Frage, ob der hauptsächliche Verletzungsmechanismus in der extremen, sehr schnellen Rückwärtsbewegung (Retroflexion, Hyperextension), in der ungebremsten Vorwärtsbewegung (Anteflexion) oder auch in rotatorisch angreifenden Beschleunigungsmomenten (Torsion) zu sehen ist, wird kontrovers beurteilt. Das Ausmaß der körperlichen Schädigung ist nicht zwingend abhängig von dem am Unfallort sichtbaren Schweregrad des Unfallereignisses, dem Fahrzeugschaden oder der Kollisionsgeschwindigkeit.

Tabelle 3.4 Verletzungsmöglichkeiten im Kopf-Hals-Bereich

1. Indirektes HWS-Trauma ohne direkte Gewalteinwirkung auf Kopf und Hals („non-contact-Verletzung") durch Relativbewegungen zwischen Kopf und Rumpf, z. B. abrupte Rumpfbeschleunigung oder -abbremsung: → HWS-Distorsion
2. Direktes HWS-Trauma, z. B. Schlag: → HWS-Prellung, Fraktur
3. Direktes Schädel-Hirn-Trauma mit indirektem HWS-Trauma, z. B. primärer Schlag gegen den Kopf mit sekundärer HWS-Verletzung (Überstreckungs- oder Abknickverletzung)
4. Direktes HWS-Trauma mit indirektem Schädel-Hirn-Trauma, z. B. sekundärer Schädelaufprall
5. Isoliertes Schädel-Hirn-Trauma

Das **klinische Beschwerdebild** nach einer HWS-Distorsion ist zunächst in vielen Fällen von einem unterschiedlich langen beschwerdefreien Intervall (wenige bis zu 24 Stunden) gekennzeichnet. Die Dauer dieses Intervalls steht im Zusammenhang mit dem Schweregrad der Distorsion. Je kürzer das beschwerdefreie Intervall, desto ausgeprägter sind die nachfolgenden Verletzungsschäden. Nach einer HWS-Distorsion werden vielgestaltige Beschwerden angegeben: Neben Schmerzen im Bereich der HWS und der Schultern, z. T. mit Ausstrahlung in beide Arme, findet sich meist eine schmerzhafte Bewegungseinschränkung der HWS, subjektive Muskelschwäche, Kribbelgefühle und andere Gefühlsstörungen an den Armen. Häufig wird auch über Schwindel, Übelkeit, Brechreiz, Erbrechen, Kopfschmerzen, Hör- und Sehstörungen und Schluckbeschwerden geklagt. Gehen diese Schluckbeschwerden mit dem Nachweis eines Hämatoms der Rachenhinterwand einher, so kann daraus auf eine schwerergradige Verletzung geschlossen werden. Als hilfreich für die Beurteilung einer HWS-Distorsion hat sich die Einteilung in Schweregrade nach Erdmann erwiesen (Tab. 3.5).

Tab. 3.5 Schweregrade der HWS-Distorsion in Anlehnung an Erdmann

Symptome	Grad I	Grad II	Grad III
a) Intervall	+	+/0	0
b) Neurolog. Primärsymptome z. B. Parästhesien in Händen und Armen	0	+	+
c) positive Röntgenbildmerkmale	0	0	+

Bei der **Untersuchung** findet man neben einer schmerzhaften Bewegungseinschränkung eine Druckschmerzhaftigkeit des Muskelweichteilgewebes mit Muskelverhärtungen.

Wenn sich bei der Erstuntersuchung Hinweise für neurologische Ausfallserscheinungen finden, so ist nicht mehr von einer HWS-Distorsion, sondern von einer komplizierteren Verletzung, z. B. einer Nervenwurzel-, Rückenmarks- oder Gehirnschädigung auszugehen. Diese Befunde erfordern ebenso wie röntgenologisch faßbare knöcherne Veränderungen (Frakturen, Luxationen) eine spezielle Behandlung.

Verlauf: Der Beschwerdekomplex nach einer HWS-Distorsion zeigt in der Regel einen abklingenden Verlauf mit einer Rückbildung der subjektiven Beschwerdesymptomatik über Tage bis zu etwa 4 bis 8 Wochen. Die übergroße Mehrzahl heilt auf diese Weise folgenlos aus.

Die hauptsächliche diagnostische, therapeutische und im weiteren Verlauf dann meist auch gutachterliche Problematik der HWS-Distorsionen erwächst aus den Fällen, die – im wahrsten Sinne des Wortes – einen „hartnäckigen", über Monate bis Jahre fortdauernden Beschwerdekomplex zeigen.

Diese **langdauernden Beschwerdeverläufe,** die vor allem in der Spätphase diagnostische Probleme aufwerfen, machen eine frühzeitige differenzierte Diagnostik besonders notwendig. Neben der subtilen klinischen unfallchirurgisch-orthopädischen und neurologischen Untersuchung sollte auch eine exakte Röntgendiagnostik in der Initialphase stattfinden.

Wenn das Beschwerdebild nicht den zu erwartenden Decrescendocharakter zeigt, sollte der nächste Schritt nicht in der polypragmatischen Ausweitung der Therapie, sondern in einer kurzfristigen weitergehenden Diagnostik zur Erfassung oder zum Ausschluß organischer Veränderungen bestehen. Ohrenärztliche, augenärztliche und neurophysiologische Untersuchungsverfahren (EEG, evozierte Potentiale), bei begründetem klinischen Verdacht auch Computer- und Kernspintomographie sind zu nennen. Eine Wertung apparativer Zusatzbefunde muß jedoch streng auf dem Boden des klinischen Untersuchungsbefundes erfolgen und nicht – wie es immer wieder geschieht – isoliert vom körperlichen Befund. Bei diesen chronifizierten Verläufen finden sich sehr oft zervikozephale Beschwerden. Insbesondere die Zuordnung einer auf den Kopf- bzw. Hirnbereich bezogenen Beschwerdesymptomatik stellt eines der größten Probleme in der Beurteilung von Unfallfolgen nach HWS-Distorsion dar. Ein direktes Schädel-Hirn-Trauma kann bei einer typischen HWS-Distorsion definitionsgemäß nicht vorliegen (s. Tab. 3.4). Daher wird aufgrund der teilweise nachweisbaren zerebralen Symptome die indirekte Beteiligung von Hirnstrukturen im Rahmen einer Schleuderverletzung erwogen. Vaskuläre Mechanismen, spinovestibuläre Afferenzen und die besondere Rolle der Kopfgelenke im Segment C 0/C 1 (funktionelles Kopfgelenksyndrom), auch Zerrungen von Hirnstrukturen durch Beschleunigung des Gehirns im Rahmen des Schleudermechanismus werden diskutiert. Ein allgemeiner Konsens über die Zuordnung dieses „enzephalen Beschwerdekomplexes" existiert nicht.

Die **Therapie** der HWS-Distorsion soll nur kurz in ruhigstellenden, dann bald in aktiven Maßnahmen mit insbesondere isometrischer Übung der Hals- und Nackenmuskulatur bestehen, ferner bedarfsweise in lokaler Wärme und analgetischer Medikation nach Bedarf.

Schmerzen bei degenerativen Erkrankungen des Rückenmarks

Bei zwei Erkrankungen degenerativer Natur im Rückenmark können gelegentlich, besonders initial, Zervikobrachialgien vorkommen, nämlich bei der myatrophischen Lateralsklerose und bei der Syringomyelie. Die **Syringomyelie** ist eigentlich keine degenerative Erkrankung, sondern beruht auf einer Entwicklungsstörung, nämlich dem fehlerhaften Schluß des Neuralrohres. Wir behandeln sie dennoch an dieser Stelle. Um den Zentralkanal herum kommt es zur Höhlenbildung mit entsprechenden Ausfällen nach Art des zentromedullären Syndroms (s.S. 90), das heißt: mit dissoziierten Sensibilitätsstörungen, atrophischen Lähmungen durch Vorderhornschädigung, Pyramidenbahnzeichen der Beine und trophischen Störungen der Arme und Hände.

Im Frühstadium der Erkrankung können längere Zeit außerordentlich heftige, brennende und elektrisierende Schmerzen im Zervikobrachialbereich vorhanden sein. Die beginnende Syringomyelie wird dann bei oberflächlicher Untersuchung leicht als Periarthritis humeroscapularis o. ä. gedeutet. Auch Gelenkveränderungen im Rahmen der neurogenen Arthropathie können fälschlicherweise als Ursache der Schmerzen angesehen werden. Die neurologische Untersuchung zeigt immer die typischen dissoziierten Sensibilitätsstörungen oder Störungen aller sensiblen Qualitäten unterschiedlicher Segmente. Besonders charakteristisch ist die Störung der Schmerzempfindung bei gleichzeitigen Spontanschmerzen. Die Diagnose ist heute frühzeitig mit der MRT möglich.

Jahre bis Jahrzehnte nach einem traumatischen Rückenmarksschaden kann es zu einer zystischen zervikalen Myelopathie kommen, die Symptome einer Syringomyelie vortäuscht.
Myatrophische Lateralsklerose. Bei dieser degenerativen Systemerkrankung (Vorderhorn- und Pyramidenbahnläsion, s. S. 89) können frühzeitig, wenn Lähmungen und Muskelatrophien noch gar nicht bemerkt worden sind, durch Fehlbelastung des Schultergelenkes und der Wirbelsäule ziehende Nacken-Schulter-Schmerzen auftreten. Hinzu kommt, daß der betroffene Personenkreis ohnehin durch sein höheres Lebensalter zu degenerativen Gelenkerkrankungen disponiert ist. Gelegentlich werden die bei der Untersuchung aufgedeckten Muskelatrophien als Folge der Schultererkrankung („Inaktivitätsatrophie", s. S. 34) angesehen. Nur die sorgfältige Suche nach weiteren Atrophien (am anderen Arm!) und nach Faszikulationen und Pyramidenbahnzeichen kann vor solchen Irrtümern schützen.

Schmerzen bei entzündlichen Erkrankungen des Rückenmarks, der Rückenmarks- und Hirnhäute sowie der Wurzeln

Multiple Sklerose

Neben Parästhesien, die als Frühsymptom der MS wohlbekannt sind, kommen gerade initial auch ebenso uncharakteristische Schmerzphänomene vor, die wie die Parästhesien die obere Extremität, aber auch Nacken und Hinterkopf betreffen können. Treten derartige Mißempfindungen beim passiven Beugen des Nackens auf, so spricht man vom Lhermitteschen Phänomen. Die Patienten berichten von ein- oder doppelseitigen Brachialgien, gelegentlich auch von diffusen Nacken- oder Hinterkopfschmerzen. Die pathophysiologische Grundlage dieser Schmerzphänomene ist nicht geklärt, manchmal mag es sich um meningeale Reizungen handeln. Typische radikuläre Ausfälle findet man nicht. Statt dessen deckt die neurologische Untersuchung je nach Stadium und Erkrankungsschwerpunkt zerebelläre Störungen (Ataxie,

Nystagmus), Pyramidenbahnzeichen, Hinterstrangsymptome (Abschwächung des Vibrationsempfindens), Optikusstörungen (Neuritis nervi optici) oder okulomotorische Störungen (internukleäre Ophthalmoplegie) auf.

Zoster

Der Zoster ist ein endogenes Rezidiv oder seltener eine exogene Reinfektion durch das Herpesvirus varicellae, welches ausgesprochen neurotrop ist und Entzündungen der Spinalwurzeln hervorruft.

Klinik. Die Erkrankung beginnt meistens mit brennenden Schmerzen in den später vom Ausschlag befallenen Hautpartien. Das Exanthem folgt nach 2–3 Tagen. Schulter-Arm-Schmerzen treten auf, wenn eine oder mehrere Wurzeln im Bereich C 3 bis Th 1 betroffen sind. Die Schmerzen können in heftiger Form besonders bei alten Menschen monatelang anhalten. Motorische Ausfälle sind in der Regel vorhanden, werden aber im Rumpfbereich, wo der Zoster am häufigsten auftritt, in den meisten Fällen übersehen. Es handelt sich um schlaffe Lähmungen, die eine günstige Prognose haben. Sensible Ausfälle im betreffenden Dermatom und vegetative Störungen (durch lokale Hautveränderungen und auch manchmal durch den Befall des Grenzstrangs) vervollständigen das Bild.

Die **Therapie** der oft außerordentlich quälenden Schmerzen (postherpetische Neuralgie) ist schwierig. Meist bewährt sich die Kombination (s. S. 59) von Analgetika und Psychopharmaka (Antidepressiva und Neuroleptika), eventuell auch die Gabe von antikonvulsiv wirkenden Medikamenten (Hydantoin, Carbamazepin).

Die Behandlung der frischen Zosterinfektion (solange noch Bläschen zu sehen sind) erfolgt mit Acyclovir (Zovirax), einem gut verträglichen Virostatikum. Bei eingeschränkter Nierenfunktion sind entsprechende Laborkontrollen erforderlich. Nur beim unkomplizierten Zoster in einem Dermatom ist die ausreichend hoch dosierte orale Therapie (alle 4–6 Stunden 800 mg!) vertretbar. Auch bei geringen Allgemeinerscheinungen wie Mattigkeit und Kopfschmerzen, bei meningitischen Zeichen und bei Ausdehnung auf mehr als ein Dermatom empfehlen wir die Infusion (5–10 mg/kg in 1–2 Stunden pro Tag). Die Behandlungsdauer sollte 10–12 Tage betragen. Ob sich die postherpetische Neuralgie beeinflussen läßt, ist eher zweifelhaft.

Zeckenbiß – Radikulitis

Durch den Biß des Holzbockes (Ixodes ricinus), möglicherweise auch durch Stechmücken und Pferdebremsen, wird eine Infektion übertragen, die mit heftigen Extremitätenschmerzen beginnt. Es handelt sich um eine Borreliose. Manchmal bleibt der Zeckenbiß unbemerkt. An der Stichstelle bildet sich meistens ein blaßrotes, zur Ausbreitung neigendes Exanthem (Erythema migrans). In einem oder mehreren der Stichstelle benachbarten Dermatomen treten nach einigen Tagen heftige brennende Schmerzen auf. Später folgen den Dermatomen entsprechende radikuläre Paresen. Es handelt sich um eine Mono-, Oligo- oder Polyradikulitis, die weitere Extremitäten und auch Hirnnerven befallen kann (z. B. ein- oder doppelseitige Fazialisparese). Im Liquor findet man neben Pleozytose und Eiweißerhöhung eine autochthone Borrelienantikörperproduktion (im Verdachtsfall simultane Antikörperbestimmung [ELISA, Immunfluoreszenz] in Serum und Liquor). Die Prognose ist gut, die Ausheilung kann aber lange dauern. Die Behandlung erfolgt mit Cephalosporinen oder hochdosiertem Penicillin G.

Lues

Die Neurolues ist heute zwar seltener, doch muß sie bei allen möglichen „neuropsychiatrisch" erscheinenden Erkrankungen immer wieder in die differentialdiagnostischen Überlegungen einbezogen werden. Sowohl bei der Lues cerebrospinalis wie auch bei der Tabes dorsalis können Schulter-Arm-Schmerzen auftreten.

Lues cerebrospinalis. Bei dieser Form der Neurolues kann sich eine hauptsächlich zervikothorakal lokalisierte meningovaskuläre Entzündung entwickeln (Lues spinalis). Neben Pyramidenbahnzeichen, Sensibilitätsstörungen und Blasenstörungen treten hierbei *radikuläre Reizerscheinungen* auf. Sie führen zu nächtlichen Nacken-, Schulter- und Armschmerzen. Die heute seltene schwere proliferative Verlaufsform wurde als Pachymeningitis spinalis hypertrophica bezeichnet, weil sie zu einer fortschreitenden Einmauerung des Zervikalmarks mit progredienter *Tetraspastik* und *Muskelatrophien* führte. Ausschließlich radikuläre Schmerz- und Lähmungsbilder sind als Radiculitis luica bekannt geworden. Es gibt bei Lues auch eine Querschnittsmyelitis (Myelitis luica), die mit ausstrahlenden Schmerzen beginnt.

Tabes dorsalis. Hier können die jedem Arzt geläufigen „lanzinierenden Schmerzen" auch isoliert die obere Extremität betreffen. Meist sind sie dann an der ulnaren Seite des Armes und der Hand, also im Innervationsgebiet unterer Zervikalwurzeln, lokalisiert.

Diagnose und Behandlung. Auf die Serodiagnostik der Neurolues kann hier nicht detailliert eingegangen werden. Wir möchten aber darauf hinweisen, daß die alte neurologische Sitte, routinemäßig Luesreaktionen zu untersuchen, auch heute nicht überflüssig geworden ist. Heutzutage müssen bei entsprechendem Verdacht folgende Reaktionen geprüft werden:

– Treponema-pallidum-Hämagglutinationstest (TPHA),
– Fluoreszenz-Treponema-Antikörper-Absorptionstest (FTA-Abs),
– Treponema-pallidum-Immobilisierungstest (TPI).

Wenn die ersten beiden Untersuchungen reaktiv sind, kann auf den TPI-Test verzichtet werden. Zur weiteren Diagnostik ist die Untersuchung des Liquors erforderlich, die (wie die weitere Behandlung) einen stationären Aufenthalt erfordert. Neben der spezifischen antibiotischen Therapie mit Penicillin sind zur Behandlung der Schmerzphänomene bei der Lues des Nervensystems zusätzliche medikamentöse Maßnahmen angezeigt (Analgetika, Antikonvulsiva, Antidepressiva, Neuroleptika), gelegentlich müssen auch neurochirurgische Schmerzoperationen (s. S. 81) erwogen werden.

Tuberkulose

Wegen ihrer Seltenheit werden tuberkulöse Erkrankungen des Zentralnervensystems heute fast immer zu spät erkannt. Als Folge einer ausgeheilten tuberkulösen Meningitis können erst nach Jahren Zervikobrachialgien und eine progrediente Tetraspastik die bereits irreversible *Arachnitis spinalis tuberculosa* anzeigen. Die Diagnose erfolgt myelographisch, die Therapie ist in manchen Fällen neurochirurgisch, sonst symptomatisch.

Schmerzen im Nacken-, Schulter- und Armbereich sollten auch an eine *tuberkulöse Spondylitis* denken lassen. Charakteristisch sind heftige nächtliche Schmerzen, die den röntgenologischen Veränderungen (Verschmälerung des Zwischenwirbelraumes, Destruktion der angrenzenden Wirbelkörper) monatelang vorausgehen. Die Skelettszintigraphie ist für die frühzeitige Diagnose einer Spondylodiszitis geeignet. Wenn Hinweise für die spezifische Erkrankung in der Anamnese fehlen, ist die Artdiagnose schwierig.

Epiduraler Abszeß, Querschnittsmyelitis

Epiduraler Abszeß. Dieser ist meist eine Komplikation nach Operationen, bei entzündlichen Wirbelkörperprozessen (bei Furunkeln und Phlegmonen, seltener beim Pleuraempyem). Es kommt meist (nicht immer!) mit Fieber und Leukozytose zu akuten, radikulären Dauerschmerzen, dann zu Kompressionserscheinungen des Rückenmarks. Die sofortige Diagnostik (MRT) ist allein imstande, die Voraussetzung zur operativen Dekompression zu schaffen und so irreversible Schäden am Rückenmark zu verhindern.

Querschnittsmyelitis. Treten bei Virusinfektionen radikuläre Schmerzen und subakute Querschnittsbilder auf, so kann es sich auch um eine Querschnittsmyelitis (Myelitis transversa) handeln. Sie wird gelegentlich bei Masern, bei infektiöser Mononukleose, bei Grippe oder beim Zoster gesehen. Differentialdiagnostisch ist immer an ein Angiom zu denken. Der Queckenstedt-Versuch und die MRT können in Zweifelsfällen eine Raumforderung ausschließen.

Meningitis und Meningismus

Alle entzündlichen Erkrankungen der Hirnhäute können sich als Nakkenschmerzen, Nacken-Hinterkopf-Schmerzen oder sogar Nacken-Schulter-Schmerzen äußern, ohne daß in der Beschwerdeschilderung die Kopfschmerzen, die vor allem an die *Meningitis* denken ließen, an die erste Stelle gerückt werden. In unsicheren Fällen hilft zunächst die gewissenhafte Prüfung auf Nackensteifigkeit, die bei entzündlichen Prozessen ausgeprägt sein kann (nicht muß); schließlich ist auch in allen Zweifelsfällen eine Lumbalpunktion erforderlich.

Ebenso schwer wie die Fehlbeurteilung einer Meningitis wiegt die Verkennung des *Meningismus* bei der *akuten Subarachnoidalblutung.* Hier wird meistens (durchaus nicht immer) ein akuter Nacken-Hinterkopf-Schmerz angegeben. Manchmal sind die Beschwerden gering und objektivierbare Ausfälle fehlen. Wenn nicht gezielt die Anamnese erhoben und die Nackensteifigkeit geprüft wird, kann es vorkommen, daß ein in Lebensgefahr schwebender Patient unter der Diagnose ,,Zervikalsyndrom" nach Hause geschickt wird.

Schmerzen bei spinalen Tumoren

Allgemeines

Spinale Tumoren sind ein wichtiger differentialdiagnostischer Aspekt bei Schmerzen des Nackens, der Schulter und der oberen Extremität. Ähnlich wie bei Hirntumoren gibt es auch bei ihnen keine spezifischen Symptome. Meist entwickeln sie ihre Erscheinungen langsam progredient, doch wird gerade auch bei spinalen Raumforderungen immer wieder ein schubweiser Verlauf mit Remissionen und ein Fluktuieren der Symptome beobachtet.

Atlantookzipitaler Übergang. Hier ist die Vielfalt der störbaren Strukturen verantwortlich für die Variationsbreite der Symptome kraniospinaler Tumoren, die bei Raumforderungen des weiter kaudal liegenden Abschnittes vermißt wird. So gut wie immer lassen sich langwierige radikuläre Reizerscheinungen erfragen. Bei hochsitzenden Tumoren findet sich typischerweise der Nacken-Hinterkopf-Schmerz mit Kopfzwangshaltung, Tonuserhöhung der oberen Halsmuskeln und sensiblen Störungen im Halsgebiet (C 3): *Trias der kraniospinalen Tumoren.* Intermittierende vaskuläre Hirnstammsymptome, gelegentlich bis hin zur umschriebenen Ischämie im Stromgebiet der A. cerebelli inferior posterior (Wallenberg-Syndrom) kommen vor. Zusätzlich können bei hochliegenden Tumoren Kleinhirnsymptome und Ausfälle der kaudalen Hirnnerven vorkommen.

Für die Symptomentwicklung ebenfalls bedeutsam ist die Tatsache, daß der spinale Subarachnoidalraum im atlantookzipitalen Übergangsgebiet enorm an Weite gewinnt und am Foramen magnum etwa zweimal bis zweieinhalbmal so weit ist wie in Höhe C 2: der knöcherne Spinalkanal erweitert sich von 15 mm auf 35 mm. So wird es verständlich, daß spinale Erscheinungen und Hirnstammstörungen lange fehlen können und lediglich ein uncharakteristisches Schmerzsyndrom besteht.

Zervikalbereich. Hier sitzende Tumoren zeigen weniger vielfältige klinische Erscheinungen. Das Häufigkeitsverhältnis von spinalen Raumforderungen zu Hirntumoren beträgt 1:6. Im Kindesalter überwiegen intramedulläre Gliome, im mittleren Lebensalter Meningeome und Neurinome, im höheren Lebensalter Metastasen. Die klinische Symptomatik der verschiedenen Tumoren, soweit sie in unserem Zusammenhang von Bedeutung sind, wird in den folgenden Abschnitten erörtert. In der ambulanten apparativen Diagnostik ist die Röntgenuntersuchung der Halswirbelsäule von größter Bedeutung. Sie hat in seitlichem und sagittalem Strahlengang sowie in beiden schrägen Durchmessern zur Darstellung der Foramina intervertebralia zu erfolgen und bringt oft schon den wegweisenden Befund: die Aufweitung eines Zwischenwirbelloches, die Destruktion von Wirbelkörper oder Wirbelbogen oder die Auseinanderdrängung und Verformung von Bogenwurzeln. Zur weiteren Klärung sind CT, MRT und Myelographie erforderlich.

Extramedulläre Tumoren

Bei Zervikobrachialgien sind wegen ihrer relativen Häufigkeit ($\sim 85\%$) unter den Tumoren in erster Linie die extramedullär liegenden zu erwägen. Am häufigsten handelt es sich hier um Neurinome, um hochsitzende Meningeome oder um Wirbelmetastasen von Bronchial-, Mamma- oder Prostatakarzinomen. Das Syndrom des extramedullären Tumors wurde auf Seite 91 beschrieben. Reizerscheinungen, die sich beim Husten und Pressen verstärken, sowie Ausfallerscheinungen einer oder mehrerer zervikaler Wurzeln gehen den spinalen Kompressionssymptomen meist voraus. Oft werden auch diffuse, einem radikulären Muster nicht zuzuordnende Hinterkopf-, Nacken- und Schulterschmerzen angegeben.

Neurinome bleiben oft auf eine Wurzel beschränkt. Wenn der Tumor von der hinteren Wurzel ausgeht, treten motorische Störungen erst spät auf. Multiple Neurinome kommen beim Morbus v. Recklinghausen vor. Sanduhrneurinome liegen teils intra-, teils extradural. Die Schrägaufnahmen der Halswirbelsäule können eine charakteristische Aufweitung des betreffenden Zwischenwirbelloches zeigen. Das Foramen C 2/3 ist normalerweise weiter als alle anderen, was oft vergessen wird. Radikuläre Symptome mit Aufweitung des entsprechenden Zwischenwirbelloches sind so gut wie beweisend für ein Wurzelneurinom.

Meningeome kommen häufiger im Thorakalbereich als zervikal vor, sind aber auch hier durchaus geläufig. In der Symptomatik ähneln sie den Neurinomen. Gelegentlich werden sie am kraniospinalen Übergang angetroffen und äußern sich dann in hartnäckigen Kopfschmerzen, denen sich später Hirnstammerscheinungen hinzugesellen.

An **Wirbelmetastasen** ist zu denken, wenn in der zweiten Lebenshälfte eine Wurzelkompressionssymptomatik auftritt. Meist kommen in kürzester Zeit spinale Reizerscheinungen hinzu. Oft haben schon Wochen vorher uncharakteristische Schultergürtel- und Nackenschmerzen den Befall der Wirbelsäule angezeigt, der sich nun röntgenologisch in eindeutigen Destruktionen darstellt.

Intramedulläre Tumoren

Intramedulläre Metastasen und rückenmarkseigene Tumoren sind viel seltener. Im Zervikalbereich ist in erster Linie an Gliome, und zwar an Astrozytome und Ependymome, zu denken. Selten sind Oligodendrogliome und Glioblastome. Typische Wurzelreizsyndrome werden bei den intramedullären Tumoren meist vermißt. Trotzdem kann das Frühstadium durch Schmerzen gekennzeichnet sein. Sie werden als dumpfe, uncharakteristische Nacken- und Schulterschmerzen geschildert. Husten und Pressen verstärkt die Schmerzen nicht.

In den meisten Fällen deckt die *neurologische Untersuchung* zu diesem Zeitpunkt der ersten subjektiven Beschwerden schon Zeichen der intramedullären Raumforderung (dissoziierte sensible Ausfälle und Pyramidenbahnzeichen, s. S. 90) auf. Später entwickelt sich langsam oder auch recht plötzlich eine Para- oder Tetraparese. Ein relativ spät bemerkbares röntgenologisches Zeichen der intramedullären Tumoren ist die Auseinanderdrängung und Verformung einer oder mehrerer Wirbelbogenwurzeln.

Behandlung der spinalen Tumoren

Wie bei allen Geschwülsten stehen auch hier zur Verfügung: die Operation, die Bestrahlung und die zytostatische Therapie, bei manchen Metastasen auch die Hormonbehandlung. Bei gutartigen Tumoren (Meningeom, Neurinom) ist meist die Totalexstirpation möglich. Bei solitären Metastasen wird, wenn der Allgemeinzustand des Patienten es sinnvoll erscheinen läßt, die Operation (Exstirpation, Laminektomie, u. U. plastischer Wirbelersatz) je nach Strahlensensibilität des Tumors mit einer Bestrahlung kombiniert.

Ganz allgemein ist bei der Planung von Diagnostik und Therapie nicht isoliert vom neurologischen Befund, sondern von der Gesamtsituation des Kranken auszugehen. Auch bei intramedullären Tumoren wird seitens der Chirurgie heute eine zunehmend aktivere Position vertreten. Besonders bei Ependymomen, aber auch bei Astrozytomen werden Resektionen bis in Höhe C 1/2 vorgenommen.

Schmerzen bei Durchblutungsstörungen des Rückenmarks

Arteria-spinalis-anterior-Syndrom

Dies ist ein charakteristischer Typ der vaskulären Rückenmarksschädigung; das Syndrom kommt durch Verschluß der unpaaren A. spinalis anterior im Halsmarkbereich zustande (s. S. 83 f). Andere Formen vaskulärer Halsmarksyndrome entstehen durch Affektionen der A. subclavia oder der A. vertebralis (Traumen, Chiropraktik), der Wurzelarterien (Metastasen, Bandscheibenprotrusionen), Läsion intramedullärer (Embolien) oder perimedullärer und pialer Gefäße (Lues, Tbc-Meningitis).

Dem **klassischen Bild** eines inkompletten, apoplektiform oder subakut einsetzenden Querschnittssyndroms (s. o. S. 87) gehen oft radikuläre Schmerzen und Parästhesien stunden- oder tagelang voraus, die als einfaches Wurzelreizsyndrom verkannt werden können. Wenn dissoziierte Sensibilitätsstörungen und Pyramidenbahnzeichen hinzutreten, wird die Diagnose gestellt. Die Myelographie ergibt einen normalen Befund, die MRT wird hier wohl ebenfalls zur ergiebigsten Methode werden. Wie oben (S. 110) dargelegt wurde, ist eine Ischämie im Stromgebiet der A. spinalis anterior auch bei der zervikalen Myelopathie oft pathogenetisch beteiligt.

Therapeutisch kommen bei den meistens zugrunde liegenden degenerativen Gefäßveränderungen lediglich symptomatische Maßnahmen (Therapie der Risikofaktoren, ,,durchblutungsfördernde" Mittel) in Betracht.

Spinales Angiom

Etwa 10 % der spinalen Raumforderungen sind arteriovenöse, überwiegend intradural liegende Angiome. Etwa 10 – 15 % davon finden sich im Zervikalbereich. Obwohl sie selten sind, ist es wichtig, die Diagnose frühzeitig zu stellen: Eine rechtzeitige Behandlung kann in manchen Fällen schwere Rückenmarksschäden verhindern.

Jedes fünfte spinale Angiom etwa wird zunächst als ,,Bandscheibenschaden" angesehen. Dies ist auf die anfangs uncharakteristischen Beschwerden zurückzuführen. Soweit nicht eine akute *Subarachnoidalblutung* (Nackensteifigkeit und Schmerzen vor allem in der Schulterregion) oder ein ischämisch bedingtes *Querschnittssyndrom* das klinische Bild prägen, können intermittierende oder langsam zunehmende Zervikobrachialgien gewisse Zeit das einzige Symptom sein. Aber auch eine bland verlaufende Subarachnoidalblutung kann – genau wie die intrakranielle Subarachnoidalblutung – lediglich als ungewöhnlich starke ,,Okzipitalneuralgie" eingeordnet werden, wenn auf eine genaue neurologische Untersuchung (Meningismus!) und auf die in Zweifelsfällen immer indizierte Lumbalpunktion verzichtet wird. Im MRT sind Gefäß-mißbildungen heute oft gut zu beurteilen. Mit einer Myeolographie lassen sich die erweiterten spinalen Gefäße oft indirekt als girlandenförmige Aussparungen der Kontrastmittelsäule darstellen. Zur genauen Klärung der Zu- und Abflüsse sowie des intra- und extramedullären Anteiles der Mißbildung dient die spinale Arteriographie. Sie bleibt speziell ausgerüsteten neuroradiologischen Zentren vorbehalten. Therapeutisch kommt heute neben dem operativen Eingriff manchmal auch die Embolisation der Zuflüsse mit silikonhaltigen Substanzen in Betracht.

Schmerzen bei entzündlichen Wirbelsäulenerkrankungen

Chronische Polyarthritis (cP)

Allgemeines. Die Häufigkeit klinischer Symptome im Zervikalbereich (Nackenschmerzen, Muskelverspannung, Bewegungsbehinderung) wird mit 40% bis 88% angegeben, während radiologisch eine Zervikalarthritis in 20% bis 50% festgestellt wird. In der Reihenfolge der Häufigkeit rangiert die Zervikalarthritis hinter dem Befall der Metatarsophalangealgelenke und noch vor der Erkrankung der Fingergrundgelenke. Dies ist verständlich, weil im Bereich der Halswirbelsäule viele kleine Gelenke ausgebildet sind: insgesamt handelt es sich um 14 Intervertebral- und 10 Unkovertebralgelenke, hinzu kommen noch die Gelenke zwischen Atlas und Dens. Schließlich können auch Zwischenwirbelscheiben und Dornfortsätze betroffen werden.

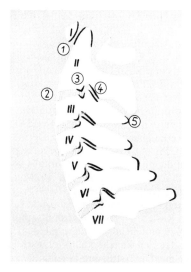

Abb. 3.18 Prädilektionsstellen der chronischen Polyarthritis an der Halswirbelsäule
1 Atlantodentales Gelenk
2 Discus intervertebralis
3 Unkovertebralgelenke
4 Intervertebralgelenke
5 Dornfortsätze

Prädilektionsstellen der zervikalen cP sind (Abb. 3.18):
– die atlantodentalen Gelenke, d.h. die Gelenke zum vorderen Atlasbogen und zum Lig. transversum, die die Vorder- und Hinterfläche des Dens axis begrenzen,
– die Zwischenwirbelscheibe (Discitis intervertebralis, Verschmälerung sowie Usurierungen der Wirbelkörper),
– die Unkovertebralgelenke,
– die kleinen Intervertebralgelenke; wie auch bei den degenerativen Wirbelsäulenerkrankungen findet man pathologisch-anatomisch bereits Veränderungen der Unkovertebralgelenke und kleinen Zwischenwirbelgelenke, bevor klinisch und radiologisch ein Befall der Halswirbelsäule nachweisbar ist,
– die Dornfortsätze mit Zuspitzungen, Ausziehungen und Usurierungen, vor allem im Bereich des 7. Halswirbelkörpers.
Schwerstwiegende Folge im atlantookzipitalen Übergangsbereich ist die *atlantoaxiale Dislokation,* die am häufigsten als Vorwärts-, seltener als Rückwärtsdislokation auftritt. Die subaxiale zervikale Arthritis mit Spondylodiszitis führt zur Verschmälerung der Zwischenwirbelräume und zusammen mit der Intervertebral- und Unkovertebralarthritis zu subaxialer zervikaler Dislokation (ebenfalls als Vorwärts- oder, seltener, als Rückwärtsdislokation). Eine gefürchtete *Komplikation* aller Dislokationen ist die medulläre Schädigung durch Kompression des Rückenmarks und Beeinträchtigung von Rückenmarksgefäßen. Außerdem kommt es bei Dislokationen durch Zerrung und Abknickung

der A. vertebralis zu Symptomen des Hirnstammes und des Kleinhirnes.

Anamnese. Symptome der zervikalen Arthritis sind radikulär ausstrahlende Schmerzen und Morgensteifigkeit. Der Schmerzcharakter ist dumpf und persistierend. Beim Befall der oberen Halswirbelsäule wird der Schmerz in der Subokzipitalregion (C 2) und im oberen Nackenbereich (C 3) verspürt. Er kann, besonders bei atlantoaxialer Dislokation, bis nach frontotemporal ausstrahlen. Beim Befall der mittleren Halswirbelsäule entsprechen die Schmerzen den Dermatomen C 4 und C 5 (Schulterregion), beim Befall der unteren Halswirbelsäule den Dermatomen C 6 bis C 8 (Arme und Hände). Meist wird eine Seite bevorzugt. Die Schmerzen kombinieren sich mit denen der meistens ebenfalls befallenen Schultergürtelgelenke. Dazu kommen noch die von den Muskelverspannungen herrührenden Schmerzen.

Die abnorme Beweglichkeit der oberen Halswirbelsäule verursacht bewegungsabhängige Schmerzen (beim Rasieren, bei der Haushaltsarbeit oder beim Lesen). Seltener kommt es zu plötzlicher Bewegungsblockierung, die unter Schmerzen und mit deutlich knackenden Geräuschen unter verstärkter Anstrengung oder mit Unterstützung der Hände zu überwinden ist.

Klinische Befunde. Äußerlich sichtbare Deformierungen können völlig fehlen, es kann aber durch Verschmälerung der Zwischenwirbelräume und durch Dislokationen zur Verkürzung des Halses und Abflachung der Lordosierung bis hin zur Kyphosierung kommen. Die äußerlich sichtbaren Veränderungen sind jedoch niemals so ausgeprägt wie bei der Spondylitis ankylopoetica. Manchmal kann der Dornfortsatz des Axis als erste knöcherne Prominenz unterhalb des Kopfes getastet werden.

Zur klinischen Prüfung der atlantoaxialen Dislokation führt man den *Test nach Sharp und Purser* durch: Man legt eine Handinnenfläche auf die Stirn des Patienten und tastet mit der anderen Hand den Dornfortsatz des Axis. Der Untersuchte wird in halbgebeugter Stellung des Kopfes aufgefordert, sich zu entspannen. Drückt man mit der Handinnenfläche den Kopf nach hinten, so gleitet dieser rückwärts, entsprechend gleitet der Dornfortsatz nach vorn (Abb. 3.**19**).

Als weitere Fehlstellungen können Rotationen des Kopfes zu einer Seite sowie Schiefhaltung durch asymmetrische Destruktion von Gelenken und Insuffizienz des Kapselapparates auf der Gegenseite mit entsprechenden reaktiven Veränderungen durch die statische Fehlbelastung und dadurch bedingte Schmerzen auftreten.

Neurologische Komplikationen. Radikuläre Symptome und Störungen der A. vertebralis (synkopale Episoden, Schwindelerscheinungen, Doppelbilder, Gesichtsfeldausfälle) wurden bereits erwähnt. Durch das Zusammentreffen von mechanischer Störung und Zirkulationsstörung im Bereich ventraler Rückenmarksabschnitte (Arteria-

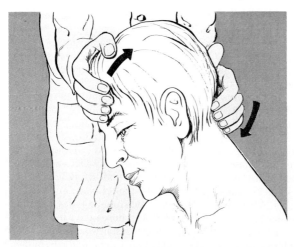

Abb. 3.19 Sharp-Purser-Test zur Prüfung auf atlantoaxiale Dislokation (s. Text)

spinalis-anterior-Syndrom, s. o. S. 90) entsteht eine variable, meist inkomplette *Querschnittssymptomatik*. Sensible Störungen und Mißempfindungen der Arme und Beine, Blasenentleerungsstörungen und Gangstörungen gehen der vollständigen Querschnittssymptomatik *Wochen bis Monate* voraus. Die Parästhesien können besonders am Anfang durch bestimmte Kopfbewegungen hervorgerufen werden. Bei Dislokationen sind Steigerung der Eigenreflexe und positive Pyramidenbahnzeichen schon frühzeitig bei der Mehrzahl der Patienten nachweisbar. Die Ausbildung einer Querschnittssymptomatik hängt von der sagittalen Weite des Spinalkanals, vor allem in Höhe des atlantookzipitalen Übergangs, ab. Der kritische Abstand zwischen Dens axis und hinterem Atlasbogen beträgt 19 mm. Eine Usurierung des Dens selbst kann selbst bei einer stärkeren Dislokation die Querschnittsläsion bis zu einem gewissen Grade hintanhalten, da dadurch dem Rückenmark vermehrt Raum zur Verfügung steht. Hinsichtlich der diagnostischen Kriterien der inkompletten und kompletten Querschnittslähmung wird auf S. 87 verwiesen.

Bei Beteiligung der atlantookzipitalen und atlantoaxialen Gelenke kann es auch zu einer basilären Impression des Dens axis (s. S. 112) kommen.

Röntgenbefunde (s. Abb. 3.18). Die Halswirbelsäule zeigt röntgenologisch ebenso wie Extremitätengelenke im Frühstadium der Erkrankung oft keinen krankhaften Befund. Erstes Zeichen einer *Spondylodiszitis* ist gewöhnlich die Höhenminderung des Zwischenwirbelraumes, die im Gegensatz zu den degenerativen Erkrankungen auch die oberen Zwischenwirbelräume (C 2/3, C 3/4) betrifft (Chondrose). Sie geht ohne Bildung spondylotischer Ausziehungen einher; anstelle der subchondralen Sklerosierung findet man Osteoporose und Usuren der Wirbelkörper. In fortgeschrittenen und schweren Stadien der Zervikalarthritis treten Gelenkspaltverschmälerung und Usuren der Intervertebral- und Unkovertebralgelenke hinzu.

Das röntgenologische *Kardinalsymptom* ist die atlantoaxiale Dislokation (seitliche Halswirbelsäulenaufnahme). Da das volle Ausmaß der atlantoaxialen und subaxialen Dislokation nur in maximaler Flexionsstellung bestimmt werden kann, sind unbedingt Funktionsaufnahmen, eventuell mit Schichtung, erforderlich. Der Abstand zwischen Hinterkante des vorderen Atlasbogens und Vorderkante des Dens axis beträgt beim Erwachsenen maximal 3 mm, bei Kindern und Jugendlichen höchstens 4 mm. Eine Vergrößerung dieses Abstandes weist auf ein Vorwärtsgleiten des Atlas hin. Neben der Bestimmung des sagittalen Durchmessers des Spinalkanals (s. Abb. 1.**43**), durch die wir auf mögliche Gefährdungen des Rückenmarks hingewiesen werden, ist auf die Stellung des Dens axis zur Foramen-magnum-Ebene unter Benutzung der anderenorts angegebenen Meßlinien (s. Abb. 3.**17** u. Tab. 3.**3**) zu achten.

Auch im Rahmen einer **juvenilen cP** ist die Halswirbelsäule beteiligt (Hypoplasien von Wirbelkörpern und Bandscheiben im oberen Anteil der Halswirbelsäule, entzündliche Spondylodiszitis, erworbene Blockwirbelbildungen, Ankylose der Intervertebralgelenke und atlantoaxiale Dislokation).

Therapie. Die Pharmakotherapie der cP zu erörtern, würde den vorgebenen Rahmen sprengen; wir verweisen auf den allgemeinen therapeutischen Abschnitt (s. S. 59) sowie auf spezielle Lehrbücher. Nichtmedikamentöse konservative Maßnahmen sind je nach klinischer Symptomatik anzusetzen: Beschwerden durch die atlantoaxiale Dislokation wird man mit Ruhigstellung in einer Schanzschen Krawatte zu bessern versuchen, Schmerzen durch Zervikalarthritis ohne Dislokation durch Massagen, Bewegungsübungen und Muskeltraining je nach Krankheitsaktivität. Treten neurologische Ausfälle hinzu, so ist eine chirurgische Behandlung erforderlich. Wir gehen darauf hier nicht näher ein.

Spondylitis ankylopoetica

Der Morbus Bechterew betrifft vorwiegend Männer zwischen 20 und 30 Jahren, entwickelt sich schubweise oder schleichend und ist an der Halswirbelsäule durch die typische metaplastisch-produktive Syndesmophytenbildung von C 2 bis C 7, durch einen destruktiv-resorptiven Wirbelsäulenumbau und durch eine Entzündung der Intervertebralgelenke mit Ankylose gekennzeichnet. Zum typischen Bild gehört auch eine destruierende und ossifizierende Tendoostitis der Dornfortsätze.

Diese Prozesse führen zur Ankylose der Wirbelsäule und zur atlanto-axialen und subaxialen Dislokation.

Klinik. Im Frühstadium klagen die Betroffenen über wechselnde Muskelschmerzen, Lumbalgien, Ischialgien, morgendliche Kreuz- und Rükkenschmerzen. In der Regel sind auch diffuse Nackenschmerzen nach Art eines „einfachen Zervikalsyndroms" vorhanden, radikuläre Störungen dagegen sind selten. Die Schmerzen verringern sich durch Bewegungen. Neurologische Komplikationen können durch Dislokationen (s. o. S. 130) und Frakturen entstehen. Die Frakturanfälligkeit ist bei dieser Erkrankung erhöht und wird durch die Inaktivitätsosteoporose noch gefördert.

Während *radiologisch* Veränderungen der Ileosakralfugen frühestens nach einem halben Jahr, Wirbelsäulenveränderungen sogar erst nach mehreren Jahren evident werden, kann heute in Zweifelsfällen frühzeitig die Bestimmung des *HLA B-27* (s. o. S. 44) die Diagnose eines Morbus Bechterew erhärten.

Therapie. Auch hier würde es zu weit führen, die Behandlung im einzelnen zu erörtern. Zur physikalischen und medikamentösen Behandlung verweisen wir auf S. 59ff; besondere Bedeutung kommt dabei einer intensiven Physiotherapie zu (s. Tab. 2.**10**, S. 74).

Infektiöse Spondylitiden

Allgemeines. Wirbelsäuleninfektionen können hämatogen, lymphogen oder fortgeleitet (Traumen, Operationen, Injektionen) entstehen. An erster Stelle unter den Grundkrankheiten steht die Tuberkulose, seltener kommen Brucellose, Salmonellen- und Shigelleninfektionen oder pyogene Keime in Betracht.

Klinik. Charakteristisch ist der kaum zu beeinflussende Nachtschmerz, verbunden mit umschriebener Erschütterungs- und Belastungsempfindlichkeit, weniger häufig sind radikuläre Störungen. Die stark beschleunigte BSG gibt einen weiteren Hinweis. Wenn jedoch eindeutige anamnestische Angaben fehlen, kann sowohl die Diagnose einer Spondylitis wie auch die Artdiagnose des Erregers schwierig sein, zumal das Röntgenbild erst relativ spät (s. u.) eindeutig wird.

Röntgenbefunde. Sie sind frühestens nach 3—4 Wochen, oft aber erst wesentlich später erkennbar. Im typischen Fall findet man eine fortschreitende Chondrose mit Destruktion der Grund- und Deckplatten, Osteolysen, später reparativen Zeichen in Form von subchondraler Sklerosierung. Manchmal sieht man auch prävertebrale Weichteilschwellungen als Zeichen dort gelegener Abszesse.

Therapie. Die Behandlung folgt, soweit sie spezifisch-antibiotische Maßnahmen betrifft, den Regeln der Infektiologie. Zur Entlastung der Wirbelsäule ist eine mehrwöchige Bettruhe bis zum Nachweis reparativer Vorgänge im Röntgenbild notwendig.

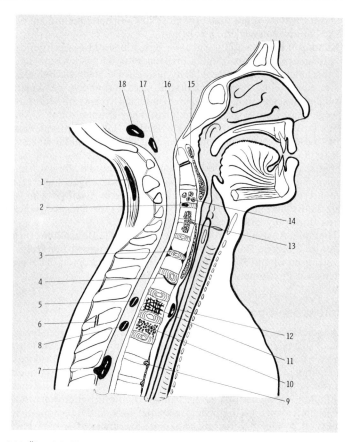

Abb. 3.20 Übersicht über verschiedene Ursachen von Schmerzen im Zervikalbereich

1 Tendomyosen, Myogelosen; 2 Diskushernie; 3 Spondylose, Osteochondrose; 4 Wirbelfrakturen;5 Spondylarthrose; 6 Dornfortsatzfrakturen, -osteolysen; 7 Intraspinale Prozesse (Tumoren, entzündliche Prozesse); 8 Entzündliche Gelenkerkrankungen; 9 Entzündliche Bändererkrankungen; 10 Osteomyelitis; 11 Osteoporose; 12 Prävertebrale Hämatome (z. B. nach Schleudertrauma); 13 Discitis intervertebralis, u. U. mit Senkungsabszeß; 14 Metastasen im Wirbelkörper; 15 Osteomyelitis des Atlas; 16 Anomalien und Verletzungen des atlantookzipitalen Übergangsgebietes; 17 Tumoren des kraniospinalen Übergangsgebietes; 18 Intrakranielle Prozesse (Tumoren, Entzündungen, Blutungen)

Weitere Erkrankungen der Halswirbelsäule

Bösartige Tumoren. Umschriebene Osteolysen sind bis zum Beweis des Gegenteils verdächtig auf Wirbelmetastasen. Radiologische Befunde zählen auch hier zu den Späterscheinungen. Die Metastasen können von Prostata-, Bronchus- und Schilddrüsentumoren u. a. m. stammen. *Klinisch* stehen heftige radikuläre Schmerzen im Vordergrund, Ausfälle treten erst später hinzu (s. S. 126). An diese Möglichkeit ist bei jedem Menschen jenseits des 40. Lebensjahres mit einem „einfachen Zervikalsyndrom" zu denken (vgl. S. 54 f und S. 105 f).

Spondylosis hyperostotica. Diese Erkrankung ist röntgenologisch durch überschießende, ganze Zwischenwirbelräume weit umspannende Osteophytenbildung gekennzeichnet und röntgenologisch vom Morbus Bechterew zu trennen. Klinisch unterscheidet sie sich nicht vom „einfachen" oder mit neurologischen Ausfällen einhergehenden Zervikalsyndrom. Oft findet sich gleichzeitig Diabetes mellitus (Morbus Forestier) oder Hyperurikämie.

In Abb. 3.20 sind neben der synoptischen Darstellung der Halswirbelsäulenerkrankungen im engeren Sinn auch Krankheitsprozesse der Umgebung erfaßt, die zum Teil schon besprochen wurden, zum Teil später (s. S. 137) abgehandelt werden.

Der „Schiefhals"

Aus praktischen Erwägungen verstehen wir im folgenden unter „Schiefhals" im weitesten Sinne alle Schiefhaltungen des Kopfes unabhängig von neurophysiologischen Überlegungen und Klassifizierungen. Bei einer Schiefhaltung des Kopfes ist an folgende Möglichkeiten zu denken:

– Der akute „steife Hals" nach zugigen Autofahrten, nach heftigen Bewegungen oder auch – am häufigsten – ohne erkennbaren Anlaß hat vermutlich keine einheitliche Ursache. Bei manchen Formen soll eine Massenverschiebung innerhalb der Bandscheibe ohne erkennbaren Prolaps zu Reizung sensibler Fasern im hinteren Längsband führen. Zur Behandlung dienen, soweit eine solche überhaupt notwendig ist, Ruhigstellung, Wärme und Analgetika mit Myotonolytika.
– Schiefhals bei degenerativen und entzündlichen Erkrankungen der Wirbelsäule. Wir haben den Schiefhals im Rahmen des „einfachen" Zervikalsyndroms auf S. 105 besprochen. Bei der juvenilen chronischen Polyarthritis gehört der akute Schiefhals zu den Früherscheinungen.
– Schiefhals nach Traumen der Wirbelsäule (bei Kindern an fixierte atlantoaxiale Rotationsluxation denken!).
– Schiefhals bei Anomalien des okzipitozervikalen Übergangs.

- Schiefhals bei spinalen Tumoren.
- Im Rahmen der Polymyositis tritt manchmal ein Schiefhals auf (s. S. 202).
- Schiefhals im Rahmen einer Torsionsdystonie; dieses ist der eigentliche „klassische" Torticollis spasticus. Die Torsionsdystonie ist ein heterogenes Syndrom, dessen Kennzeichen proximale stereotype tonische Hyperkinesen und hypertonische Haltungsanomalien von Kopf, Hals, Rumpf und Gliedmaßen sind. Der Tortikollis ist als lokalisierte Form der Dystonie aufzufassen. Als Ursachen kommen degenerative Erkrankungen, perinatale Hirnschäden, Enzephalitiden, Gefäßkrankheiten, Intoxikationen und Stammganglientumoren in Betracht. Auch diese Form des Schiefhalses ist in der Regel schmerzhaft. Neben der systemischen Therapie mit Trihexyphenidyl (Artane) und Benzodiazepinen können gegen die Muskelverspannungen auch Myotonolytika (Xylotocan), Antispastika (Lioresal) oder Botulinustoxin-Injektionen eingesetzt werden.
- Selten sind familiäre Schiefhalserkrankungen ohne sonstige neurologische Systemstörungen. Man kennt eine periodisch auftretende Form und eine Form mit ständig vorhandener Schiefhaltung.
- Schiefhals bei Residualschädigungen des Gehirns nach frühkindlichen Hirnschäden.
- Schiefhals nach entzündlichen Hirnerkrankungen.
- Okulärer Schiefhals bei Lähmung des M. obliquus superior (Trochlearisparese).
- Psychogener Schiefhals. Die Ansichten über die Häufigkeit des psychogenen Schiefhalses gehen weit auseinander. Während einige Autoren meinen, daß praktisch alle Fälle von Schiefhals psychogen seien, glauben andere, daß eine rein psychogene Entstehung so gut wie nicht vorkommt. Es soll sich danach bei den als psychogen klassifizierten Fällen vielmehr um extrapyramidale Bewegungsstörungen handeln, die aufgrund der situativen Ausgestaltung und der reaktiven Verzweiflung den Eindruck der Psychogenese erwecken. Die Erklärung einer Schiefhalserkrankung als psychogen im Sinne einer Konversionsneurose sollte als Ausschlußdiagnose erfolgen und keine auf dem ersten Eindruck beruhende „Anhiebsdiagnose" sein. Eine primär gleichzeitig auf den emotionalen Anteil des Krankheitsgeschehens ausgerichtete Diagnostik (s. S. 211) ist bei der Untersuchung eines Schiefhalskranken erforderlich. Gegebenenfalls muß ein psychosomatisch geschulter Spezialist hinzugezogen werden, wenn die notwendigen Voruntersuchungen ergeben haben, daß keine „symptomatische" Form vorliegt.

Okzipitozervikale und zervikobrachiale Schmerzsyndrome bei weiteren Erkrankungen des Nervensystems (vgl. Tab. 3.1 u. Abb. 3.20, S. 83 u. 134)

Hirntumoren können im Anfangsstadium Nacken- und Hinterkopfschmerzen hervorrufen; dies gilt natürlich vor allem für die Raumforderungen der hinteren Schädelgrube, aber gelegentlich auch für die Tumoren anderer Lokalisation. Aus diesem Grunde ist es wichtig, sich eine orientierende neurologische Untersuchung auch bei Patienten mit scheinbar harmlosen Nacken-Schulter-Arm-Schmerzen oder okzipitozervikalen Schmerzen anzugewöhnen (Augenhintergrunduntersuchung!). Ein seltener Spezialfall ist der sogenannte „Thalamusschmerz": ein äußerst unangenehmer, durch Berührung auslösbarer Schmerz einer Körperhälfte oder als Rarität auch einmal eines Armes bei Prozessen im Stammganglienbereich.

Migräne und andere vasomotorische Kopfschmerzen können mit ausgeprägtem Schwerpunkt im Okzipitalbereich einhergehen. Das anfallsweise Auftreten und die Einseitigkeit sollten an diese Möglichkeit denken lassen.

Meningeale Reizzustände bei entzündlichen Erkrankungen und auch bei Subarachnoidalblutungen werden auf S. 124 erwähnt.

Schlaganfallskranke können bereits nach kurzer Immobilisierung des betroffenen Armes schwerste Schmerzen im Schultergelenk bei passiver Bewegung („frozen shoulder", s. S. 185) bekommen. Die beste Prophylaxe ist die richtige Lagerung des gelähmten Armes in Abduktion und Außenrotation im Schultergelenk sowie frühzeitig beginnende konsequente Mobilisierung. Nur so können Kontrakturen verhindert werden. Ist erst einmal eine schmerzhafte Gelenkkontraktur eingetreten, so kann die Mobilisierung erst mit Unterstützung durch Infiltrationen von Lokalanästhetika begonnen werden. Prinzipiell sind solche Kontrakturen selbstverständlich auch bei allen anderen zentralen Paresen möglich (Hirntumoren, Lähmungszustände nach Operationen usw.).

4. Schmerzsyndrome des Plexus cervicobrachialis

Allgemeine diagnostische Hinweise

Bei einem Schmerzsyndrom im Schulter-Arm-Bereich wird man eine Läsion des Armplexus zu erwägen haben, wenn
- neurologische Ausfälle (Lähmungen, Muskelatrophien, Sensibilitätsstörungen, abgeschwächte oder fehlende Reflexe) nachweisbar sind,
- diese sich nicht auf das Innervationsgebiet einer Spinalwurzel oder eines peripheren Nervs beziehen lassen,
- trophische Hautveränderungen und Störungen der Schweißsekretion vorliegen,
- die Schmerzen in den Arm, besonders in die ulnare Vorderarm- und Handregion ausstrahlen (untere Armplexusläsion),
- die Sensibilität im Ulnarbereich gestört ist (untere Armplexusläsion),
- ein gleichseitiges Horner-Syndrom (Miosis, Ptosis, Enophthalmus, quadrantenförmige Schweißsekretionsstörung) besteht,
- anamnestisch oder klinisch Hinweise auf ein Mamma- oder Bronchialkarzinom (Tumorläsion), auf Bestrahlungen im Axillarbereich (Strahlenschaden), auf einen grippalen Infekt in der Vorgeschichte (neuralgische Schulteramyotrophie) gegeben sind oder die Beschwerden haltungs- bzw. bewegungsabhängig sind (Kompressionssyndrome).

Anatomische Vorbemerkungen (Abb. 4.1)

Plexus cervicalis

Der Plexus cervicalis entstammt den Rr. ventrales der Rückenmarkssegmente C 1 – C 4.

Motorische Äste. Die Rr. musculares versorgen die Nackenmuskulatur (M. rectus capitis lateralis und medialis, M. longus capitis und colli, M. levator scapulae, M. sternocleidomastoideus, M. trapezius); jedoch werden Lähmungen dieser Nackenmuskeln durch Läsionen der peripheren Muskeläste aus dem Plexus cervicalis klinisch nur sehr selten gesehen.

Der M. trapezius wird in seinem mittleren und kranialen Anteil vom N. accessorius versorgt, nur für den kaudalen Anteil sind Äste aus dem Plexus cervicalis verantwortlich. Daher kommt es bei einer Läsion des N. accessorius (s. S. 168) zu

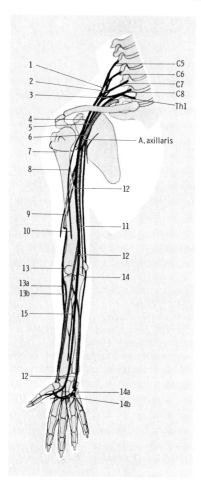

Abb. 4.1 Plexus brachialis; Übersicht einschl. Wurzeln, Primärsträngen, Faszikeln und langen Armnerven. Die kurzen Muskeläste des Plexus sind nicht eingezeichnet

1 Truncus superior
2 Truncus medius
3 Truncus inferior
4 Fasciculus lateralis
5 Fasciculus posterior
6 Fasciculus medialis
7 N. axillaris
8 N. musculocutaneus
9 N. cutaneus antebrachii posterior
10 N. cutaneus antebrachii lateralis
11 N. cutaneus antebrachii medialis
12 N. medianus
13 N. radialis
13a R. profundus n. radialis
13b R. superficialis n. radialis
14 N. ulnaris
14a R. superficialis n. ulnaris
14b R. profundus n. ulnaris
15 N. interosseus anterior (n. mediani)

einer Lähmung der Pars superior des M. trapezius, während der kaudale Anteil intakt bleibt.

Der wichtigste motorische Ast des Plexus cervicalis ist der *N. phrenicus*, der überwiegend aus den Rr. ventrales C 4 mit geringen Anteilen aus C 3 und C 5 gebildet wird. Er innerviert mit seinen Rr. diaphragmatici das Zwerchfell. Für die Analyse von Schulterschmerzen sind die afferenten Anteile des N. phrenicus bedeutsam: Bei Erkrankungen des Abdomens (Cholezystitis, Adnexitis) oder des Mediastinums werden über diese afferenten Phrenikusfasern Schmerzempfindungen geleitet, die in den entsprechenden Hautregionen (Dermatome C 3 – C 5)

zu Schmerzen und/oder Hyperästhesie/Hyperalgesie führen (vgl. Dermatomschemata S. 38 f.). Die Schmerzausstrahlung in die rechte Schulter bei Erkrankungen der Gallenblase und in die linke Schulter bei Pankreaserkrankungen sind
alte klinische Beobachtungen („Douleur élevée" der französischen Kliniker).
Der Phrenikusschmerz verstärkt sich typischerweise beim Atmen und Husten
und ist oft von einer Druckdolenz der Muskulatur im Dermatom C 4 begleitet
(Schultergelenk frei beweglich!).

Die **Hautäste** des Plexus cervicalis treten am „Punctum nervosum" (= Erbscher
Punkt) am hinteren Rand des M. sternocleidomastoideus strahlenförmig aus. Der
stärkste Ast ist der N. auricularis magnus (Haut der seitlichen unteren Gesichts-
hälfte, des unteren Teils der Ohrmuschel und Bereich der Fossa retromandibula-
ris; der R. posterior versorgt vor allem die Haut der hinteren Ohrmuschel). Weitere Hautäste sind der N. occipitalis minor (C 2, C 3), der die Haut des lateralen
Teils der Regio occipitalis versorgt, und der N. transversus colli (C 3) für die vordere Halshaut sowie der N. supraclavicularis (C 4), der zur Fossa supraclavicularis zieht und sich hier in Rr. anteriores, Rr. medii und Rr. posteriores aufteilt.

Plexus brachialis

Der Plexus brachialis wird von den Rr. ventrales der Spinalnerven aus den Segmenten C 5–Th 1 gebildet. Die stärkste Wurzel des Plexus stammt aus C 7. Je
nach der Stärke des Anteils aus C 5 oder Th 1 spricht man von einem „präfixier-
ten" (= C 5-Anteil besonders kräftig) oder „postfixierten" (= Th 1-Anteil besonders stark ausgeprägt) Typ des Plexus brachialis. Er versorgt motorisch die gesamte Arm- und Schultermuskulatur (außer dem M. trapezius, s. o.) und sensibel
die Haut des ganzen Armes. Mit seinen vegetativen Fasern innerviert er Gefäße
und Schweißdrüsen der oberen Extremität.

Der Plexus kommt aus der Spalte zwischen M. scalenus anterior und M.
scalenus medius hervor und liegt im Trigonum omoclaviculare. Nach der
Beziehung zum Schlüsselbein unterscheidet man eine *Pars supraclavicularis* (Primärstränge und daraus abgehende Muskeläste) von einer *Pars
infraclavicularis* (Faszikel). Die Faszikel gruppieren sich um die Arteria
axillaris und sind nach ihrer Position zu der Arterie benannt (medialer,
lateraler und dorsaler Faszikel). Aus ihnen gehen die langen Armnerven
hervor.

Die Rr. ventrales der Spinalnerven C 5–Th 1 vereinigen sich zu den 3
großen *Primärsträngen* (Trunci), und zwar zum Truncus superior (oberer Primärstrang, aus den Wurzeln C 5 und C 6), Truncus medius (mittlerer Primärstrang, aus der Wurzel C 7) und zum Truncus inferior (unterer
Primärstrang, aus C 8 und Th 1).

Sowohl von den Wurzeln als auch von Primärsträngen und Faszikeln gehen sogenannte *kurze Muskeläste* zu den Schultermuskeln ab. Von ihnen
kommt den sehr weit proximal abgehenden Ästen aus C 5 bis C 7 für den
N. thoracicus longus (M. serratus anterior) und den inkonstant ebenfalls
sehr weit proximal aus der Wurzel C 5 abgehenden Fasern zum N. phrenicus insofern topographische Bedeutung zu, als bei Armplexusläsionen

die Beteiligung des Zwerchfells (einseitiger Zwerchfellhochstand) oder Parese des M. serratus anterior (Scapula alata) eine weit proximal gelegene Läsion anzeigen können.

Die Primärstränge teilen sich in einen dorsalen und ventralen Teilstrang auf, aus denen sich die *Sekundärstränge (Faszikel)* bilden: dorsaler Faszikel (aus allen dorsalen Teilsträngen, also mit Anteilen aus C5–Th1), lateraler Faszikel (aus den ventralen Teilsträngen der oberen beiden Primärstränge, also mit Fasern aus C5–C7) und medialer Faszikel (aus dem ventralen Teilstrang des unteren Primärstrangs, also mit Fasern aus C8 und Th1). Zu den Läsionsbildern von Primärsträngen und Faszikeln folgen unten Einzelheiten.

Typische Läsionsorte. Sehr weit proximal gelegene Armplexusläsionen können durch Beteiligung des Zwerchfells und des M. serratus anterior gekennzeichnet sein (s.o.).

Auf dem Weg von der Skalenuslücke zur Axilla findet man mehrere Engpässe (s. Abb. 4.5, S. 150), an denen es zu Kompressionen kommen kann. Ein erster Engpaß ist die *Skalenuslücke* selbst (Passage zwischen M. scalenus anterior und M. scalenus medius und der I. Rippe): *„Skalenussyndrom"* mit oder ohne Halsrippe. Die Pars supraclavicularis endet in der Enge zwischen Klavikula und I. Rippe (*kostoklavikulärer Raum*). Hier liegt der Plexus lateral und findet normalerweise auch bei Bewegungen, die zur Einengung führen, genügend Platz. Unter bestimmten Bedingungen kann es jedoch zur Kompression des Gefäßnervenbündels kommen (*„kostoklavikuläres Syndrom"*). Auf seinem Weg hinter dem M. pectoralis minor kann der Plexus bei Hyperabduktion des Armes gegen den Processus coracoideus, den Humerus und das Schlüsselbein gepreßt werden (*„Hyperabduktionssyndrom"*).

Lateral vom distalen Anteil der Pars supraclavicularis kreuzen auf einem kleinen Areal der N. thoracicus longus, N. axillaris und N. suprascapularis; hier liegen relativ dicht beieinander mehrere Lymphknoten. Man glaubt heute, viele Fälle von neuralgischer Schultermyatrophie (s.u. S. 149) auf Kompression der genannten Nerven an diesem Ort durch Lymphknoten erklären zu können.

Der untere Primärstrang kann in der Supraklavikulargrube durch Lungenspitzentumoren (Abb. 4.4, S.147) geschädigt werden (Pancoast-Tumoren, s.u.S.146).

Bei mageren Menschen kann der Plexus brachialis unter Umständen als Strang in der Fossa supraclavicularis sichtbar werden. Dort kann es auch zu direkten Schädigungen durch Druck von oben auf die Schultern kommen: Tragen schwerer Lasten, Druck von Schulterstützen bei Operationen in Trendelenburglage mit abgewinkeltem Arm und in Muskelrelaxierung.

Neurologische Syndrome des Plexus brachialis (Tab. 4.1)

Neben den anschließend detailliert dargestellten motorischen und sensiblen Ausfällen sind Armplexusschäden auch durch vegetative Störungen gekennzeichnet. Trifft die Läsion nur den Plexus, so entspricht die Anordnung der Schweißsekretionsstörung den sensiblen Ausfällen. Wenn dagegen, wie bei manchen Tumoren, gleichzeitig der Grenzstrang des Sympathikus beschädigt wird, so geht die Symptomatik über das Innervationsgebiet des Plexus hinaus: Schweißsekretion auch in Gesicht, Hals und oberer Thoraxpartie gestört, partielles oder komplettes Horner-Syndrom je nach Höhe der Schädigung im Sympathikus.

Komplette Plexuslähmung

Da der Plexus brachialis alle Muskeln des Armes und der Schulter (außer M. trapezius, s. o.) innerviert, führt eine Schädigung des gesamten Armplexus zur vollständigen, schlaffen Lähmung des Armes mit Sensi-

Tabelle 4.1 Synopsis der wichtigsten Armplexussyndrome

Läsionsort	Charakteristik
Oberer Primärstrang	Schultermuskulatur, M. biceps brachii und Handextensoren paretisch, Bizepsreflex fehlt. Manchmal sensible Störungen Dermatome C5 und C6. Hand und Arm innenrotiert, herabhängend.
Mittlerer Primärstrang	M. triceps, Hand- und Fingerstrecker, M. pectoralis major und Daumenflexion gestört, Trizepsreflex fehlt. M. brachioradialis intakt!
Unterer Primärstrang	Fingerbeuger und kleine Handmuskeln einschließlich Daumenballen paretisch, Strecker intakt: krallenartige Grundgelenksextension der Finger. Immer sensible Ausfälle (Dermatom C8 und Th1)! Oft Horner-Syndrom.
Fasciculus lateralis	M. biceps brachii und Fingerbeuger paretisch, Bizepsreflex fehlt, Daumenballen intakt. 1.–3. Finger hypästhetisch. Erscheint wie eine „Muskulokutaneus- und partielle (Unterarm-)Medianusparese".
Fasciculus medialis	Unterarmbeuger, sämtliche kleine Handmuskeln einschließlich Daumenballen gestört. 1.–3. Finger sensibel intakt. „Ulnaris- und Medianusparese".
Fasciculus posterior	Sämtliche Strecker paretisch, Trizepsreflex gestört. „Axillaris- und Radialisparese".

bilitätsausfall, wobei nur die vom Plexus cervicalis innervierten Nacken- und Halspartien (Nn. supraclaviculares) ausgespart bleiben. Lähmungen des gesamten Plexus brachialis sind nicht häufig. Sie werden als Folge schwerer traumatischer Schädigungen nach Verkehrsunfällen gesehen, betroffen sind überwiegend Motorradfahrer. Differentialdiagnostisch sind hier immer Wurzelausrisse zu erwägen. Seltener sind unmittelbar traumatische komplette Armplexusläsionen nach Stich- oder Schußverletzungen. Auch Luxationen des Oberarmkopfes oder die damit im Zusammenhang stehenden Einrenkungsversuche sollen gelegentlich zu kompletten Lähmungen des Plexus brachialis führen. Unter den geläufigen und häufig vorkommenden Schmerzerkrankungen des Schulter-Arm-Bereiches in der täglichen Praxis wird man kaum einmal eine komplette Armplexusparese zu diagnostizieren haben; ihre Erwähnung erfolgt mehr aus systematischen Gründen.

Obere Plexuslähmung (oberer Primärstrang)

Bei der oberen Plexuslähmung (Erbsche Lähmung) sind die aus den Wurzeln C 5 und C 6 stammenden Plexusanteile betroffen, sie ist die häufigste Form der Plexuslähmung. Paretisch sind M. deltoideus, M. biceps brachii, M. brachioradialis, Mm. rhomboidei, M. supra- und infraspinatus, M. teres major und minor, M. coracobrachialis. Daher sind Abduktion und Außenrotation im Schultergelenk und Beugung im Ellenbogengelenk gestört. Der Arm hängt schlaff und nach innen rotiert herunter. Sensibilitätsstörungen findet man über dem M. deltoideus und an der radialen Seite des Unterarmes (Abb. 4.2), sie sind jedoch bei ei-

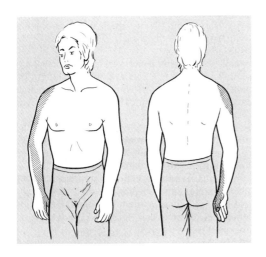

Abb. 4.2 Läsion des oberen Armplexus: Dermatome C 5 und C 6 (nicht obligat), M. deltoideus, M. biceps brachii, M. brachioradialis, Bizeps- und Brachioradialisreflex (nach *Mumenthaler* und *Schliack*)

ner oberen Plexusparese nicht obligatorisch. Die Beteiligung des N. phrenicus (Zwerchfellmotilitätsstörung der betroffenen Seite) weist auf eine proximal gelegene Schädigung (s. o. S. 141) hin.

Untere Plexuslähmung (unterer Primärstrang)

Bei der unteren Plexuslähmung (Klumpkesche Lähmung) sind die aus den Wurzeln C 8 und Th 1 stammenden Plexusanteile betroffen. Paretisch sind die Handmuskeln (Mm. interossei, Mm. lumbricales, Daumen- und Kleinfingerballenmuskulatur) und die Fingerbeuger (M. flexor pollicis longus, M. flexor digitorum profundus und superficialis). Die Beuger der Hand (M. flexor carpi radialis und ulnaris) sind weniger betroffen, der M. triceps brachii und die Extensoren der Hand und der Finger meist intakt. Dies führt zum charakteristischen Bild der krallenförmig gebeugten Finger. Im Gegensatz zur oberen Plexuslähmung findet man immer Sensibilitätsausfälle (Abb. 4.3).

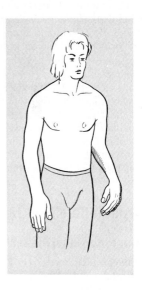

Abb. 4.3 Läsion des unteren Armplexus: Dermatome C 8 und Th 1, kleine Handmuskeln, Fingerbeuger (nach *Mumenthaler* und *Schliack*)

Läsionen des unteren Primärstranges sind oft von einem *Horner-Syndrom* begleitet, weil besonders die von der Lungenspitze ausgehenden Neubildungen (s. u. S. 146) sowohl den Armplexus als auch den Grenzstrang, letzteren oft schon wesentlich früher, treffen. Nach einem Horner-Syndrom (Miosis, Ptosis, Enophthalmus und Schweißsekretionsstörung im oberen Körperviertel) muß bei einem unklaren Schulter-Arm-Schmerz immer gezielt gesucht werden!

Mittlere Plexuslähmung (mittlerer Primärstrang)

Hier sind die aus C 7 stammenden Plexusanteile betroffen; gelähmt sind vom N. radialis innervierte Muskeln: M. triceps brachii und die Unterarmstrecker. Der M. brachioradialis bleibt verschont, da er von C 5 und C 6 versorgt wird. Dies ist wichtig zur Abgrenzung gegen die Radialisparese. Die mittlere Plexusparese ist auch als „Krückenlähmung" bekannt, da durch den Druck von Stützen in der Axilla gegen das Caput humeri besonders die mittleren Plexusanteile lädiert werden. Die Beachtung der Schweißsekretion ist zur Erkennung wichtig.

Faszikuläre Lähmungen

Läsionen einzelner Sekundärstränge sind nicht ungewöhnlich, die genaue topische Zuordnung ist aber oft schwierig. Wichtig ist vor allem, daß die Zuordnung zum Plexus überhaupt erkannt wird. Die genaue Lokalisation wird auch der Geübte unter Umständen nur mit Hilfe von Schemata der Leitungsbahnen vornehmen können.

Bei der Lähmung des *Fasciculus lateralis* (C 5 – C 7) findet man eine Parese von N. musculocutaneus (M. biceps brachii) und sogenannter lateraler Medianuswurzel, d. h. von „proximalen" Medianusmuskeln (M. pronator teres und M. flexor carpi radialis). Liegt eine Schädigung des *medialen Faszikels* (C 7 – Th 1) vor, so sind die vom N. ulnaris und von der medialen Medianuswurzel („distale" Medianusmuskeln, v. a. Daumenballen) innervierten Muskeln (also Daumenballen, M. pronator quadratus, M. flexor pollicis longus, M. flexor digitorum profundus, M. palmaris longus) betroffen. Die Schädigung des *Fasciculus posterior* schließlich hat eine Lähmung der vom N. axillaris und N. radialis versorgten Muskulatur zur Folge. Dabei ist meist auch der N. thoracodorsalis betroffen (M. latissimus dorsi).

Spezielle Krankheitsbilder

Läsionen des Plexus brachialis durch Tumoren

Pancoast-Tumoren (H. K. Pancoast, 1875–1939, amerikanischer Röntgenologe) sind besonders schnell wachsende Bronchialkarzinome mit peripherem Sitz, besonders in den Lungenspitzen. Sie können vorzugsweise infiltrativ in die Peripherie (Wirbel-, Rippen-, Supraklavikulargrube) wachsen und gelangen dann rasch in die Nähe des Plexus cervicobrachialis und des Halssympathikus.

Ein Frühsymptom dieser Bronchuskarzinome sind oft stärkste Schulter-Arm-Schmerzen, die bis in die Fingerspitzen, besonders des kleinen und Ringfingers, ausstrahlen. Der Tumor erfaßt den *unteren Primärstrang* (C 8 bis Th 1), so daß das Syndrom einer unteren Plexusschädi-

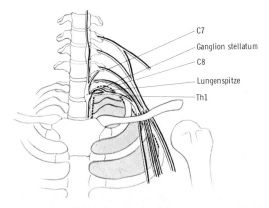

C7
Ganglion stellatum
C8
Lungenspitze
Th1

Abb. 4.**4** Topographische Beziehungen zwischen Lungenspitze, Ganglion stellatum und unterem Primärstrang des Armplexus (nach *Bischoff* und *Schliack*)

gung (s. S. 145) entsteht (Abb. 4.**4**). Diagnostisch wichtig ist das Auftreten eines zum Tumor gleichseitigen *Horner-Syndroms* (Miosis, Ptosis und Anhidrose im oberen Körperviertel). Es geht oft (75% der Fälle) dem neurologischen Syndrom der unteren Plexusschädigung voraus. In Spätstadien findet man oft ein *Sudeck-Syndrom* der Hand (s. u. S. 207). Bei jedem unklaren Schulter-Arm-Schmerz muß daher sorgfältig nach einem Horner-Syndrom gesucht werden, und es müssen Röntgenaufnahmen sowie eine Durchleuchtung der Lungenspitzen erfolgen. Bei fortgeschrittenem Tumorwachstum sind röntgenologisch Rippenusuren sowie Arrosionen der Querfortsätze und Wirbelkörper nachweisbar. Gar nicht selten verbergen sich die Tumoren hinter tuberkulösen Spitzenherden und sind von diesen nicht zu unterscheiden. Nur die Biopsie kann dann Klarheit bringen.

Pancoast-Tumoren mit neurologischen Ausfallserscheinungen sind inoperabel. *Therapeutisch* ist dann nur noch eine Linderung der Schmerzen möglich. Bei Versagen medikamentöser Behandlungsversuche bleibt die Möglichkeit einer neurochirurgischen Schmerzbehandlung (Chordotomie), zumal Röntgenschmerzbestrahlungen oft keine befriedigende Besserung erzielen.

Metastasen. Bei Frauen führen häufiger von einem Mammakarzinom ausgehende Lymphknotenmetastasen zu einer schmerzhaften Läsion des Plexus brachialis. Auch an Lymphosarkome und eine Metastasierung bei Morbus Hodgkin ist differentialdiagnostisch bei anhaltenden Schulter-Arm-Schmerzen zu denken. Die bei diesen Neoplasien anzutreffenden klinischen Syndrome sind nicht so einheitlich wie beim Pancoast-Tumor. Beteiligung mittlerer Plexusanteile ist häufiger, ein Horner-Syndrom seltener.

Auch hier ist eine konsequente Diagnostik bis zur Klärung der Natur des Tumors von größter Wichtigkeit: durch eine rechtzeitige Strahlentherapie können nicht nur die neurologischen Störungen beseitigt werden, auch die Prognose des Tumorleidens (Morbus Hodgkin) ist grundsätzlich günstiger als beim Pancoast-Tumor. Im allgemeinen ist die Prognose einer Armplexusläsion durch maligne Tumoren („Neuritis carcinomatosa") jedoch ungünstig.

Gutartige Tumoren. Hier sind vor allem die Neurinome und Neurofibrome (Neurofibromatose v. Recklinghausen) zu nennen. Sie führen seltener zu Plexusschädigungen, häufiger dagegen zu Wurzelläsionen. Schulter-Arm-Schmerzen sind hier eher die Ausnahme.

Radiogene Armplexusschädigungen

Klinik. Nach Bestrahlungen im Hals-, Supraklavikular- bzw. Axillarbereich kann es zu heftigsten Schulter-Arm-Schmerzen als Folge einer radiogenen Plexusschädigung kommen. Erst einige Zeit nach diesen äußerst intensiven Schmerzen entwickeln sich Lähmungen und Sensibilitätsausfälle, die in der Regel auf einen Teil des Plexus brachialis beschränkt bleiben. Komplette Armplexusläsionen nach Bestrahlungen sind seltene Ausnahmen. Radiogene Armplexusschädigungen sind häufig: Die Angaben in der Literatur liegen zwischen 15 und 75%. Eine radiogene Plexusschädigung wird vor allem bei Überschreiten der kritischen Plexusherddosis von 1600 ret auftreten.

Für eine radiogene Armplexusläsion sprechen deutlich sichtbare Hautveränderungen, tastbare Gewebsindurationen im Bestrahlungsbereich und eine Manifestation der klinischen Symptomatik zwischen 4 und 60 Monaten nach Ende der Bestrahlung, wobei sich die neurologischen Ausfälle zunächst rasch entwickeln und dann konstant bleiben. Die Indikation zu einem chirurgischen Eingriff sollte man zurückhaltend stellen: Die Besserungsaussichten sind gering, die Komplikationsgefahr (Wundheilungsstörungen im Bestrahlungsfeld) groß. Schließlich kann hier oft nur noch eine neurochirurgische Schmerzbehandlung Linderung verschaffen. Spontane Schmerzremission kommt vor.

Differentialdiagnose. Äußerst wichtig, aber schwierig ist die Unterscheidung zwischen radiogener Armplexusläsion und metastatischer Plexusschädigung. Nur gelegentlich weist eine ausgedehnte Metastasierung auf die tumoröse Ätiologie der Armplexusschädigung hin, und eine Biopsie aus der Supraklavikulargrube oder der Axilla kann die Diagnose klären. Folgende *Kriterien* sprechen für eine radiogene Armplexusläsion:

– Wenn eine genügend hohe Strahlendosis verabreicht wurde;
– wenn nach dem Auftreten der ersten Symptome einer Armplexus-

schädigung (also ca. 6 bis 12 Monate nach der Bestrahlung) 3 oder mehr Jahre vergangen sind, ohne daß sich Metastasen oder ein lokales Tumorrezidiv nachweisen ließen,
— wenn die chirurgische Exploration des Plexus brachialis keinen Tumor, jedoch ausgedehnte Indurationen ergibt,
— wenn die Bestrahlung wegen eines benignen Tumors erfolgte,
— wenn es nach einer über Monate zunehmenden Plexusparese schließlich zu einem Stillstand kommt.

Neuralgische Schulteramyotrophie

Anamnese. Im typischen Fall betrifft diese Erkrankung junge Männer und setzt in der Regel akut (besonders nachts!) mit Schmerzen im Schulterbereich ein, die zum Nacken und in den Arm ausstrahlen. Meistens handelt es sich um einseitige (häufiger rechts als links lokalisierte) Schmerzen, gelegentlich sind jedoch auch beide Seiten betroffen. Die Schmerzerkrankung kann sowohl aus völliger Gesundheit, viel häufiger aber nach einem unspezifischen grippalen Infekt auftreten. Gelegentlich wird eine ungewohnte Belastung des betreffenden Armes angegeben. In Einzelfällen ging eine Vakzination oder eine Seruminjektion am betroffenen Arm voraus („Brachialplexusneuritis" des angelsächsischen Schrifttums).

Klinik. Der Schmerz ist heftig und wird von den Patienten als „bohrend und brennend" bezeichnet. Einige Tage nach den Schmerzen – seltener gleichzeitig – treten dann Lähmungen auf, spätestens nach 14 Tagen. Die Intensität des Schmerzes läßt, wenn die Lähmungen einsetzen, meist nach. Aktive und passive Bewegungen im Schultergelenk oder im Ellenbogengelenk verstärken die Beschwerden.
Häufig ist der M. serratus anterior zusammen mit dem M. infra- und supraspinatus, M. trapezius, M. deltoideus, M. latissimus dorsi, M. biceps oder M. triceps brachii betroffen. In fast der Hälfte der Fälle ist der M. serratus anterior allein betroffen (N. thoracicus longus), dann folgen Kombinationen mit dem M. supraspinatus und M. infraspinatus (N. suprascapularis) und M. deltoideus (N. axillaris). Selten findet man eine einseitige Zwerchfellähmung (N. phrenicus). Sensibilitätsstörungen sind manchmal im Versorgungsgebiet des N. axillaris (Außenseite der Schulter) nachweisbar. Das recht einheitliche Läsionsmuster läßt vermuten, daß dem Krankheitsbild eine umschriebene mechanische Läsion zugrunde liegt. Hierfür kommt der Kreuzungspunkt von N. thoracicus longus, N. suprascapularis und N. axillaris lateral vom distalen oberen Primärstrang in Betracht; hier hat man entzündlich verdickte und verbackene Lymphknoten nachweisen können (s. S. 142). Es ist allerdings fraglich, ob diese Einzelbefunde verallgemeinert werden können.
Die *elektromyographische Untersuchung* deckt neurogene Schäden in den genannten Muskeln auf, auch wenn klinisch nur ein Muskel befallen ist. Die unteren Extemitäten zeigen nie Auffälligkeiten im EMG.

Therapie. Die Behandlung erstreckt sich wegen der günstigen Prognose (nach 2 Jahren in 80% gute Besserung, auch später noch Restitution möglich) zweckmäßigerweise auf Schmerzlinderung und krankengymnastische Übungsbehandlung.

Man sollte mit chirurgischen Korrekturen (Fixationsoperation) zurückhaltend sein. Allenfalls kann bei hartnäckigen Paresen ein explorativer chirurgischer Eingriff zur Aufdeckung vergrößerter Lymphknoten, die in Einzelfällen gefunden wurden, empfohlen werden.

Kompressionssyndrome des Plexus brachialis

Die drei Engpässe auf dem Weg des Gefäßnervenbündels aus Plexus brachialis, A. und V. subclavia wurden im anatomischen Abschnitt geschildert (s. S. 142, Abb. 4.5). Wenn bestimmte Zusatzfaktoren vorhan-

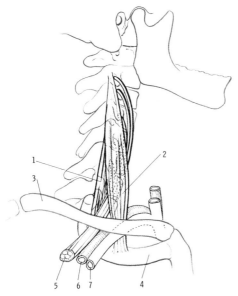

Abb. 4.5 Topographie des „thoracic outlet", schematisch. Skalenuslücke = Passage zwischen M. scalenus medius und anterior, kostoklavikuläre Enge = Passage zwischen Klavikula und I. Rippe. Der M. pectoralis major als Faktor für das Hyperabduktionssyndrom ist nicht eingezeichnet
1 M. scalenus medius
2 M. scalenus anterior
3 Klavikula
4 I. Rippe
5 Plexus brachialis
6 A. subclavia
7 V. subclavia

den sind, die in den einzelnen Abschnitten näher geschildert werden, kann es zur Kompression des Gefäßnervenbündels kommen. Diese Kompressionssyndrome sind *seltene Erkrankungen.* Die klinischen Erscheinungsformen der drei allgemein anerkannten Syndrome sind einander recht ähnlich. Im angloamerikanischen Sprachgebrauch werden sie daher auch als „Thoracic-outlet-Syndrom" zusammengefaßt.

Es handelt sich um

- das Skalenussyndrom,
- das kostoklavikuläre Syndrom,
- das Hyperabduktionssyndrom.

Skalenus- und Halsrippensyndrom

Allgemeines. Normalerweise ist der Raum in der Skalenuslücke (zwischen dem M. scalenus anterior und M. scalenus medius im Trigonum omoclaviculare, s. S. 141) so groß, daß es zu keiner Kompression des Plexus brachialis kommt. Bei bestimmten anatomischen Normvarianten kann diese Lücke jedoch eingeengt werden und zum Skalenussyndrom führen. Dies kann durch eine verbreiterte oder atypische Insertionsstelle eines M. scalenus zustande kommen. Von größerer Bedeutung sind *Halsrippen*, die die Skalenuslücke von unten her einengen. Dabei kommt es nicht nur zur Kompression des Plexus brachialis, sondern auch der A. subclavia. Bei herabhängendem, belastetem (Tasche) Arm wird die Arterie auf die akzessorische Rippe gedrückt. Bei abnormer Konfiguration der Skalenuslücke ist auch eine Gefäßkompression durch die Mm. scaleni möglich.

Anamnese. Die Patienten klagen über dumpfe, anhaltende *Schmerzen* in der Supraklavikulargrube und in der Schulter, ausstrahlend in Nacken und Arm, wobei besonders die ulnare Unterarmseite und auch die ulnare Handpartie weh tun. Diese Schmerzen sind typischerweise abhängig von bestimmten Positionen. Besonders das Tragen von Taschen, Einkaufstüten usw., also Zug am herabhängenden Arm, führt zur Auslösung oder Verstärkung der Schmerzen.

Die *Sensibilitätsstörungen* treten frühzeitig auf. Die Patienten verspüren Mißempfindungen (Kribbeln und Taubheitsgefühl) an der ulnaren Unterarmseite, der Handaußenkante und am IV. und V. Finger. Gelegentlich greifen die Parästhesien auf den gesamten Arm über. Charakteristisch ist außer der Schmerzprovokation durch die genannten Belastungen auch eine Zunahme der Beschwerden über Nacht, die nach Wechsel der Armlage dann nachläßt. Dies führt dazu, daß mancher Patient zum Schlafen eine bestimmte Position wählt, von der er weiß, daß sie zu einer Linderung bzw. Beschwerdefreiheit führt. Im weiteren Verlauf entwickeln sich aus den Parästhesien bleibende Sensibilitätsausfälle (Hypästhesie und Hypalgesie entsprechend C 8 oder Th 1). Erst nach den Sensibilitätsstörungen treten *motorische Ausfälle* auf: eine Schwäche der Hand und Ungeschicklichkeit der Fingerbewegungen.

Untersuchungsbefunde. In der Regel sind asthenische Menschen zwischen dem 15. und 20. Lebensjahr betroffen. Die Untersuchung deckt *Paresen* der kleinen Handmuskeln (M. abductor digiti minimi, Mm. interossei, M. abductor pollicis brevis) auf. Auch die Unterarm- und Fingerbeuger können betroffen sein. *Atrophien* betreffen ebenfalls bevorzugt die genannten kleinen Handmuskeln. Gelegentlich sind nur der M. abductor pollicis brevis und der M. opponens pollicis atrophisch (C7). Die *Gefäßalterationen* führen zu charakteristischen Erscheinungen, die neben den neurologischen Ausfällen das klinische Bild prägen: Isch-

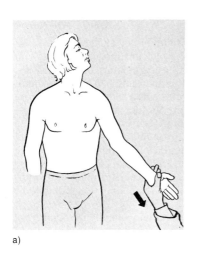

a)

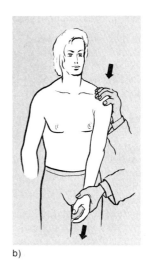

b)

c)

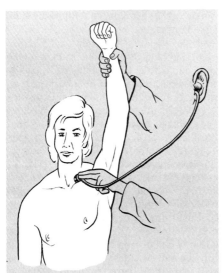

Abb. 4.**6** Untersuchungen bei Kompressionssyndromen des Armplexus („Thoracic-outlet"-Syndrom)
a) Skalenussyndrom: Kopf zur kranken Seite drehen, Kinn anheben, tief einatmen lassen, Radialispuls tasten (Adson-Test)
b) Kostoklavikuläres Syndrom: Herunterziehen der Schulter und Tasten des Radialispulses
c) Hyperabduktionssyndrom: Hyperabduktion des betroffenen Armes und Auskultation der A. subclavia nach Strömungsgeräuschen

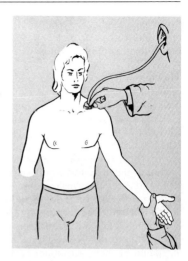

d) Allgemein: Auskultation der A. subclavia nach Strömungsgeräuschen und
Tasten des Radialispulses nach Abschwächung in verschiedenen Kopf-
und Armstellungen

ämien an den Fingern, unter Umständen bis zu Nekrosen an den Fingerspitzen. Auch ausgedehnte Thrombosen der A. und V. subclavia wurden beschrieben. Nach diesen vaskulären Symptomen muß bei der Untersuchung sorgfältig gesucht werden: Eine aneurysmatische Schwellung in der Supraklavikulargrube kann getastet, ein Stenosegeräusch
gehört werden. Im Gegensatz zu den Sensibilitätsstörungen findet man
vasomotorische und trophische Störungen besonders an der Radialseite
der Hand, vor allem am Daumen und Zeigefinger.

In der **Diagnostik** hat sich neben der klinischen Untersuchung vor allem
die Durchführung des von Adson angegebenen Provokationsmanövers
bewährt. Dabei wird der Radialispuls des betreffenden Armes beim
Drehen des Kopfes auf die betroffene Seite mit angehobenem Kinn getastet. Ein Schwächerwerden oder Verschwinden des Pulses spricht für
ein Skalenussyndrom, beweist dieses jedoch nicht. Auch muß die Supraklavikulargrube sorgfältig auskultiert und palpiert werden (Abb. 4.
6a und 4.**6d**).

Zusatzuntersuchungen. Wichtig ist die Röntgenuntersuchung der oberen Thoraxapertur zum Nachweis einer Halsrippe. Der röntgenologische Nachweis einer Halsrippe (0,056% der Bevölkerung) reicht allein
jedoch nicht aus, um ein Skalenussyndrom bei einem Schulter-Arm-
Schmerz als erwiesen zu betrachten. Etwa 90% der Patienten mit Halsrippe haben keine Beschwerden. Erst die Kombination typischer Beschwerden mit charakteristischen neurologischen und vaskulären Befunden und typischem Verlauf der Provokationsmanöver legt bei einem
positiven röntgenologischen Befund den Verdacht auf ein Skalenussyn-

drom nahe. Dabei ist daran zu denken, daß ein fibröses Band, das von einer Halsrippe zur ersten Rippe ziehen kann, röntgenologisch nicht darstellbar ist und dennoch zu einer Einengung der Skalenuslücke führt.

Therapie. Eine operative Behandlung sollte nur erwogen werden, wenn eindeutige neurologische Ausfälle (Sensibilitätsstörungen, Paresen) oder nachweisbare Durchblutungsstörungen vorhanden sind. Liegt eine Halsrippe vor, so wird die Resektion der Rippe mit Skalenotomie indiziert sein. Die Skalenotomie allein führt jedoch nicht immer zur Beschwerdefreiheit. Eventuell ist eine Teilresektion auch der ersten Rippe erforderlich. Ein fibröses Band muß durchtrennt werden.

Liegen dagegen keine schwerwiegenden Ausfälle vor, so ist eine intensive krankengymnastische Übungsbehandlung zur Lockerung und vor allem zur Kräftigung der Schultergürtelmuskulatur, besonders der Schulterheber, erforderlich. Unter Umständen muß ein Wechsel in der beruflichen Tätigkeit empfohlen werden. Auch eine vorübergehende Ruhigstellung des Armes kann helfen. Bereits ausgebildete Muskelatrophien bleiben fast immer bestehen.

Das kostoklavikuläre Syndrom

Darunter versteht man eine Kompression des Plexus brachialis und der A. und V. subclavia zwischen Schlüsselbein und erster Rippe, wenn diese durch Rückwärts- und Abwärtsziehen des Armes einander angenähert werden. Das kostoklavikuläre Syndrom macht etwa 80% der Thoracic-outlet-Syndrome aus.

Klinik. Die Beschwerden (ausgelöst durch das Tragen von Rucksack und anderen Lasten auf der Schulter) entsprechen denen des Skalenussyndroms: *Schulter-Arm-Schmerzen, Parästhesien* und *motorische Ausfälle* der von den unteren Armplexusanteilen versorgten Muskeln. Gelegentlich sind jedoch auch obere Plexusanteile mitbeteiligt. Ein Raynaud – Phänomen weist auf eine vaskuläre Komponente hin. Mechanische Irritationen der A. subclavia, poststenotische Dilatationen und Aneurysmenbildung können zu peripheren arteriellen Embolien führen. Die Armvenenthrombose (Paget – v. Schroetter – Syndrom) kann ebenfalls Folge eines Thoracic-outlet-Syndroms sein (s. S. 191). Ursächlich sind posttraumatische Klavikulaveränderungen (Kallusbildungen) zu bedenken. Aber auch ohne erkennbare knöcherne Anomalien kann bei mageren Menschen mit schlechter Körperhaltung (Skoliose, hängende Schultern) eine Kompression vorhanden sein. Eine Provokation der Beschwerden ist durch Druck auf die Schulter mit gleichzeitigem Herabziehen des Armes zu erzielen (s. Abb. 4.**6b** und 4.**6d**). Bei Verdacht auf eine vaskuläre Komplikation sind Funktionsphlebographie bzw. Arteriographie des Armes erforderlich.

Behandlung. Bei fehlenden neurologischen Ausfällen und fehlenden vaskulären Störungen sowie nicht zu intensiven Schmerzen ist eine Vermeidung der auslösenden Faktoren zu empfehlen, soweit diese bekannt sind. Anfangs ist eine Ruhigstellung in einer Schlinge empfehlenswert, bald schon intensive aktive krankengymnastische Übungsbehandlung. Diese hat wie beim Skalenussyndrom eine Verbesserung der Körperhaltung und eine Kräftigung der Schultergürtelmuskulatur zum Ziel. Chirurgische Eingriffe können bei Folgezuständen nach Klavikulafraktur mit Fehlstellungen oder übermäßiger Kallusbildung erforderlich werden. Auch die Resektion der ersten Rippe kann schließlich zu erwägen sein. Sobald vaskuläre Komplikationen vorliegen (hämodynamisch wirksame Stenosen, poststenotische Dilatation, Aneurysma als Emboliequelle), ist eine gefäßchirurgische Therapie zu erwägen. Die Indikation zur Operation ist frühzeitig und rasch zu prüfen, bevor es zu peripheren Embolien kommt, die eine Hand- oder Fingeramputation erzwingen könnten.

Hyperabduktionssyndrom

Die distalen Anteile des Plexus brachialis und die A. und V. subclavia ziehen unter den Processus coracoideus hinter dem M. pectoralis minor hindurch. Der M. pectoralis minor komprimiert den Gefäßnervenstrang und drückt ihn gegen den Processus coracoideus, Humerus und das Schlüsselbein, wenn der Arm in der Frontalebene abduziert und nach hinten bewegt wird. Dieser Mechanismus kommt besonders im Schlaf bei über dem Kopf gelagerten Arm, auch bei bestimmten Berufen (Ballettänzer, Maler, Packer) und bei bestimmten Sportarten (Gewichtheber, Speerwerfer) zustande und führt dann zu Mißempfindungen und Taubheitsgefühl an der Hand und im Arm. Raynaudartige Erscheinungen beobachtet man etwa in einem Drittel der Fälle. Motorische Störungen sind seltener. Eine Provokation der Beschwerden und Symptome kann man durch Hyperabduktion und Retroversion des Armes hervorrufen. Abschwächung des Pulses ohne zusätzliche Symptome findet man mit diesem Manöver auch bei vielen Gesunden (Abb. 4.**6c**).

Eine spezielle *Therapie* ist in der Regel nicht erforderlich. Die Vermeidung der auslösenden Bewegung führt auch zum Verschwinden der Beschwerden. Selten werden besondere Fixationsmaßnahmen erforderlich sein.

Beachte: Die beschriebenen neurovaskulären Kompressionssyndrome – besonders das zuletzt besprochene Hyperabduktionssyndrom – sind *seltene Ursachen* eines Schulter-Arm-Schmerzes. Sie sollten nur diagnostiziert werden, wenn andere Erklärungen für die vorgebrachten Beschwerden und die erhobenen Befunde ausgeschlossen werden konnten und wenn die dargestellten objektiven Kriterien (neurologische, vaskuläre und röntgenologische Befunde) zusammen mit einer typischen Anamnese vorliegen und durch Provokationsmanöver reproduzierbar sind.

5. Schmerzsyndrome peripherer Nerven

Allgemeine diagnostische Hinweise

Die Läsion eines peripheren Nervs als Ursache von Schulter-Arm-Schmerzen wird man zu erwägen haben, wenn
- Parästhesien im Innervationsgebiet eines peripheren Nervs angegeben werden,
- typisch begrenzte Sensibilitätsstörungen nachweisbar sind,
- schlaffe Lähmungen und Muskelatrophien vorliegen,
- Reflexstörungen trotz der oben genannten neurologischen Befunde fehlen (dies gilt nur für Nervenläsionen der oberen Extremität),
- trophische Hautveränderungen und Störungen der Schweißsekretion sichtbar sind,
- sich an den typischen Läsionsstellen druckschmerzhafte Punkte finden (Karpaltunnel, Sulcus n. ulnaris),
- nächtliche parästhetische Brachialgien, typische Druckexposition, Verletzungen oder Dauerbelastungen bekannt sind,
- im EMG Denervationszeichen und bei der Neurographie umschriebene Leitungsverzögerungen gefunden werden.

Schmerzsyndrome des Nervus medianus

Anatomische Grundlagen (Abb. 5.1 und 5.2)

Der N. medianus enthält Fasern der Segmente C 5 bis Th 1. Er läuft im Oberarmgebiet mit der A. brachialis und unterquert den Processus supracondylaris humeri, wenn dieser vorhanden ist (maximal 1 % der Bevölkerung). In der Ellenbeuge gibt er die ersten Äste zu einer Reihe von Beugermuskeln des Vorderarms ab: M. pronator teres, M. flexor carpi radialis, M. palmaris longus, M. flexor digitorum superficialis. Er tritt durch den Bauch des M. pronator teres hindurch und versorgt weiter distal den M. flexor digitorum profundus (Pars radialis), den M. flexor pollicis longus und den M. pronator quadratus. Kurz vor dem Eintritt in den Karpalkanal geht der sensible R. palmaris für den radialen Teil der Handvola ab, dann tritt der Stamm des N. medianus in den Karpaltunnel ein. Distal vom Karpalkanal teilt er sich in einen motorischen R. thenaris für den Daumenballen und mehrere Rr. digitales für die sensible Versorgung der radialen $3^1/_2$ Finger. Volar innervieren diese Äste die Haut von Daumen, Zeige-, Mittel- und halbem Ringfinger komplett, dorsal nur die Haut über den zwei distalen Phalangen von Zeige-, Mittel- und halbem Ringfinger.

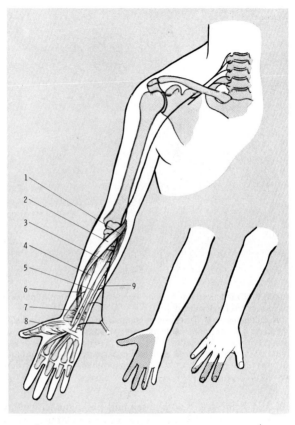

Abb. 5.**1** N. medianus, Übersicht (nach *Mumenthaler* und *Schliack*)
1 M. flexor carpi ulnaris; 2 M. pronator teres; 3 M. flexor carpi radialis; 4 M. flexor digitorum superficialis; 5 M. palmaris longus; 6 M. flexor pollicis longus; 7 M. pronator quadratus; 8 M. abductor pollicis brevis; 9 M. flexor digitorum profundus dig. II und III

Karpaltunnelsyndrom

Das Karpaltunnelsyndrom (KTS) ist die weitaus häufigste Läsion des N. medianus. Man versteht darunter eine chronische Kompression des Nervs im Karpalkanal. Etwa $^2/_3$ der Patienten sind Frauen. Der Gipfel der Erkrankungshäufigkeit liegt im 6. Lebensjahrzehnt.
Ätiologie. In der Mehrzahl der Fälle entwickelt sich das KTS, ohne daß irgendwelche disponierenden Faktoren gefunden werden. Gleichwohl

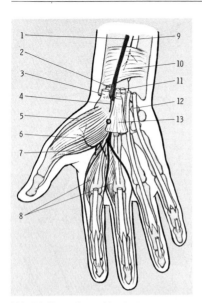

Abb. 5.2 N. medianus, Handgelenk (nach *Mumenthaler* und *Schliack*); „Triggerpunkt" beim Karpaltunnelsyndrom
1 N. medianus; 2 M. flexor pollicis longus; 3 M. flexor carpi radialis; 4 R. palmaris n. mediani; 5 M. opponens pollicis (unter M. abductor pollicis brevis); 6 M. abductor pollicis brevis; 7 M. flexor pollicis brevis; 8 Mm. lumbricales I–III; 9 N. interosseus anterior (n. mediani); 10 M. pronator quadratus; 11 M. flexor digitorum profundus, Sehnen für Finger II–III; 12 M. flexor digitorum superficialis; 13 Sehne des M. palmaris mit „Triggerpunkt".

ist eine Reihe von Krankheiten und Bedingungen bekannt, die für die Entstehung des KTS mitverantwortlich sein können. Im Rahmen endokriner Störungen und Umstellungen wird es im Klimakterium, bei Schwangerschaften, im Wochenbett, bei Hypothyreose, Akromegalie und Diabetes mellitus beobachtet. Alle entzündlichen Gelenkerkrankungen, besonders die cP, können durch eine Synovitis ein KTS hervorrufen. Auch akute und chronisch entzündliche Sehnenscheidenerkrankungen können ein KTS ebenso verursachen wie Blutungen unter Antikoagulantien, bei Hämophilie oder bei einer spontanen Gefäßruptur. Schließlich finden wir das KTS bei primärer Amyloidose, auch einmal beim Plasmozytom, beim Neurofibrom oder Lipofibrom des N. medianus. Nach Frakturen oder Luxationen am distalen Radius oder am Handgelenk kann es zum KTS kommen. Bei Dialysepatienten sind gehäuft sensible Störungen nach Art des KTS an der fisteltragenden Hand beobachtet worden. Ein KTS durch anatomische Anomalien (knöchern, muskulär, vaskulär) ist eine Rarität.

Symptomatik. Als pathognomonisch für das KTS gilt die Brachialgia paraesthetica nocturna. Sie kommt in der Tat nur außerordentlich selten bei anderen Erkrankungen vor. Der Kranke erwacht in der Nacht durch ein schmerzhaftes Schwellungs- und Taubheitsgefühl der betroffenen Hand, das in den Arm und nicht selten in die Schulter ausstrahlen kann (Fehldeutung als „Zervikalsyndrom"). Bringt man das Handgelenk in die Mittelstellung, so tritt nach Minuten Besserung, ja Beschwerdefreiheit ein. Ist der Kranke wieder eingeschlafen, so wiederholt sich der Vorgang unter Umständen noch einige Male. Am Morgen ist die Hand steif und ungelenk. Später bemerkt man ein Schwächegefühl der Hand. Die Grundlage für die nächtlichen Beschwerden dürfte darin liegen, daß die Hand im Schlaf nach volar oder dorsal abgeknickt und dadurch der Karpalkanal eingeengt wird. Auch vaskuläre Faktoren mögen eine Rolle spielen.

Früher oder später treten eindeutige auf den N. medianus zu beziehende subjektive Störungen wie Parästhesien und Gefühllosigkeit in Daumen und Zeigefinger hinzu. Jetzt sind die Schmerzen meist auch tags vorhanden oder werden durch leichte Armtätigkeit sofort ausgelöst. Es kommt zu erheblichen Behinderungen.

Bei der *Sensibilitätsprüfung* findet man nun Ausfälle im Medianusgebiet, wobei der R. palmaris nicht betroffen ist. Später kommt die *Verschmächtigung des Daumenballens* hinzu. Er wirkt abgeplattet und hat – besonders im Vergleich mit der gesunden Seite – seine charakteristische füllige Rundung eingebüßt. Am eindruckvollsten ist klinisch die Funktionsstörung des M. abductor pollicis brevis, der den Daumen senkrecht zur Handfläche abduziert. Zur Prüfung dieses Muskels hat sich der „Flaschentest" (s. Abb. 1.**26**, S. 31) bewährt. Die gestörte Opposition des Daumens wird durch das „Nagelzeichen" nachgewiesen (s. Abb. 1.**32**, S. 34). Die Sensibilitätsstörung ist oft am deutlichsten auf der Zeigefingerkuppe; eindrucksvoll ist auch die exakte Begrenzung in der Mitte des Ringfingers, die man z.B. bei radikulären Läsionen nicht findet.

Folgende *Manöver* sind geeignet, beim KTS Schmerzen im Medianusgebiet zu bewirken und so zur Diagnose beizutragen: das Aufblasen einer Blutdruckmanschette am Oberarm über 30 Sek. (Pneumatic-Tourniquet-Test), das Beklopfen des Medianus an der Handwurzel mit dem Finger oder dem Reflexhammer, die Hyperflexion oder die Hyperextension im Handgelenk (Phalen-Test).

Ein *EMG* mit Messung der distalen Latenz des N. medianus soll man auch bei eindeutigen klinischen Befunden veranlassen. Im ausgeprägten Fall findet man eine Verlängerung der distalen motorischen Latenz, oft schon vorher eine Verzögerung der sensiblen Nervenleitgeschwindigkeit von den radialen Fingern zum Handgelenk.

Therapie. Liegt eine Grundkrankheit vor, so wird man zunächst deren erfolgreiche Behandlung anstreben; bei einer Schwangerschaft wird der Geburtstermin abgewartet. In derartigen Fällen ist ein Versuch mit konservativen Mitteln angezeigt. Auch bei allen anderen Kranken, die noch keine motorischen oder sensiblen Ausfälle zeigen, wird mancherorts zunächst die konservative Behandlung bevorzugt. Sie besteht in nächtlicher Ruhigstellung mit einer Schiene, die die Hand in der Mittelstellung zwischen Extension und Flexion hält; vor allem aber sollte ein Versuch mit der *Injektionsbehandlung* gemacht werden.

Dieser routinemäßige Therapieversuch mit Injektionen von Lokalanästhetika und Steroiden in den Karpalkanal ist nicht unumstritten. Einige Autoren führen sie nur bei den Fällen von KTS durch, deren Ursache zeitlich begrenzt einwirkt (z.B. Schwangerschaft); andere nur in Fällen ohne sensible oder motorische Ausfälle; es gibt jedoch auch Arbeitsgruppen, die grundsätzlich immer zunächst infiltrieren, schon um die Schmerzen sofort zu beseitigen. Die Infiltration bringt selten für mehr als einige Wochen Beschwerdefreiheit. Bei alten Menschen, denen man die – an sich nicht besonders belastende – Operation nicht zumuten möchte, ist die Infiltration als Methode der Wahl anzusehen.

Man geht 3 bis 4 cm proximal von der Handgelenksfalte ulnar oder radial (hierbei Gefahr der Nervus-medianus-Verletzung) neben der Sehne des M. palmaris longus mit einer langen Nadel ein (Abb. 5.3 und 5.4). Unter ständigem Aspirieren und Vorspritzen von Lokalanästhetikum dringt man in einem Winkel von etwa 40° zur Hautoberfläche in

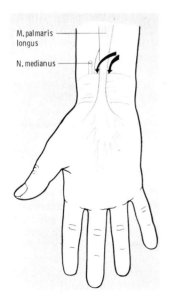

M. palmaris longus

N. medianus

Abb. 5.3 Injektionsorte beim Karpaltunnelsyndrom

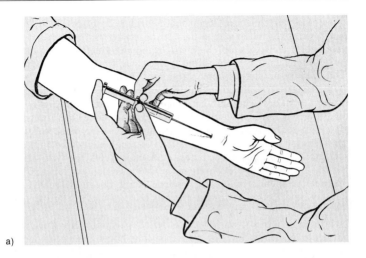

a)

b)

Abb. 5.4 Infiltrationstechnik beim Karpaltunnelsyndrom
a) Injektionsrichtung; b) Kanülenposition für die Kortikoidinjektion

den Karpalkanal vor, bis die Nadelspitze gut 1 cm distal von der Gelenkfalte plaziert ist. Beim Zurückziehen der Nadel appliziert man das Steroid. Am gebräuchlichsten sind als Steroid Prednisolon oder Triamcinolon 10 mg bis maximal 25 mg. Nach häufigen Steroidinjektionen wurden Beugersehnenrupturen beobachtet. Die Übersichtlichkeit des Operationsfeldes verschlechtert sich nach mehrmaligen Injektionen; aus diesem Grund vor allem stehen die Chirurgen der Infiltration ablehnend gegenüber. Es ist zu empfehlen, insgesamt nicht mehr als 3 Injektionen zu verabreichen, z. B. im Abstand von je einer Woche. Motorische Ausfälle (Daumenballenverschmächtigung, Abduktionsschwäche, verringerte Pronation des Daumens), permanente sensible Störungen und konservativ nicht besserungsfähige Schmerzen sind eine klare Operationsindikation. Wir empfehlen aufgrund der hervorragenden Operationsergebnisse und der langfristig weniger befriedigenden Ergebnisse konservativer Therapie (wie die meisten anderen Autoren) auch den Kranken mit rein subjektiven Beschwerden, aber eindeutigem elektrophysiologischen Befund die operative Dekompression. Heute werden weit über 90 % der operierten Patienten langfristig beschwerdefrei. Bei guter Technik liegen Rezidiv- und Komplikationsrate jeweils bei ca. 1 %. Im allgemeinen genügt die Durchtrennung der Ligg. carpi volare und transversum. Eine Neurolyse ist nur in etwa 10 % erforderlich. Als optimaler Zugangsweg gilt heute der Hautschnitt in der Lebenslinie bogenförmig um den Thenar.

Andere Schmerzsyndrome des Nervus medianus (selten!)

Drucklähmungen. Am Oberarm kann der N. medianus besonders im Schlaf (nach reichlichem Alkoholgenuß oder durch den Kopf des Partners) geschädigt werden; hierbei können auch Schmerzen auftreten.

Processus supracondylaris humeri. Dieser seltene (unter 1 %) Knochenvorsprung kann den N. medianus direkt oder durch ein fibröses Band reizen oder komprimieren.

Es kommt dann zu einem chronischen Schmerzsyndrom mit Ausfällen auch im Bereich der vom N. medianus versorgten Unterarmmuskeln. Am deutlichsten ist dann die Flexion des Zeigefingerendgliedes und des Daumenendgliedes gestört. Die übrigen Ausfälle (Pronation, Flexion im Handgelenk und das für die „Medianuslähmung" allgemein als typisch geltende Bild der „Schwurhand") sind meist weniger deutlich. Die sensiblen Störungen betreffen neben den Fingern (s. o. S. 156) auch die Handfläche. Ein Processus supracondylaris ist tastbar und röntgenologisch nachweisbar. Die *Therapie* besteht in der Resektion des komprimierenden Knochenvorsprungs bzw. des von ihm ausgehenden fibrösen Bandes.

Injektionsschäden. Tritt nach einer Injektion oder nach dem Einführen eines Venenkatheters in der Kubitalregion eine Schmerzsymptomatik mit Medianusausfällen auf, so kann es sich um eine Schnittverletzung, um eine Blutung oder um eine toxische Schädigung handeln. In den beiden ersten Fällen muß bei entsprechend schwerem Schaden eine baldige Vorstellung beim Neurochirurgen zum Zweck der Nervennaht bzw. der Dekompression angestrebt werden.

„Pronator-teres-Syndrom". Die Durchtrittsstelle des Nervs durch diesen Muskel stellt gelegentlich aus anatomischen (fibröse Bänder) oder funktionellen (Dauerbelastung, „Fechtmeisterlähmung") Gründen einen Engpaß dar. Im Vordergrund stehen Schmerzen. Die Beugung des Daumen-, oft auch des Zeigefinger-endgliedes und die Daumenabduktion (Flaschenzeichen positiv!) sind gestört. Die segmentale Leitungsverlangsamung kann mittels Elektroneurographie nachgewiesen werden. Schlägt der Versuch, den Arm ruhig zu stellen, fehl, so muß operiert werden.

„Nervus-interosseus-anterior-Syndrom". Dieser Kompressionsschaden wird nach den Erstbeschreibern auch *Kiloh-Nevin-Syndrom* genannt. Nach Traumen, Über-beanspruchung oder auch ohne faßbare Ursache wird der rein motorische N. inter-osseus anterior aus dem N. medianus beschädigt. Zunächst entsteht ein völlig uncharakteristisches Schmerzsyndrom ohne sensible Ausfälle. Dann tritt eine Beu-geschwäche des Daumen- und Zeigefingerendgliedes hinzu. Diese wenig geläufige, auf den Ausfall des M. flexor pollicis longus zu beziehende Lähmung in Verbin-dung mit den manchmal recht heftigen Schmerzen wird nach unseren Erfahrungen gelegentlich nicht als organisch akzeptiert und als psychogen fehldeutet. Als Therapie der Wahl ist die Nervenrevision anzusehen.

Ramus-palmaris-Kompression. Manchmal reizt ein zu enges Uhrarmband diesen sensiblen Ast. Es kommt dann zu Parästhesien und Schmerzen, schließlich auch zu sensiblen Ausfällen an der Handfläche.

Differentialdiagnose zu Wurzel- und Plexusläsionen

Das *C 7-Syndrom* ist durch Parese und Reflexabschwächung des M. tri-ceps brachii gekennzeichnet, ferner durch eine streifenförmige Sensibi-litätsstörung dorsal und volar über den Fingern II bis IV, die nach pro-ximal über die Handwurzel hinausgeht. Das Schmerzsyndrom kann dem KTS ähneln. Von den *Plexusläsionen* ist die untere Armplexusparese (C 8 bis Th 1) durch Schädigung der kleinen Handmuskeln und der Fin-gerbeuger sowie durch Schmerzen und Sensibilitätsstörungen im ulna-ren Unterarm- und Handbereich gekennzeichnet.

Schmerzsyndrome des Nervus ulnaris

Anatomische Vorbemerkungen (Abb. 5.5 und 5.6)

Der N. ulnaris erhält Fasern aus den Segmenten C 8 und Th 1. Knapp distal des Ellenbogengelenkes gibt er seine ersten Muskeläste zum M. flexor carpi ulnaris und M. flexor digitorum profundus (Pars ulnaris) (Endgliedbeugung des IV. und V. Fingers) ab. Im distalen Drittel des Unterarmes geht der sensible Ast für die Haut des ulnaren Handrückens ab. An der Handwurzel im Laufe der kanalarti-gen „Loge de Guyon" teilt der Nerv sich in seine Endäste. Sie versorgen moto-risch die Mm. lumbricales III und IV, die Mm. interossei (Abduktion und Adduk-tion der Langfinger), den tiefen Kopf des M. flexor pollicis brevis sowie den M. adductor pollicis brevis und sensibel die volare Haut der ulnaren 1 $\frac{1}{2}$ Finger mit der proximal davon liegenden Handfläche.

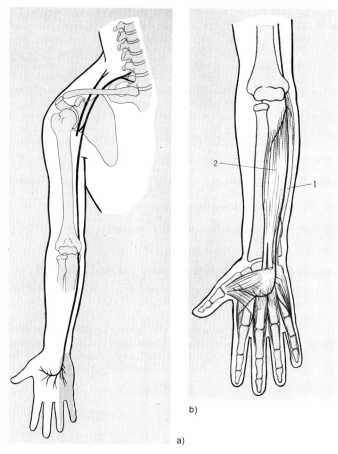

b)

a)

Abb. 5.5 N. ulnaris, Übersicht (nach *Mumenthaler* und *Schliack*)
a) Gesamtverlauf mit sensiblem Versorgungsgebiet an der Handvola;
b) Motorik mit M. flexor carpi ulnaris (1), M. flexor digitorum profundus dig. III–IV
(2) und den kleinen Handmuskeln

Krankheitsbilder

Die hier beschriebenen Läsionsbilder des N. ulnaris sind klinisch allgemein häufiger durch sensible Ausfälle (Hypästhesie und Hypalgesie) als
durch Schmerzen gekennzeichnet. Gerade im Anfangsstadium können
aber Schmerzen im Vordergrund stehen. Einige wenige gezielte Funk-

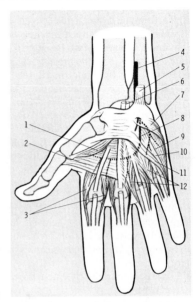

a)

b)

Abb. 5.**6** N. ulnaris an der Hand
(nach *Mumenthaler* und *Schliack*)
a) R. profundus n. ulnaris
  1 M. flexor pollicis brevis
  2 M. adductor pollicis
  3 Mm. interossei palmares und
    dorsales I–IV
  4 N. ulnaris
  5 Sehne des M. flexor carpi ulnaris
  6 Sehnen des M. flexor digitorum
    profundus
  7 M. palmaris brevis
  8 R. profundus n. ulnaris
  9 M. abductor digiti minimi
 10 M. flexor digiti minimi brevis
 11 M. opponens digiti minimi
 12 Mm. lumbricales III–IV
b) R. superficialis n. ulnaris. Der
   kleine motorische Ast zum M.
   palmaris brevis ist nicht eingezeichnet.

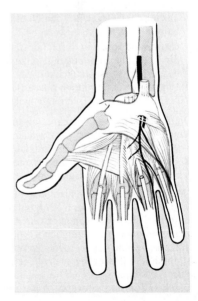

tionsprüfungen können die Zugehörigkeit des Schmerzsyndroms zum N. ulnaris wahrscheinlich machen oder ausschließen.

Proximale Ulnarisläsion. Beim proximalen Lähmungstyp im Oberarmgebiet oder am Ellenbogen sind sämtliche Funktionen gestört. Die Behinderung der Beugung im Handgelenk fällt nicht stark ins Gewicht. Auffällig ist dagegen, daß das Kleinfingerendglied nicht gebeugt werden kann. Eine einfache Ulnarisprüfung ist auch, den Mittelfinger isoliert ab- und adduzieren zu lassen (Abb. 1.20b, S. 28). Die „Schnipsbewegung" (Nasenstüberbewegung) des Ringfingers (Abb. 1.20c, S. 28) ist unmöglich (Mm. lumbricales). Manchmal kann man eine „Krallenhand" beobachten. Da die Adduktion des Daumens gestört ist, wird beim Versuch, ein Stück Papier zwischen Daumen und Zeigefinger festzuhalten (Abb. 1.24, S. 30), das Daumenendglied besonders stark gebeugt (Froment'sches Zeichen). Wenn die Läsion länger besteht, kommt es zu eindrucksvollen Atrophien am Handrücken und im Spatium interosseum I. Der Nachweis von Sensibilitätsstörungen am Handrücken beweist die Läsion proximal vom Handgelenk. Folgende *Formen der proximalen Ulnarisläsion* können mit Armschmerzen einhergehen:

– Ulnarisreizung durch einen Processus supracondylaris humeri (selten!),
– posttraumatische Spätparese Jahre nach einer Fraktur oder Luxation im Ellenbogenbereich,
– arthrotische Veränderungen im Ellenbogenbereich,
– chronischer Druck auf den N. ulnaris beim Aufstützen des Ellenbogens,
– chronische Reizung durch beruflich bedingtes ständiges Beugen und Strecken des Ellenbogengelenkes,
– besondere Verschieblichkeit des Nervs aus dem Sulkus („habituelle Luxation"), erkenntlich durch Betasten des „Musikantenknochens" beim Beugen des Ellenbogengelenkes.

Die *Elektroneurographie* kann umschriebene Verzögerungen der Leitgeschwindigkeit im Sulcus ulnaris nachweisen. Die *Röntgendiagnostik* umfaßt Übersichts- und Tangentialaufnahmen (in maximaler Flexion). Auch kann die CT den N. ulnaris und die ihn gegebenenfalls beeinträchtigenden Strukturen darstellen.

Therapeutisch ist, wenn nicht ein eindeutiger operationsbedürftiger Befund (z.B. starke Osteophytenbildung) vorliegt, zunächst die Ruhigstellung des Ellenbogengelenkes durch eine Bandage angebracht. Außerdem muß, soweit das möglich ist, die mechanische Reizung (z.B. Aufstützen) vermieden werden. Wenn es nicht gelingt, durch derartige Maßnahmen Besserung zu erreichen, muß die Volarverlagerung des N. ulnaris erwogen werden. Dies gilt auch für Patienten mit habitueller Ulnarisluxation und schweren Arthrosen.

Distale Ulnarisläsion. Beim distalen Läsionstyp am Handgelenk ist die Lähmung oft rein motorisch, doch können anfangs Schmerzen im Vordergrund stehen. Da die Unterarmmuskulatur intakt ist, sind die Handbeuger und die Fingerbeuger ungestört. Auch sensible Ausfälle werden meist vermißt. Es besteht also eine Funktionsstörung der Handmuskeln mit Ausnahme der Daumenballenmuskulatur, von der lediglich der M. flexor pollicis brevis betroffen ist. Die Muskelatrophien am Handrücken, besonders im Spatium interdigitale I, können recht eindrucksvoll sein und lassen angesichts des Fehlens sensibler Störungen gelegentlich an eine motorische Systemerkrankung denken. Man prüfe daher vor allem die isolierte Ab- und Adduktion des Mittelfingers (Abb. 1.**20b**, S. 28) das Fromentsche Zeichen (Abb. 1.**24**, S. 30) und weise mit dem „Flaschenzeichen" (Abb. 1.**26**, S. 31) nach, daß der Daumenballen intakt, die Schädigung also auf das periphere Innervationsgebiet des N. ulnaris begrenzt ist.

Die *Ursachen* solcher distalen Ulnarisläsionen sind in chronischer Druckbelastung (z.B. bei Preßluftarbeitern) zu sehen, häufiger läßt sich ein besonderer lokaler Faktor (z.B. ein Ganglion) nachweisen. Die Bestimmung der Nervenleitgeschwindigkeit kann eine Verlängerung der distalen Latenz zum Hypothenar oder auch nur zum M. interosseus I zeigen. *Therapeutisch* sollte auch in diesen Fällen die Ausschaltung der mechanischen Belastung versucht werden.

„**Digitalgia paraesthetica**". Von „Digitalgia paraesthetica" spricht man, wenn der N. digitalis dorsalis des kleinen Fingers, der an der ulnaren

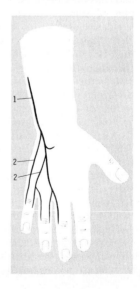

Abb. 5.**7** R. dorsalis n. ulnaris
(1) mit Nn. digitales dorsales (2)

Handkante aus dem R. dorsalis nervi ulnaris abzweigt, durch mechanische Faktoren komprimiert wird (Abb. 5.7). Die Behandlung dieser rein sensiblen Störung besteht darin, die auslösenden Faktoren auszuschalten.

Differentialdiagnose zu Plexus- und Wurzelläsionen

Praktisch am wichtigsten ist die Abgrenzung gegen eine Läsion des *unteren Primärstranges* des Plexus brachialis, bei welcher sich immer eine Beteiligung des Daumenballens findet. Dasselbe gilt für eine Läsion der *Wurzel C 8*. Hier ist die Sensibilitätsstörung meist weniger exakt begrenzt, nicht selten findet sich außerdem – ebenso wie bei der unteren Armplexusparese – ein Horner-Syndrom. Der Triceps-brachii-Reflex ist bei einer Ulnarisparese immer erhalten.

Schädigungen des Nervus accessorius

Der N. accessorius ist rein motorisch und innerviert den M. sternocleidomastoideus sowie den oberen Trapeziusanteil. Bei Läsionen im Bereich der Schädelbasis (Foramen occipitale magnum, Foramen jugulare) wirkt sich der Ausfall des M. sternocleidomastoideus funktionell nicht wesentlich aus, da die entsprechenden Kopfbewegungen durch Nacken- und Halsmuskeln (M. splenius capitis, M. splenius cervicis, M. rectus capitis, M. semispinalis capitis u. a.) kompensiert werden können. Läsionen des N. accessorius am Hals (Hinterrand des M. sternocleidomastoideus) führen dagegen zu einer Parese der Pars superior des M. trapezius, die die Schulter hebt. Das Schulterblatt gerät in eine schmerzhafte „Schaukelstellung", bei der der Angulus lateralis nach außen gedreht und der mediale Rand von der Mittellinie abgerückt ist. Bei weitem am häufigsten wird der Nerv bei kleineren chirurgischen Eingriffen (Exstirpation von Lymphknoten oder Nävi am Hinterrand des M. sternocleidomastoideus) geschädigt. Die Prognose derartiger iatrogener Akzessoriusläsionen ist ungünstig: spontane Restitution kommt praktisch nicht vor. Die Ergebnisse der Nervennaht, die so früh wie möglich durchgeführt werden soll, sind oft unbefriedigend. Bei wesentlichen Beschwerden bleiben dann nur Wiederherstellungsoperationen durch Muskelverlagerung übrig. Schmerzen entstehen bei Anheben der Schulter und Abduktion des Armes durch Zerrung am gelockerten und fehlgestellten Kapsel-Band-Apparat des Schultergürtels. Wochen nach dem Eingriff wird die Atrophie des M. trapezius zwischen Akromion und seitlichem Halsdreieck sichtbar, besonders beim Anheben der Schulter oder beim Zusammenpressen der über Kopf erhobenen Arme. Die Fehlstellung der Schulter ist bei der Inspektion meist recht eindrucksvoll.

Kompression des Nervus suprascapularis

In seinem Verlauf in der Incisura scapulae unter dem Lig. transversum scapulae kann der N. suprascapularis durch Druck (Tragen von Lasten auf der Schulter) geschädigt werden. Eine Parese dieses Nervs äußert sich in Schwäche und Atrophie des M. infraspinatus und M. supraspinatus (s. Abb. 1.**11 a**, S. 22 und 1.**12**, S. 23). Die Atrophie des M. infraspinatus ist meist mit bloßem Auge gut erkennbar. Der Ausfall des M. supraspinatus führt zu einer Schwäche der Außenrotation (z. B. beim Schreiben). Subjektiv geben die Patienten bei chronischen Kompressionsschäden dieses Nervs dumpfe Schulter- und Nackenschmerzen an, die bei bestimmten Bewegungen (forciertes Herüberführen des nach vorn gehobenen Armes gegen Widerstand zur Gegenseite, sog. „cross body action") zunehmen. Auch Schmerzausstrahlung von der Schulter in den Oberarm oder zum Nacken kommt vor. Gelegentlich läßt sich anamnestisch eine besondere Belastung erfragen. Therapeutisch bringt die operative Dekompression (Durchtrennung des Lig. transversum scapulae) des N. suprascapularis anhaltende Beschwerdefreiheit. Die Außenrotation im Schultergelenk läßt sich nach der Dekompression durch krankengymnastisches Training bessern.

Schmerzsyndrome des Nervus radialis

Anatomische Vorbemerkungen

Schmerzen durch Läsionen des N. radialis sind selten, obwohl Radialislähmungen zu den häufigeren Krankheitsbildern in der Neurologie gehören. Wir verzichten daher auf ausführliche anatomische Erläuterungen. Wichtig ist die Kenntnis von den Innervationsgebieten seiner sensiblen Endäste am Unterarm (s. Abb. 1.**37**, 1.**38**, 1.**39** S. 38 ff. und Abb. 5.**8**, 5.**9**). Es handelt sich um einen Streifen auf der Dorsalseite des Unterarmes, der Streckseite des Daumens, Zeigefingers und halben Mittelfingers sowie um ein Gebiet an der Ulnarseite des Daumens.
Der motorische Endast des N. radialis, der R. profundus, versorgt die Hand- und Fingerstrecker mit Ausnahme des M. extensor carpi radialis und des M. brachioradialis. Seine Läsion („Supinatorlogensyndrom", s. u.) führt daher nur zu einer „partiellen Fallhand" oder zu einer „Radialisparese ohne Fallhand".

„Cheiralgia paraesthetica"

Hierbei handelt es sich um ein vom R. superficialis n. radialis ausgehendes Schmerzsyndrom durch Läsion dieses Astes am Unterarm (Trauma, Operation, äußerer Druck, oft auch ohne faßbare Ursache). Wegen der Anastomosen mit sensiblen Endästen der beiden anderen Handnerven sind die sensiblen Ausfälle variabel, sie fehlen jedoch nie (Abb. 5.**8**).

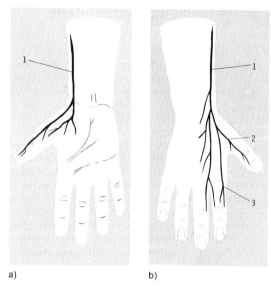

a)   b)

Abb. 5.8 Volares (a) und dorsales (b) Innervationsgebiet des R. superficialis n. radialis (1) mit N. digitalis dorsalis (2) und Nn. digitales proprii (3)

An der radialen Daumenseite kann eine Druckschädigung (Schere) zu Läsionen des N. digitalis dorsalis führen. Die daraus resultierenden rein sensiblen Mißempfindungen stellen die „Cheiralgia paraesthetica" im eigentlichen Sinne dar; meist werden jedoch auch die oben genannten, weiter proximal gelegenen Alterationen des R. superficialis nervi radialis unter dieser Bezeichnung zusammengefaßt.

Läsion des Nervus cutaneus antebrachii posterior

Läsionen dieses Radialisastes sind nicht selten und können zu heftigen Schmerzen und Mißempfindungen im Innervationsgebiet dieses sensiblen Radialisastes führen (s. Abb. 5.9).

Supinatorlogensyndrom

Klinik. Der rein motorische tiefe Endast des N. radialis (R. profundus, N. interosseus posterior) kann im Rahmen eines Kompressionssyndroms eine rein schmerzhafte Reizung oder eine motorische Störung entwikkeln. Im Frühstadium sind die Strecksehnenansätze und der Verlauf des Nervs am Unterarm druckschmerzhaft, ebenso die Streckung des Mittelfingers und die Supination des gebeugten Unterarmes gegen Widerstand.

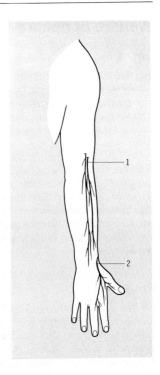

Abb. 5.9 Innervationsgebiet des N. cutaneus antebrachii dorsalis (1) und des R. superficialis n. radialis (2)

In diesem Stadium ähnelt die Symptomatik also der einer Epikondylopathie der Streckmuskulatur am Unterarm („Tennisellenbogen"). Klarer wird die Situation, wenn Paresen der Fingerstrecker hinzutreten (Radialisparese ohne Fallhand). Man unterscheidet demnach eine algetische und eine paretische Form des Supinatorlogensyndroms.

Ätiologie. Meist liegt dem Syndrom eine anatomische Besonderheit, die sehnige Umwandlung (angeboren, erworben) des Supinatorrandes, zugrunde (Arkade von Frohse).
Auslösend sind dann besondere Beanspruchungen des Unterarms oder Bagatelltraumen. Seltener wird der N. interosseus posterior durch eine Monteggia-Fraktur beschädigt.

Diagnose. Bei der algetischen Form ist die Diagnose nur durch Anamnese, Beschwerden und Provokationstests zu stellen. EMG und NLG sind nur selten pathologisch. Manche Autoren meinen, daß alle Patienten mit einer „Epikondylitis" eigentlich eine algetische Form des Supinatorlogensyndroms haben.

Therapie. Die konservative Behandlung gleicht der bei der Epikondylopathie. Bei Therapieresistenz muß die Loge revidiert werden.

Weitere periphere Schmerzsyndrome

Lepra

Bei der Häufigkeit ausländischer Patienten (vor allem bei Gastarbeitern aus östlichen Mittelmeerländern) muß man bei peripheren Nervenläsionen auch an die lepröse Neuritis denken. Sie betrifft zuerst sensible Hautnerven an Händen oder Füßen mit entsprechenden Reiz- und Ausfallerscheinungen (Schmerz und Taubheitsgefühl). Auch scheinbar nicht betroffene Nerven sind bei der Palpation „perlschnurartig" verdickt und druckschmerzhaft.

Sind bei dieser „Neuritis multiplex" Nerven der oberen Extremität vordergründig befallen, so können Arm- und Handschmerzen das Bild bestimmen. Beim Verdacht auf eine lepröse Neuritis muß gezielt nach der charakteristischen dissoziierten Sensibilitätsstörung in fleckförmig pigmentärmeren Hautpartien am Rumpf gesucht werden. Nur eine frühzeitige Therapie kann die Schmerzen lindern und irreparable Defekte verhindern.

Kausalgie

In die differentialdiagnostischen Überlegungen zu einem unklaren Schulter-Arm-Schmerz wird gelegentlich auch die Kausalgie einzubeziehen sein. Da es sich um die Folge einer direkten Nervenverletzung (meistens Schuß- oder Stich- bzw. Schnittverletzung) handelt, ist die Diagnose leicht zu stellen. Kausalgien bei nichttraumatischen Nerven- oder Plexusläsionen sind außerordentlich selten. Die äußerst heftigen, brennenden („kochenden") Schmerzen treten frühzeitig nach der Verletzung, manchmal schon nach Stunden, auf. Der Brennschmerz wird in die distalen Abschnitte der betroffenen Extremität lokalisiert (Hohlhand, Fußsohle) und durch verschiedene exogene Reize ausgelöst: Berührung, Kälte oder Wärme, aber auch emotionelle Belastung oder akustische Reize, Husten oder Niesen oder grelles Licht können eine Schmerzattacke provozieren. Auch Witterungseinflüsse spielen eine Rolle. Die Schmerzen können Wochen, mehrere Monate (nach Foerster bis zu 12 Jahre) bestehen und klingen dann allmählich ab.

Grundsätzlich kann nach jeder Nervenverletzung eine Kausalgie entstehen. Von den gemischten Nerven sind am häufigsten an den oberen Extremitäten der *N. medianus* und der *Plexus brachialis* betroffen. Ulnarisverletzungen führen deutlich weniger häufig zu Kausalgien, noch seltener sind sie nach Radialisverletzungen, obwohl dieser Nerv im Beobachtungsmaterial von Foerster (3207 Schußverletzungen) an erster Stelle steht. Am häufigsten sind von den gemischten peripheren Nerven solche betroffen (N. medianus und am Bein N. ischiadicus), die besonders viele vegetative Fasern enthalten. Kausalgien dieser Nerven sind außer von sensiblen Reizerscheinungen stets von vegetativen Störungen begleitet (vasomotorische und trophische Störungen sowie Ausfälle der Schweißsekretion). Diese trophischen Störungen bleiben nicht auf das Innervationsgebiet des betroffenen Nervs begrenzt, sondern dehnen sich stets auf die ganze Extremität aus.

Therapie. Auf dem Höhepunkt der Schmerzattacke können selbst Opiate kaum eine Linderung verschaffen. Eine Spontanheilung ist aber so wahrscheinlich, daß grundsätzlich mit operativen Eingriffen zugewartet werden sollte. In der Überbrückungsphase sind Neuroleptika und Analgetika bis hin zu sogenannten „Schlafkuren" nützlich.

Die Entfernung von Metallsplittern und Knochenfragmenten hilft selten. Operative Eingriffe am Nerv selbst sind ebenfalls oft erfolglos. Am sichersten helfen noch Stellatumblockade, Grenzstrangresektion und thorakoskopische Grenzstrangdurchtrennung des Sympathikus. Auch die verschiedenen Methoden elektrischer Stimulation werden mit Erfolg eingesetzt.

Phantomschmerzen nach Amputationen werden im amputierten distalen Extremitätenabschnitt empfunden und sprechen sowohl auf die genannten medikamentösen Maßnahmen wie auch auf Elektrostimulation an.

Neurome und Neurinome

Nach traumatischer Zerstörung der Nervenfasern mit Kontinuitätsunterbrechung der Faserenden (Neurotmesis) bildet sich aus den auswachsenden Zonen an der Läsionsstelle ein *Neurom*, das aus Faserenden, Fibroblasten und einsprossenden Blutgefäßen besteht. Dies kann sowohl an den proximalen als auch an den distalen Enden des durchtrennten Nervs geschehen. Die posttraumatischen Neurombildungen können zum Ausgangspunkt chronischer Schmerzen und sensibler Reizerscheinungen werden. Besonders Amputationsneurome führen zu äußerst schmerzhaften Zuständen ähnlich der Kausalgie, wobei schon die leichte Berührung des Neuroms heftige Beschwerden auslösen kann. Verschiedenste Versuche (Nervenligatur, Anlegen einer epineuralen Gewebeschutzhülse, Implantation des Amputationsendes im Knochen, Koagulation des Nervs durch Verkochung oder Vereisen, Alkoholinjektion u. a. m.) zur Vermeidung der Neurombildung nach Amputationen haben nur zu partiellen Erfolgen geführt. Eine Methode, die Bildung eines Amputationsneuroms zuverlässig zu verhindern, gibt es bisher nicht.

Von den Neuromen zu unterscheiden sind die eigentlichen *Tumoren peripherer Nerven* (Neurinome, Neurofibrome, Neuroblastome), die bevorzugt im Rahmen einer Neurofibromatose v. Recklinghausen zu Schmerzen und Mißempfindungen führen.

„Notalgia paraesthetica"

Damit wird eine Affektion der dorsalen Spinalnervenäste Th 2 bis Th 6 bezeichnet. Die Patienten klagen über brennende und juckende Miß-empfindungen in den oberen thorakalen Dermatomen. Die Untersu-chung ergibt dann eine Hypästhesie und Hypalgesie in diesem Bereich, oft auf eine Zone im Skapulabereich begrenzt. Es handelt sich um eine harmlose Affektion, die in der Regel spontan abklingt. Bleibende Sensi-bilitätsausfälle sind geringfügig und beeinträchtigen nicht.

Anfangs ist differentialdiagnostisch wegen der segmentalen Begrenzung an eine Zosteraffektion zu denken, die möglicherweise auch einem Teil der in der Literatur beschriebenen Fälle zugrunde lag (Zoster ohne Herpes!). Weiterhin ist differentialdiagnostisch an eine Radikulitis nach Zeckenbiß (s. o. S. 121) zu denken. Der Zeckenbiß kann unbemerkt er-folgen, das Erythema migrans kann ebenfalls übersehen werden oder fehlen. Dann setzen segmentale Schmerzen scheinbar ohne äußere Ver-anlassung ein. Es erscheint daher zweifelhaft, ob es sich bei der „Notal-gia paraesthetica" um eine nosologische Einheit handelt.

6. Nicht neurologisch bedingte Schmerzen bei Erkrankungen der Schulter-Arm-Region

Schultergürtel

Allgemeines

Schulterschmerzen bei Erkrankungen der Gelenke, Sehnen und Bänder werden meistens von einer mehr oder weniger starken Einschränkung der Bewegungsfähigkeit begleitet. Sieht man einmal von akuten traumatischen Läsionen wie Frakturen, Luxationen, Kontusionen und Sehnenrupturen ab, so werden 85% bis 90% der schmerzhaften Schultererkrankungen durch akute oder chronische verkalkende Sehnenentzündungen und Sehnendegenerationen, Schleimbeutelentzündungen, Gelenkkapselschrumpfungen und Schädigungen der Rotatorenmanschette hervorgerufen. Schließt man Patienten mit generalisierten Gelenkerkrankungen aus, so sind Gelenkentzündungen allein in weniger als 5% der Fälle für Schulterschmerzen verantwortlich.

Die nicht artikulären (periartikulären) Ursachen von Schulterschmerzen nehmen einerseits mit höherem Lebensalter zu und treten zwischen dem 40. und 70. Lebensjahr gehäuft auf, sind andererseits aber auch abhängig von Berufstätigkeit und Freizeitbeschäftigung, wenn diese durch sich häufig wiederholende und anstrengende oder brüske Armbewegungen gekennzeichnet sind (Gardinendekorateure, Bandarbeiter, Datentypistin, Dirigenten, Geigenspieler, Basketball-, Tennis- und Handballspieler).

Eine Übersicht über verschiedene Ursachen von Schulterschmerzen gibt zusammenfassend Tab. 6.1

Anatomie und Physiologie

Gelenke.
Der Schultergürtel besteht aus sieben Gelenken, die sich abhängig voneinander bewegen, so daß ein Schaden eines Gelenkes eine Dysfunktion der Gesamtbewegung hervorruft. Diese 7 Gelenke des Schultergürtels sind (Abb. 6.1):

- das glenohumerale Gelenk,
- das suprahumerale „Gelenk",
- das akromioklavikulare Gelenk,

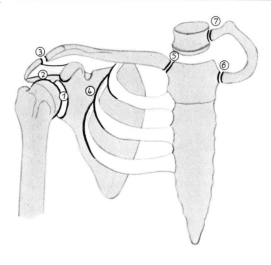

Abb. 6.1 Anatomie des Schultergürtels
1 Glenohumerales Gelenk; 2 Suprahumeraler Gleitraum;
3 Akromioklavikulares Gelenk; 4 Skapulokostaler Gleitraum;
5 Sternoklavikulargelenk; 6 Kostosternales Gelenk; 7 Kostovertebrales Gelenk

– der skapulokostale Gleitraum,
– das sternoklavikulare Gelenk,
– das kostosternale Gelenk,
– das kostovertebrale Gelenk.

Tabelle 6.1: Schmerzen im Schultergürtelbereich

Erkrankungen des Nervensystems
– Rückenmark
– Wurzelläsionen
– Plexusläsionen
– periphere Nerven (N. accessorius, N. suprascapularis u. a.)

Spondylogene Schmerzen
– Anomalien
– Tumoren
– Diskushernie
– Osteochondrose, Spondylose
– chronische Polyarthritis
– Spondylitis ankylopoetica
– Verletzungen

Schultergürtel-, Arm- und Handskelett
– Anomalien
– Arthrosen
– Arthritiden
– Tumoren und Metastasen
– Verletzungsfolgen

Tabelle 6.1 (Fortsetzung)

Periartikuläre Weichteile an Schulter, Arm und Hand
– Periarthritis humeroscapularis
– andere Sehnen und Sehnenscheiden
– Schleimbeutelerkrankungen
– Insertionstendopathien

Muskelerkrankungen
– Polymyositis, Dermatomyositis
– Polymyalgia rheumatica

Vaskuläre und neurovaskuläre Erkrankungen
– arterielle und venöse Stenosen bzw. Verschlüsse
– Kompressionssyndrome

Sonstige Ursachen
– Tendomyosen, pseudoradikuläre Syndrome, Pannikulose, Pannikulitis
– Weichteiltumoren
– übertragene Schmerzen innerer Organe

Zusätzlich kommt dem Gleitgelenk der *langen Bizepssehne* innerhalb des Sulcus intertubercularis Bedeutung zu.

Entscheidend für das Bewegungsausmaß des Schultergürtels ist die Diskrepanz der Gelenkflächen im *glenohumeralen Gelenk* mit einer im Vergleich zum Hüftgelenk erheblich kleineren Gelenkpfanne. Dies wird mit einem Verlust an Stabilität erkauft.

Der *suprahumerale Gleitraum*, kein eigentliches Gelenk im engeren Sinne, liegt zwischen dem Kopf des Humerus und dem Schulterdach. Dieses wiederum wird vom Akromion und dessen straffer Bandverbindung zum Processus coracoideus dargestellt. Zwischen Schulterdach und Kopf des Humerus liegt als Gleitschutz die Bursa subacromialis.

Bei jeder Armbewegung ist eine glatte und leichtläufige synchrone Bewegung des glenohumeralen Gelenkes und der Nachbargelenke notwendig. Wird der Arm *abduziert*, so bewegen sich Oberarm und Schulterblatt in einer Weise, daß für je 15° totaler Abduktion des Armes 10° davon im glenohumeralen Gelenk und 5° durch Rotation der Skapula erzielt werden. Der Oberarm kann nur voll abduziert werden, wenn er außenrotiert ist: nur dann kann das Tuberculum majus unbehindert unter dem Lig. coracoacromiale hinweggleiten. Bei Innenrotation des Armes ist eine Abduktion aus demselben Grunde nur bis 60° möglich. Das senkrechte Hochheben des Armes (180°) erfordert eine Rotation des Schulterblattes um 60° mit einer entsprechenden Änderung des Winkels der Schulterblattpfanne.

Durch Mitbewegungen des Schlüsselbeines sind Bewegungen im Sternoklavikulargelenk und Akromioklavikulargelenk notwendig. Bei einer Armabduktion um 30° wird das Schlüsselbein etwa um 15° angehoben und steigt, wenn der Arm bis in die Horizontalebene (90°) abduziert wird, auf 30° an. Eine weitere Bewegung des Schlüsselbeines ist dann nicht mehr möglich und auch nicht erforderlich, da die weitere Abduktion des Armes durch Mitbewegungen des Schulterblattes ermöglicht wird.

Sehnen. Sicherung und Bewegungsführung im Schultergelenk sind den Muskeln und Sehnen übertragen; sie umschließen wie ein Mantel das Gelenk und gleichen so den Verlust an Stabilität teilweise aus, der durch die oben genannte Diskrepanz der Gelenkflächen im glenohumeralen Gelenk bedingt ist. Allerdings arbeiten diese Sehnen unter ungünstigen Hebelarmbedingungen und unterliegen durch die auftretenden Druck-, Zug- und Reibungskräfte verstärkter Abnutzung. In dieser Hinsicht sind M. supraspinatus und die lange Bizepssehne die beiden besonders schwachen Punkte.

Bei jeder Bewegung im Schultergelenk spannt sich der *M. biceps* an. Seine Sehne setzt am oberen Pol der Gelenkpfanne an, durchläuft horizontal die Gelenkhöhle, biegt im rechten Winkel um und taucht dann in die Knochenschiene des Sulcus intertubercularis des Humeruskopfes ein. Hier wird sie von einer Ausstülpung der Gelenkkapsel begleitet, der die Rolle einer Sehnenscheide zukommt. Durch die Anspannung des Muskels übt diese Sehne einen Druck auf den Humeruskopf aus und preßt ihn vorn gegen die Pfanne.

Die Gelenkkapsel wird durch die Verflechtung mit den Sehnen vier weiterer Muskeln verstärkt: an der Vorderseite durch die Sehnen des M. subscapularis und M. supraspinatus, an der Rückseite durch die Sehnen des M. infraspinatus und M. teres minor (Abb. 6.2). Diese Sehnen legen sich mantelförmig über den Humeruskopf und bilden die *Rotatorenmanschette*, die seitlich oben am Humeruskopf ansetzt (die Sehne des M. subscapularis am Tuberculum minus und die anderen drei Sehnen am Tuberculum majus des Oberarmes). Die Rotatorenmanschette stellt die Grenze zwischen der oberen und unteren Gelenkkammer im Schultergelenk dar.

Die *Supraspinatussehne* bildet gleichzeitig den Boden des suprahumeralen Gleitraumes und das Dach des Schultergelenkes im engeren Sinne. Der Boden der

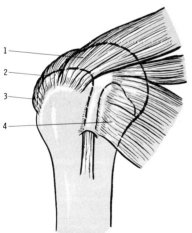

Abb. 6.2 „Rotatorenhauben"-Ansatz: M. supraspinatus (1) am Tuberculum majus, knapp darunter M. infraspinatus (2), anschließend M. teres minor (3); M. suprascapularis am Tuberculum minus (4) medial vom Sulcus intertubercularis

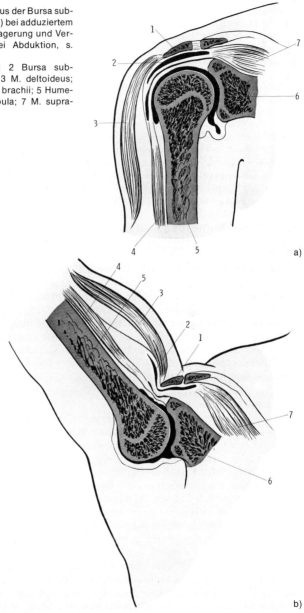

Abb. 6.**3** Situs der Bursa sub-acromialis a) bei adduziertem Arm b) Verlagerung und Verformung bei Abduktion, s. Text.
1 Akromion; 2 Bursa sub-acromialis; 3 M. deltoideus; 4 M. biceps brachii; 5 Humerus; 6 Skapula; 7 M. supraspinatus

a)

b)

Bursa subacromialis formt einen Teil der Sehnenscheide der Supraspinatussehne und ist in das peritendinöse Gewebe eingewoben. Die Rotatorenmanschette polstert zusammen mit der Bursa subacromialis den Humerus gegen das Akromion und das Lig. coracoacromiale ab und verhindert sein Aufwärtsgleiten. Solange die Rotatorenmanschette intakt ist, dient sie auch als Puffer zwischen langer Bizepssehne und Schulterhöhe, indem sie bei der Elevation des Oberarmes die Sehne vor dem Kontakt mit dem Akromion schützt.

Bei einer Abduktion des Oberarmes gleitet die Bursa subacromialis ab 30° Abduktion unter dem engen Raum zwischen Rotatorenmanschette und Akromion unter dem Knochen hindurch (Abb. 6.**3**), wobei gleichzeitig Druckeinwirkungen auf die Rotatorenmanschette entstehen. Erst bei einer Abduktion und Elevation über 120° wird diese Enge überwunden. Die geringste Druckentwicklung auf die Rotatorenmanschette ist bei gleichzeitiger Außenrotation des Oberarmes zu verzeichnen, sie steigt proportional zur Kraftentwicklung bei der Abduktion an. Schon in der Neutral-Null-Stellung wird dieser Druck unphysiologisch erhöht. Eine Behinderung tritt auf, wenn der Arm gleichzeitig innenrotiert wird.

Periarthritis humeroscapularis

Allgemeines

Die unter diesem Sammelbegriff erfaßten Erkrankungen machen rund 90% der Krankheiten des Schultergürtels überhaupt aus. Die Ätiologie ist vielfältig. Eine besondere Rolle spielen mechanische Überlastung, Immobilisation eines Armes, Unterkühlung, Verletzungen und Operationen. Der gemeinsame pathogenetische Nenner ist die degenerative Kapsel- und Sehnenveränderung im Schultergelenk (vor allem an der Supraspinatussehne und der Bizepssehne) mit Kalkeinlagerung, entzündlicher sekundärer Proliferation und typischen Folgeerscheinungen:

– Zusammen mit den Veränderungen des Sehnengewebes selbst kommt es meist auch zu entzündlichen Veränderungen des paratendinösen Gleitgewebes.

– Die Kalkablagerungen in den degenerierten Sehnenabschnitten können in benachbarte Gewebsabschnitte, z. B. in die Bursa subacromialis oder in das Schultergelenk durchbrechen; dadurch kommt es zu sekundären entzündlichen Reaktionen.

– Unter bestimmten Umständen können die Sehnen in den degenerierten Abschnitten rupturieren.

– Die degenerativen Sehnenveränderungen können Osteophytenbildung nach sich ziehen, die ihrerseits zusätzliche Reibungsflächen für die bereits vorgeschädigten Sehnen darstellen.

Der Sammelbegriff der „Periarthritis" oder „Periarthropathia humeroscapularis" hat sich eingebürgert, weil die verschiedenen zugrunde liegenden Erkrankungen weitgehend identische Symptome aufweisen, auf ähnliche therapeutische Maßnahmen gleichermaßen ansprechen und bei länger dauernden chronischen Verlaufsformen nicht unterschieden werden können. Man bemüht sich aber heute, vier verschie-

dene Erkrankungsformen zu unterscheiden:
- Irritation der Supraspinatussehne („Supraspinatustendinitis") mit subakromialer Bursitis,
- Irritation der langen Bizepssehne („Bizepstendinitis"),
- schrumpfende Gelenkkapselentzündung (frozen shoulder),
- Rupturen der Rotatorenmanschette oder der langen Bizepssehne.

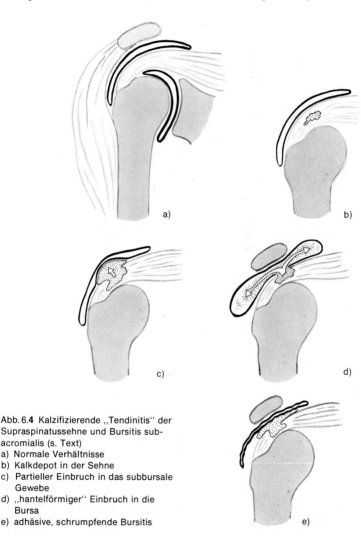

Abb. 6.4 Kalzifizierende „Tendinitis" der Supraspinatussehne und Bursitis sub-acromialis (s. Text)
a) Normale Verhältnisse
b) Kalkdepot in der Sehne
c) Partieller Einbruch in das subbursale Gewebe
d) „hantelförmiger" Einbruch in die Bursa
e) adhäsive, schrumpfende Bursitis

„Supraspinatustendinitis" und Bursitis subacromialis

Allgemeines. Leitsymptome der Irritation der Supraspinatussehne und jeder anderen an der Rotatorenmanschette beteiligten Sehne sind Druckschmerzhaftigkeit am Tuberculum majus des Humerus und schmerzhafte Bewegungseinschränkung im Schultergelenk. Die Sehnenreizung ist häufig mit einer Kalkeinlagerung verbunden und greift sekundär auf den subakromialen Schleimbeutel über (Abb. 6.**4**).

Klinik. Bei der *akuten Verlaufsform* tritt die erste Schmerzattacke meist ohne auffällige Vorzeichen auf. Die Schmerzen werden zwar durch Bewegung verstärkt, bestehen aber auch ohne Beanspruchung des Armes ständig bei Tag und bei Nacht. Die Betroffenen halten den Arm adduziert und im Ellenbogengelenk gebeugt, vermeiden jede Armbewegung und reagieren auf entsprechende Untersuchungsmanöver abwehrend. Der Schmerz strahlt über den Oberarm in die subakromiale Region, oft über den Ansatzpunkt des M. deltoideus nach distal, in manchen Fällen bis in die Fingerspitzen und gelegentlich auch ins Hinterhaupt aus.

Diagnostisch wegweisend ist die Druckschmerzhaftigkeit am lateralen Teil des Humeruskopfes unterhalb des Akromions und oft auch an der Ansatzstelle des M. deltoideus und unterhalb davon. Gelegentlich ist eine Schwellung mit Fluktuation unterhalb des Akromions zu tasten.

Röntgenologisch wird manchmal eine Kalkablagerung in der Rotatorenmanschette, meistens in der Supraspinatussehne (gelegentlich erst bei leichter Innen- oder Außenrotation!) nachgewiesen. Wenn die Kalkkristalle in die Bursa subacromialis einbrechen, wird dieser Schleimbeutel manchmal durch eine diffuse Opaleszenz sichtbar.

Die akuten Symptome können innerhalb 1 bis 3 Tagen abklingen, sie können aber auch als rezidivierende Entzündungsschübe verlaufen, in eine subakute und durch geringere Beschwerden gekennzeichnete Erkrankung übergehen oder in eine chronische Fixation des Schultergelenkes mit geringergradigen Schmerzen (frozen shoulder, s. S. 185) einmünden.

Die *chronische Form* geht entweder aus der akuten Erkrankung hervor oder beginnt von vornherein schleichend. Sie ist durch Schmerzen bei Abduktion und Außenrotation (Anziehen von Jacken) gekennzeichnet, die in den Arm und zur Wirbelsäule ausstrahlen und in mancherlei Hinsicht fehlgedeutet werden. Dies ist vor allem dann der Fall, wenn das Schultergelenk in seiner Beweglichkeit nicht oder nur geringgradig eingeschränkt ist. Das Tuberculum majus des Humerus ist druckempfindlich. Typisch ist bei dieser Erkrankungsform der nächtliche Schulterschmerz, weil der Humeruskopf beim Liegen auf der kranken Schulter nach kranial-medial und dadurch gegen die gereizte Sehne gedrückt wird. Tagsüber sind die Beschwerden geringer, da der Arm durch die Schwerkraft von der Sehne weg herabgezogen wird.

Bei der Funktionsprüfung treten die Schmerzen charakteristischerweise beim seitlichen Heben des Armes zwischen 30° und 120° auf (*schmerz-*

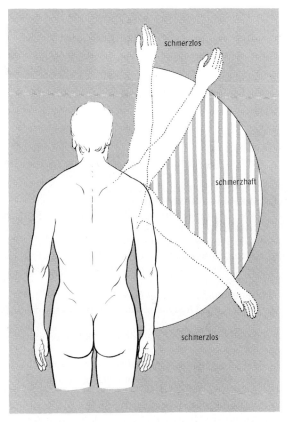

Abb. 6.5 „Schmerzhafter Bogen" bei der Periarthritis humeroscapularis

hafter Bogen, Abb. 6.5). Es handelt sich beim schmerzhaften Bogen um die Phase, in der das Tuberculum majus an das knöcherne Schulterdach anstößt und die geschädigte Supraspinatussehne mit der Bursa subacromialis unter dem Akromion durchgequetscht wird. Auch beim Senken des Armes werden nach Überschreiten der Horizontale diese Schmerzen angegeben. Die Patienten versuchen meistens, den schmerzhaften Bogen mit einer Trickbewegung zu umgehen, indem sie beim Seitwärtsheben des Armes gleichzeitig außenrotieren und damit den dorsal etwas weiteren Abstand zum Akromion für die schmerzhafte Passage benutzen. Als sekundäre Krankheitserscheinungen finden wir bei der chronischen Verlaufsform Tendomyosen mit entsprechenden

Druckschmerzhaftigkeiten im Bereich des M. supraspinatus, M. infraspinatus, M. pectoralis major, M. deltoideus und M. trapezius.

Therapie. Im *Akutstadium* sind zu empfehlen:
- Ruhigstellung für einige Tage auf einer Abduktionsschiene (nicht in einer Schlinge: Gefahr der Kapselschrumpfung!),
- lokale Kälteapplikation (s. S. 77),
- Analgetika (evtl. mit Codeinsulfat),
- nichtsteroidale Antiphlogistika, in schweren Fällen 50 mg Prednisolon/Tag über 3–6 Tage,
- Infiltration des periartikulären Gewebes mit Lokalanästhetika und Steroiden (s. S. 72),
- Röntgentherapie (3–6 Bestrahlungen mit je 50–100 rd 0,5–1,0 Gy (J/kg), besonders schonend bei alten Menschen),
- frühzeitige vorsichtige Mobilisierung.

Therapie im *chronischen Stadium:*
- aktive Bewegungsübungen (Abduktion und Rotation), evtl. im Unterwasserbad mit ansteigender Intensität,
- lokale Wärmebehandlung (s. S. 77),
- externe Anwendung von Antiphlogistika (s. S. 71),
- Analgetika und nichtsteroidale Antiphlogistika
- keine Steroide,
- Infiltrationsbehandlung (s. S. 72),
- Interferenz, Diadynamische Ströme, Ultraschall, Röntgenbestrahlung,
- operative Entfernung größerer Kalkablagerungen.

Irritation der langen Bizepssehne („Bizepstendinitis")

Allgemeines. Als Ursachen sind wie bei den anderen hier behandelten Erkrankungen Überbelastung, Kälte, Feuchtigkeit, direkte oder indirekte Traumen mit partieller Ruptur oder Dislokation der Sehne, Aufrauhungen des Sulcus intertubercularis oder Achsenstörungen nach Frakturen anzusehen. Eine lokale Entzündung der Sehnenscheide kann im Rahmen einer systemischen rheumatischen Erkrankung ebenso wie ohne faßbare Ursache entstehen. In jedem Falle bildet sich ein serofibrinöses Exsudat. Dieses führt zu fibrösen und adhäsiven Veränderungen, die die Sehne und die Sehnenscheide aneinander binden und an den Sulcus intertubercularis anheften.

Klinik. Die Beschwerden gleichen der Supraspinatussehnenreizung in vielerlei Hinsicht: Sie sind nachts stärker als am Tage und werden ebenfalls hauptsächlich durch Abduktion und Innenrotation ausgelöst. Diese Bewegungen sind daher auch am stärksten eingeschränkt. Auch kombinierte Abduktions-, Streck- und Innenrotationsbewegungen oder Drehbewegungen mit gebeugtem Arm gegen Widerstand, Schraubenzieherbewegungen sowie das Einschlagen der Hand auf dem Rücken („*Schürzengriff*") werden als schmerzhaft empfunden. Ein Unterschied besteht aber in der Lokalisation des Schmerzes, der in diesem Fall über dem M. biceps, also an der Vorderseite des Oberarmes, angegeben wird. Auch die druckschmerzhaften Punkte finden sich im Gegensatz zur Supraspinatussehnenreizung mehr an der Vorderseite des Humeruskopfes über dem Sulcus bicipitalis. Man kann den Schmerz verstärken, indem man die Bizepssehne unter den Fingerspitzen rollt.

Eine wichtige klinische Prüfung ist auch das *Yergersonsche Zeichen:* Der Betroffene sitzt mit gestreckten Ellbogen; gegen seinen Widerstand wird eine Supination des Vorderarmes durchgeführt. Hierdurch kommt es zur Schmerzauslösung im Bereich des Sulcus intertubercularis.

Die *chronische Form* dieser Erkrankung ist kaum von der schrumpfenden Gelenkkapsel oder einer chronifizierten Sehnenreizung der Rotatorenmanschette zu unterscheiden, da die Bewegungseinschränkung ohne Schmerzen im Vordergrund steht. Die Beziehung des Krankheitsbildes zur Bizepssehne kann höchstens durch die an typischer Stelle nachweisbaren lokalen Druckschmerzen und den positiven Ausfall des Yergersonschen Zeichens hergestellt werden.

Therapie. Sie erfolgt grundsätzlich wie die der Supraspinatussehnenreizung: kurzfristige Ruhigstellung, lokale Kälteapplikation, Analgetika und Antiphlogistika sowie evtl. Prednisolon oral, Infiltration des peritendinösen Gewebes und frühzeitige vorsichtige Mobilisierung in akuten Fällen; bei therapieresistenten chronifizierten Fällen kann schließlich eine chirurgische Behandlung (Tenosynovektomie oder Durchtrennung und Reinsertion der Sehne am Humeruskopf) erwogen werden.

Schrumpfende Gelenkkapsel (frozen shoulder)

Allgemeines. Die Schrumpfung der glenohumeralen Gelenkkapsel führt vor allem zu ausgeprägter Bewegungseinschränkung im Schultergelenk, weniger zu Schmerzen. Die Ursache dieser Erkrankung ist oft nicht zu klären. In etwa 15 % der Fälle ist ein Trauma mit längerer Immobilisation bekannt. Akute oder chronische Formen von Irritationen der Rotatorenmanschette, der langen Bizepssehne oder deren Sehnenscheide und spontane Rupturen der Rotatorenmanschette können ebenso Ursache der Kapselschrumpfung sein wie Immobilisation beim Schlaganfall, Schmerzzustände beim Zervikalsyndrom und bei allen anderen lokalen Erkrankungen. Eine Schrumpfung der Gelenkkapsel ist auch bekannt nach Myokardinfarkt, bei chronischen Lungenerkrankungen und bei Hyperthyreose. Schließlich wurde sie auch als unerwünschte Nebenwirkung bei längerfristiger Medikation mit dem Antikonvulsivum Primidon (z. B. Mylepsin) beobachtet.

Klinik. Charakteristisch ist die skapulohumerale Fixation, bei welcher der Arm adduziert und meist mit der gesunden Hand unterstützt gehalten wird. Oft kommt der Patient erst in die Behandlung, wenn eine ständige Bewegungseinschränkung zu verzeichnen ist und der Schmerz schon gar nicht mehr im Vordergrund steht. Schmerzen können dann höchstens noch bei bestimmten Bewegungen, besonders bei Abduktion und Innenrotation, ausgelöst werden. Der Schlaf ist in typischer Weise gestört, wenn der Patient auf der kranken Schulter schläft. Wenn überhaupt, so werden spontane Schmerzen am oberen Humerus angegeben, können aber gelegentlich auch über den Oberarm bis zur Hand und nach proximal in die Schulterblattgegend ausstrahlen. In den meisten Fällen findet man druckschmerzhafte Punkte subakromial, bizipital und an anderen Punkten des Schultergürtels. Wie bei den übrigen bisher genannten Erkrankungen des Schultergürtels kommt es durch die Inaktivität zu Atrophien der Schultermuskulatur. Diese sind vom Grad und der Dauer der Bewegungseinschränkung bestimmt. Charakteristische röntgenologische Veränderungen finden sich – mit Ausnahme einer Demineralisation des Humeruskopfes – nicht.

Therapie. Bewegungsübungen stellen den Kern der Behandlung bei schrumpfender Gelenkkapsel dar. In akuten Stadien sind anfangs nur passive Übungen angezeigt, die sich oft leichter nach Anwendung einer lokalen Eistherapie durchführen lassen. In schweren Fällen muß mehrmals täglich geübt werden. Die Übungsbehandlung kann mehrere Monate erforderlich sein. Trotzdem wird eine volle Restitution nicht immer erreicht. Chronische Verläufe erfordern aktive Übungen gegen Widerstand und sprechen oft besser auf örtliche Wärmeanwendungen als auf Kälte an. Periartikuläre Infiltrationen mit Lokalanästhetika sind oft nützlich und können gelegentlich eine Bewegungstherapie bei sehr starken Schmerzen erst möglich machen. Die Erfolge einer Mobilisation scheinen bei geübten Therapeuten denen konservativer Therapie in manchen Fällen überlegen zu sein.

Rupturen der Rotatorenmanschette oder der Bizepssehne

Rotatorenmanschette. Sehnenrupturen im Schultergelenksbereich betreffen meistens die Supraspinatussehne. Besonders in Abduktionsstellung des Armes kann durch eine plötzliche Krafteinwirkung auf die Schulter oder durch einen Sturz bei älteren Menschen ein Riß auftreten. Inkomplette Rupturen sind häufiger als komplette. Es ist anzunehmen, daß Sehnenrupturen nur in vorher schon geschädigten Sehnen auftreten.

Anamnese. Im Augenblick der Ruptur ist oft ein Knacken zu hören, es tritt dann ein Hämatom auf. Gleichzeitig kommt es zu heftigen Schmerzen, die anschließend oft von einem schmerzfreien, stundenlangen Intervall abgelöst werden. Nur wenige Patienten kommen lediglich wegen einer Bewegungseinschränkung ohne stärkere Schmerzen zum Arzt.

Klinischer Befund. Immer ist der Patient unfähig, den Arm aktiv zu abduzieren. Die passive Beweglichkeit ist dagegen nicht eingeschränkt. Der erhobene Arm kann langsam ohne Schmerzen bis zum rechten Winkel oder etwas mehr gesenkt werden, fällt dann jedoch kraftlos herab. Während dieser plötzlichen Bewegung treten gelegentlich Schmerzen an der Rupturstelle auf. In manchen Fällen wird auch bei passiver Abduktion des Armes ein schmerzhafter Bogen zwischen 70° und 110° angegeben. Nicht selten ist die Ruptur der Rotatorenmanschette von Ausfällen im Innervationsgebiet des N. axillaris begleitet. Es finden sich dann *Sensibilitätsstörungen* über dem M. deltoideus im Innervationsgebiet des N. cutaneus brachii lateralis (s. Abb. 1.39, S. 40). Ein sehr charakteristisches Zeichen ist eine lateral zwischen Akromion und Humeruskopf tastbare Lücke nach Ruptur der Rotatorenmanschette (s. S. 13).

Inkomplette Rupturen erzeugen ebenfalls Bewegungsschmerzen und Bewegungseinschränkung, allerdings in geringerer Ausprägung als bei der kompletten Ruptur. Die Beschwerden können über Jahre hinaus andauern und münden dann oft in das Syndrom der schrumpfenden Gelenkkapsel oder in ein Schulter-Hand-Syndrom (s. S. 207) ein. Diagnostisch kann in Zweifelsfällen eine Arthrographie vorgenommen werden. Die *Therapie* der Rupturen der Rotatorenmanschette ist chirurgisch.

Bizepssehne. Diese Ruptur ist meistens Folge einer Irritation der Bizepssehne im Sinne der sogenannten „Bizepstendinitis". Die dadurch hervorgerufenen Schmerzen können außerordentlich hartnäckig sein

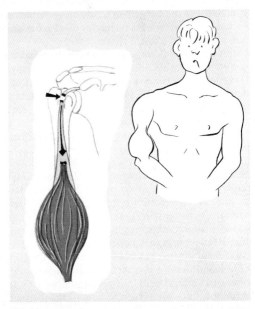

Abb. 6.6 Ruptur der Bizepssehne. Bevorzugte Rupturstelle: Sulcus intertubercularis (s. Text)

und jahrelang allen Behandlungsversuchen trotzen, bis die Sehne eines Tages reißt und der Patient dadurch von seinen lästigen Schmerzen befreit wird. Ein kleines Hämatom über dem M. biceps kann einige Tage später das wohltuende Ereignis markieren. Ein eindeutiges klinisches Zeichen ist die sichtbare kugelige Vorwölbung des Muskelbauches beim Versuch der Beugung (Abb. 6.6). Diese Beobachtung dient auch zur Differentialdiagnose der Bizepslähmung bei Muskulokutaneusparese.

Da die Mehrheit der Muskelfasern mit der kurzen Bizepssehne am Processus coracoideus ansetzt, hat die Ruptur der langen Sehne nur eine mäßige Kraftminderung bei der Ellenbogenbeugung zur Folge. Die Sehne kann ohne weiteres wieder am Humeruskopf inseriert werden.

Erkrankungen des Schultergelenkes selbst

Entzündliche Prozesse sind einfach zu erkennen, wenn das Schultergelenk im Rahmen rheumatischer Systemerkrankungen (cP, Spondylitis ankylopoetica, Psoriasisarthritis, Morbus Reiter, Kollagenosen, Gicht, Chondrokalzinose) in die Krankheit einbezogen wird. Nur selten ist das Schultergelenk bei diesen Erkrankungen der primäre Manifestationsort. Isolierte Entzündungen des Schultergelenkes sind selten. In solchen Fällen sind auch infektiöse bakterielle Prozesse zu berücksichtigen (Gelenkpunktat!).

Unter den **Neubildungen** ist an Synovialtumoren, wie z.B. an die villonoduläre Synovitis oder an das bösartige Synovialom, zu denken.

Degenerative Prozesse des Schultergelenkes, z. B. nach Schädigungen der Rotatorenmanschette, sind meist nicht sehr ausgeprägt und deshalb oft symptomlos. Schwere Arthrosen mit entsprechender klinischer Symptomatik finden sich nach Frakturen im Bereich des Humeruskopfes, nach Humeruskopfnekrosen, bei neuropathischen Arthropathien (Syringomyelie), bei Chondrokalzinose und Osteochondromatose, nach Gelenkluxation und bei entzündlichen Gelenkprozessen. Nur selten kommen schwere doppelseitige primäre Arthrosen des Schultergelenkes vor. Die Diagnose ergibt sich aus der klinischen Symptomatik der Arthrose (Startschmerzen, Endphasenschmerz, Belastungsschmerz, in fortgeschrittenen Stadien Bewegungseinschränkung und sekundäre Inaktivitätsatrophie der Muskulatur) in Zusammenhang mit dem Röntgenbild, das neben der Gelenkspaltverschmälerung Zeichen der subchondralen Sklerosierung und der Osteophytenbildung aufweist. Eine Kombination von Arthrose im glenohumeralen Gelenk, Rotatorenmanschettendefekt, nichtentzündlichem Gelenkerguß mit Kalziumpyrophosphat- oder Hydroxylapatitkristallen und Kollagenfragmenten (Typ I, II, III) mit Kollagenase- und neutraler Proteaseaktivität wurde 1981 als **Milwaukee-Schulter-Syndrom** beschrieben. Es befällt be-

sonders ältere Frauen im Alter von 60 bis 80 Jahren mit starken Schmerzen und Bewegungseinschränkung.
Die Therapie der degenerativen Erkrankungen erfolgt symptomatisch mit den bei arthrotischen Krankheiten üblichen medikamentösen und physikalischen Maßnahmen (s. S. 59 ff. und Tab. 2.9. S. 74).

Akromioklavikulargelenk

Am Akromioklavikulargelenk sind meist Zerrungen und Lockerungen des Bandapparates mit Instabilität und lokaler Arthrose die Ursachen für Beschwerden. Auch entzündliche und metabolische (z. B. bei Hyperparathyreoidismus) Schädigungen dieses Gelenkes sind möglich. Durch klinische und radiologische Untersuchung können derartige Gelenkerkrankungen leicht erkannt werden, sofern man nur daran denkt. Ein sehr charakteristisches Zeichen ist das sogenannte „Klaviertastenphänomen" bei der Akromioklavikularluxation: die federnd hochstehende Klavikula kann durch Druck mit dem Finger auf ihr laterales Ende wie eine Taste gesenkt werden.
Klinisch findet man bei den Erkrankungen des Akromioklavikulargelenkes regional begrenzte Druckschmerzhaftigkeiten, eventuell auch Schwellung und Spontanschmerz. Der Schulterschmerz strahlt bei Erkrankungen dieses Gelenkes meistens in den Nacken und in den Thorax aus.

Sternoklavikulargelenk

Affektionen des Sternoklavikulargelenkes können zu erheblichen Schulterschmerzen führen, und zwar sowohl bei einseitiger Erkrankung wie auch bei doppelseitigem Auftreten im Rahmen von Systemerkrankungen wie cP, Spondylitis ankylopoetica und psoriatischer Arthritis. Sternoklavikuläre Arthrosen werden vorwiegend bei älteren Frauen gefunden.
Bei der sternokostoklavikulären Hyperostose (hyperostotische Spongiosklerose) kommt es zu ein- oder beidseitiger Schwellung mit ziehenden Schmerzen. Die BSG ist auf 70 bis 100 mm/Std. beschleunigt. Im Röntgenbild ist die Klavikula spindelförmig aufgetrieben, das Sternum verdickt. Ankylose und – in schweren Fällen – auch ein Verschluß der V. subclavia können die Folge sein.
Differentialdiagnostisch sind hier sternale und parasternale Schmerzen, wie wir sie beim chondrokostalen Präkordialsyndrom und beim sogenannten *Tietze-Syndrom* antreffen, zu erwähnen. Beim Tietze-Syndrom handelt es sich um eine ätiologisch unklare, meist spontan wieder zurückgehende schmerzhafte Schwellung an der I. bis III. Rippe im Bereich des parasternalen Knorpels. In hartnäckigen Fällen können Infiltrationen mit Lokalanästhetika helfen.

Schmerzen des Sternoklavikulargelenkes strahlen vor allem in den Hals und in die vordere Thoraxapertur aus. Sie werden durch Bewegungen des Schultergelenkes oft erheblich verstärkt.

Knochenerkrankungen

Besonders die Knochenaffektionen im Bereich des Humeruskopfes können Ursachen von Schulterschmerzen sein. Hier sind zunächst die traumatisch bedingten Läsionen wie Abriß des Tuberculum majus und Humeruskopffrakturen zu nennen, weiterhin primäre und sekundäre Knochentumoren und die Humeruskopfnekrose. Als Ursache für eine Humeruskopfnekrose kommen neben traumatischen Faktoren auch andere Erkrankungen in Frage, z. B. Hyperlipidämie, Kortikosteroidbehandlung, systematische Gelenkerkrankungen, Infektionen, Röntgenbestrahlung und die Sichelzellanämie. Meist beginnt diese Erkrankung akut. Sie kann zu erheblichen Schmerzen in Schulter und Arm führen. Am bekanntesten ist wohl die Humeruskopfnekrose im Rahmen der Taucherkrankheit, die zu einem ausgedehnten Kollaps des Humeruskopfes mit sekundärer Arthrose, evtl. auch mit freien Gelenkkörpern führen kann.

Knocheninfarkte, Osteomyelitis. benigne Knochentumoren, bösartige primäre Neubildungen oder Metastasen können Schulterschmerzen hervorrufen.

Die *Diagnose* dieser Erkrankungen erfolgt überwiegend röntgenologisch.

Gefäßerkrankungen

Akuter arterieller Verschluß. An einen akuten kompletten arteriellen Verschluß einer Extremitätenarterie muß man denken, wenn sich schlagartig im Arm Blässe, Parästhesien, Pulslosigkeit und ziehende Schmerzen einstellen. Derartige akute arterielle Verschlüsse entstehen fast immer durch Embolien bei Mitralstenose und bilden sich durch raschen Einsatz von Kollateralen oft bald zurück.

Chronische arterielle Mangeldurchblutung. Chronische Formen der arteriellen Durchblutungsstörung im Arm äußern sich in schmerzhaften Mißempfindungen, Kältegefühl, Kälteempfindlichkeit und rascher Ermüdbarkeit bei Belastungen. Man spricht auch von ,,Claudicatio intermittens" des Armes. Die Schmerzen sind hier meist weniger ausgeprägt als bei Durchblutungsstörungen der unteren Extremitäten. Zu den genannten Beschwerden in Schulter, Arm und Hand treten bei arteriellen Verschlußkrankheiten der oberen Extremität oft noch Symptome zerebraler Durchblutungsstörungen.

Beim ,,*Subclavian-steal-Syndrom*" wird die gleichseitige A. vertebralis als Kollateralgefäß eingesetzt (,,angezapft"), was bei Beanspruchung des Armes zu vertebrobasilärer Insuffizienz (Schwindel, Synkopen) führen kann.

Beim *Aortenbogensyndrom* (arteriosklerotisch oder entzündlich: Takayasu-Syndrom) mit Abgangsstenosen mehrerer supraaortaler Äste sind gleichzeitig Zeichen der Karotisinsuffizienz nachweisbar.

Diagnostik. Die Diagnose arterieller Durchblutungsstörungen erfolgt klinisch (Arterienpulse, Blutdruckdifferenz von mehr als 30 mm Hg (4,0 kPa) zwischen linkem und rechtem Arm, Provokation der Beschwerden durch forcierten Faustschluß der erhobenen Hände), apparativ (Oszillogramm, Doppler-Sonographie) und angiographisch.

Venöse Durchblutungsstörungen. An eine Störung des venösen Kreislaufes sollte man bei zyanotischer Schwellung des Armes mit prall gefüllten Venen im Bereich der Hand denken. Akute Verschlüsse der V. subclavia treten nach Traumen und Überanstrengungen auf (Paget-von-Schrötter-Syndrom). Sie können mit erheblichen Schulterschmerzen einhergehen und durch die Bewegungsstörung mit einer Armplexusläsion verwechselt werden. Intermittierende Abflußstörungen der V. subclavia gibt es auch beim kostoklavikulären Syndrom (s. S. 154).

Skapulokostales Syndrom

Häufigste **Ursache** des skapulokostalen Syndroms ist eine falsche Körperhaltung, die zu einer Störung des muskulären Zusammenspiels zwischen Brustkorb und Skapula führt. Seltener sind statische Fehlbelastungen nach Amputationen im Armbereich die Ursache. Für die Bedeutung von Haltungsfehlern spricht die Tatsache, daß besonders Personen, die aus beruflichen Gründen ungünstige Körperhaltungen einnehmen müssen, betroffen sind (Stenotypistinnen, Schneider, Friseure). Außerdem scheint eine Überlastung des betreffenden Armes und der Schulter eine Rolle zu spielen.

Klinik. Zunächst werden Schmerzen in der Schulter, überwiegend einseitig, angegeben, die allmählich zunehmen und in den Arm (in die ulnare Region) oder bis zum Nacken ausstrahlen. Auch Schmerzprojektionen zur Brustwand werden gelegentlich angegeben (Abb. 6.7). Bei der Untersuchung kann man oft einen umschriebenen schmerzhaften Druckpunkt am medialen Skapularand oder an der Thoraxwand lokalisieren. Auch die Muskulatur des Schultergürtels kann in unterschiedlicher Schwerpunktbildung druckschmerzhaft sein. Objektive neurologische Ausfallerscheinungen fehlen.

Therapie. Die Vermeidung der auslösenden, fehlerhaften Körperhaltung ist entscheidend, hier können Korrekturen oder krankengymnastische Anleitungen mit Muskeltraining und Lockerungsmassagen helfen. Bei bestimmten Berufen kann unter Umständen eine andere Sitzgelegenheit Abhilfe schaffen. Die wiederholte Infiltration von druckschmerzhaften Punkten mit Lokalanästhetika (s. S. 72) kann zu anhaltender Besserung führen.

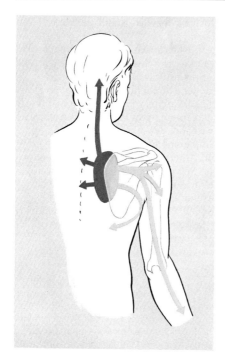

Abb. 6.7 Schmerzausstrahlung beim skapulokostalen Syndrom (nach *Mumenthaler* und *Schliack*)

Der Ellenbogenschmerz (vgl. Tab. 6.2)

Epicondylitis humeri („Insertionstendopathien")

Die in der Ellenbogenregion lokalisierten Schmerzen gehen wie diejenigen des Schulterbereiches am häufigsten vom periartikulären Gewebe aus.

Epicondylitis humeri lateralis („Tennisellenbogen"). Die Erkrankung kommt beim Erwachsenen in jeder Altersstufe vor. Der Betroffene bemerkt einen zunehmenden Schmerz am Epicondylus lateralis am Ursprung der Handextensoren. Hier, vor allem aber auch über dem Radiusköpfchen, findet man druckschmerzhafte Punkte. Typisch und diagnostisch wegweisend ist die Schmerzprovokation oder -verstärkung durch festes Zugreifen, Faustschluß, Hand- und Fingerstrecken und weitestmögliche Supination gegen Widerstand. In leichten Fällen kann der Schmerz erst durch diese Provokationsmanöver hervorgerufen werden. Röntgenologische Auffälligkeiten finden sich selten, manchmal

Tabelle 6.2 Schmerzen in Arm und Hand

Erkrankungen des Nervensystems
– Rückenmark
– Wurzelläsionen
– Plexusläsionen
– periphere Nerven (N. medianus, N. ulnaris, N. radialis)

Spondylogene Schmerzen
– Spondylose
– Bandscheibenvorfall
– Tumoren und Metastasen
– Entzündliche Gelenkerkrankungen
– Verletzungsfolgen

Extremitätenskelett
– Degenerative Gelenkerkrankungen (Hand, Schulter)
– Entzündliche Gelenkerkrankungen (Hand, Schulter, Ellenbogen)
– Tumoren und Metastasen
– Verletzungen

Periartikuläre Weichteile
– Sehnen und Sehnenscheiden der Hand
– Insertionstendopathien an Hand und Arm
– Schleimbeutelerkrankungen
– Periarthritis humeroscapularis

Kutane und subkutane Ursachen
– Rheumaknötchen, Heberden-Knötchen
– Gichttophi
– Panaritium
– Glomustumoren

Andere Ursachen
– Tendomyosen, pseudoradikuläre Syndrome
– vaskuläre Ursachen (arteriell, venös, Kompressionssyndrome)
– Muskelerkrankungen
– übertragene Schmerzen innerer Organe

sieht man Osteophyten oder Weichteilverkalkungen am Epicondylus lateralis.

Epicondylitis humeri medialis („Golferellenbogen"). Bei dieser Überlastungstendopathie ist der Spontan- und Druckschmerz an der Ursprungsstelle des M. flexor carpi radialis lokalisiert. Diagnostisch wichtige Provokationsmanöver sind Flexion von Hand und Fingern sowie Pronation des Unterarmes gegen Widerstand. Diese Störung ist seltener als der „Tennisellenbogen".

Pathogenese. Die Ursachen sind vielfältig, in erster Linie kommt eine Überlastung des Armes durch stereotype Bewegungen (Beruf) oder übermäßigen Kraftaufwand bei Bewegungen in Betracht („Überla-

stungstendopathie"). Durch ständigen Zug an der Muskelursprungs-
stelle kommen entzündliche Infiltrationen im Übergangsbereich zwischen Periost und Sehne zustande („Insertionstendopathie"). Nur selten sind die Sportarten Tennis und Golf ursächlich wichtig. Eine „Epikondylitis" kann auch durch Engpaßläsionen des N. radialis am distalen
Oberarm (Sulcus bicipitalis lat.) oder am proximalen Unterarm (Supinatorlogensyndrom, s. o. S. 170) entstehen. Therapieresistente Patienten
sollten daher einem Neurologen vorgestellt werden.

Therapie. Zunächst ist die Art der Überbelastung zu klären, die falschen
oder falsch dosierten Bewegungen sind zu korrigieren. Medikamentös
verordnet man Analgetika und nichtsteroidale Antiphlogistika. Sehr
hilfreich, aber nicht unproblematisch, ist in den meisten Fällen die peritendinöse Infiltration mit Lokalanästhetika und Kortikosteroiden. Physikalisch-therapeutische Anwendungen bewähren sich vor allem in Form
von Interferenzstromtherapie und Ultraschall.

Chirurgisch ist neben der üblichen Desinsertion auch die Revision des N.
radialis am distalen Ober- und proximalen Unterarm zu erwägen.

Bursitis olecrani

Der praktische Arzt wird nicht selten wegen dieser ballonartigen Auftreibung dorsal über dem Olekranon konsultiert. Es handelt sich um einen Reizerguß als Folge kleinerer oder größerer Gewalteinwirkungen
oder von mechanischer Reizung bei Überbelastung (Büroarbeiter), um
eine Kristallsynovitis im Rahmen einer Gicht oder eine Chondrokalzinose. Seltener sind infektiös-eitrige Synovitiden dieses Schleimbeutels.
Eine Punktion kann in Zweifelsfällen Klarheit über die Art des Ergusses
bringen.

Ruhigstellung, Kühlung und Vermeidung der auslösenden Faktoren reichen als *Therapie* meist aus. Wenn der Erguß häufig rezidiviert, muß der
Schleimbeutel entfernt werden.

Differentialdiagnostisch sind von dieser Schleimbeutelentzündung andere pathologische Veränderungen abzugrenzen. Rheumaknoten und
Xanthome sind meist in ihrer Konsistenz härter. Beim Verdacht auf
Gichttophi am Ellenbogen ist nach Tophi an anderen Stellen, besonders
am Ohr, zu forschen. Beim Verdacht auf chronische Polyarthritis wird
man entsprechende Symptome und Befunde vorwiegend an den kleinen
Gelenken der Hand und Zehen finden.

Erkrankungen des Ellenbogengelenkes selbst

Entzündliche Erkrankungen des Ellenbogengelenkes lassen sich durch
den Druckschmerz in der Ellenbeuge und vor allem im Bezirk zwischen
Olekranon und den beiden Epikondylen erkennen. Schwellung und
Bewegungsschmerzhaftigkeit sind oft, eine Rötung ist seltener feststell-

bar. In der Regel treten derartige entzündliche Gelenkprozesse im Rahmen von Systemerkrankungen wie cP, Kollagenosen, Gicht und Chondrokalzinose auf, nur selten beobachtet man hier infektiös-bakterielle Entzündungen.

Arthrosen im Ellenbogengelenk entwickeln sich oft nach Verletzungen, vor allem bei langfristig einwirkenden Mikrotraumen, z. B. bei Speerwerfern oder bei Arbeitern mit Preßlufthammer. Die Symptomatik entspricht der anderer Arthrosen. Bei Arthrosen des Ellenbogengelenkes finden sich häufig Reiz- und Ausfallerscheinungen des *N. ulnaris* (s. S. 163).

Bei der *Syringomyelie* (s. S. 119) sind neurogene Arthropathien der oberen Extremität charakteristisch. Sie können im Ellenbogengelenk wie im Schultergelenk bis zu schweren Destruktionen mit Ergußbildung und erheblicher Deformierung führen und werden nicht selten mit Knochen- und Gelenktumoren verwechselt und sogar irrtümlich operiert.

Chondromatose und Osteochondritis dissecans führen zu Gelenkblockierungen und degenerativen Veränderungen. Die juvenile Osteochondrose des Capitulum humeri äußert sich ebenfalls in Blockierungen, jedoch auch in Entzündungserscheinungen (Rötung, Erguß).

Andere Ursachen des Ellenbogenschmerzes

Knochenerkrankungen. Seltene Ursachen sind Osteomalazie, Hyperparathyreoidismus, Morbus Kahler, Metastasen, Epiphysennekrosen und primäre Knochentumoren.

Frakturen und Luxationen kommen auch in Betracht. Die Radiusköpfchensubluxation des Kleinkindes nach Zug am Unterarm führt zu einer sehr schmerzhaften Pseudoparese des Armes, der proniert schlaff herunterhängt.

Hand und Finger

Spontanschmerzen, schmerzhafte und schmerzlose Funktionseinschränkungen der Hand- und Fingergelenke können nicht nur bei Erkrankungen der Gelenke, Sehnen und Faszien auftreten, sondern auch bei Prozessen der Weichteile, der Gefäße und der Haut, außerdem natürlich bei Läsionen des Nervensystems. Eine gründliche Inspektion, Palpation und Funktionsprüfung ist erforderlich, um die Störung zu erfassen. Zur Orientierung und Übersicht dient die Tab. 6.2 (S. 193) in der unter anderen Ursachen auch die Erkrankungen im Bereich der Hand aufgeführt sind.

Gelenke

Fingergelenke. Häufig ist aufgrund des Befallmusters der Fingergelenke (Abb. 6.8) die Differentialdiagnose zwischen Arthrose und Arthritis

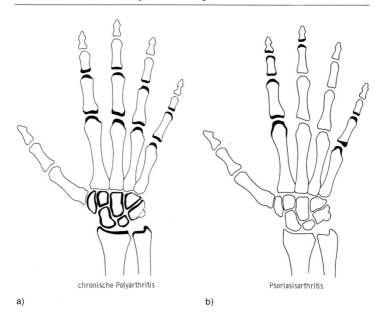

chronische Polyarthritis

a)

Psoriasisarthritis

b)

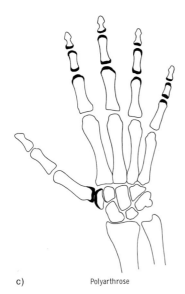

c)   Polyarthrose

Abb. 6.**8** Befallmuster der Hand
a) bei chronischer Polyarthritis,
b) Psoriasisarthritis und
c) Polyarthrose

möglich. Bei der *cP* findet man vorwiegend einen Befall der Grund- und Mittelgelenke, bei der *Polyarthrose* typischerweise einen Befall der Fingerendgelenke. Eine Mittelstellung zwischen diesen beiden Mustern nimmt die *psoriatische Arthropathie* ein. Sie kann sowohl isoliert die Fingerendgelenke befallen wie auch eine „Arthritis im Strahl", d.h. einen Befall sowohl der Grund- wie auch der Mittel- und Endgelenke (Wurstfinger), als typischen Befund zeigen. Bei den *Kollagenosen* sind leichte entzündliche Gelenkveränderungen, häufiger jedoch lediglich Arthralgien der Grund-, Mittel- und teilweise auch der Endgelenke zu verzeichnen. Die *Gicht* dagegen befällt die Hand nur selten und relativ spät mit akuter Synovitis einzelner Gelenke. Dabei kann die Erkrankung eines Fingergrundgelenkes oder der Mittelhand ein schmerzhaftes Handrückenödem hervorrufen, das dann differentialdiagnostische Schwierigkeiten zum Schulter-Hand-Syndrom bereitet.

Handgelenk. Entzündliche Veränderungen des Handgelenkes, die sich frühzeitig durch die Schmerzen bei der Volarflexion bemerkbar machen, werden vor allem durch die cP, seltener durch Kollagenosen oder Infekte bedingt. Die Arthrose des Handgelenks ist seltener und wenig ausgeprägt, meistens mechanisch oder posttraumatisch bedingt. Schmerzen im Handgelenkbereich müssen auch immer an eine Lunatummalazie denken lassen, die erst relativ spät sichtbar wird.

Ein allgemeines Unterscheidungskriterium zwischen entzündlicher und degenerativer Gelenkveränderung ist neben dem unterschiedlichen Befallmuster auch die typische fluktuierende druckschmerzhafte Schwellung bei der Arthritis gegenüber der mehr harten, oft indolenten, kolbigen Auftreibung bei der Arthrose. Im Spätstadium einer entzündlichen Erkrankung findet man darüber hinaus noch typische Deformierungen wie Radialabduktion, Volarluxation und Caput-ulnae-Syndrom am Handgelenk mit Ulnardeviation, Knopfloch- und Schwanenhalsdeformierung der Finger, wodurch die Diagnose zu diesem Zeitpunkt weiter erleichtert wird.

Rhizarthrose (Arthrose des Daumensattelgelenkes). Diese degenerative Erkrankung tritt nicht ganz selten bei Frauen im mittleren Lebensalter auf. Äußerlich ist sie erkennbar an einer Subluxation der Metakarpalbasis I mit Adduktionskontraktur, ferner an den für Polyarthrose typischen meist schmerzlosen Heberden-Knötchen der Fingerendgelenke. Klinisch stehen Bewegungseinschränkung und Bewegungsschmerzen bis hin zur schmerzbedingten Bewegungsunfähigkeit im Vordergrund. Verstärkt werden die Beschwerden durch drehende Greifbewegungen (Auf- und Zudrehen von Verschlüssen und Schlüsseln, Auswringen von Wäsche).

Die begleitende Daumenballen-(Inaktivitäts-)atrophie kann zu Verwechslungen mit einem Karpaltunnelsyndrom (s. S. 157) führen. Bei beiden Erkrankungen strahlen die Schmerzen in uncharakteristischer

Weise in den Arm, teils bis in die Schulter und den Nacken aus. Neben dem Karpaltunnelsyndrom ist auch die Strecksehnenstenose des M. abductor pollicis longus differentialdiagnostisch zu erwägen.

Die *Behandlung* der Rhizarthrose erfolgt symptomatisch (lokale Wärme, medikamentös), in schweren Fällen chirurgisch. Zur Therapie wird auch auf S. 59 und Tab. 2.**9** verwiesen.

Sehnenerkrankungen

Styloiditis ulnae et radii

Schmerzen im Handgelenkbereich werden oft durch die Styloiditis ulnae et radii hervorgerufen, schmerzhafte Periostreizungen am Processus styloideus der Ulna und des Radius, die als isolierte Überlastungsschäden vor allem bei Frauen mittleren Alters auftreten. In hartnäckigen Fällen kann röntgenologisch eine Knochenapposition sichtbar sein. Oft weisen Mißempfindungen in den Daumenrücken bei Berührung des Proc. styloideus radii auf eine begleitende Reizung des R. superficialis n. radialis hin. Die *Diagnose* stützt sich auf die genau lokalisierte Druckempfindlichkeit, auf die bei bestimmten Bewegungen auftretenden Schmerzen und gelegentlich auch auf eine leichte örtliche Schwellung und Rötung. In derartigen Fällen ist eine entzündliche Gelenkerkrankung auszu-

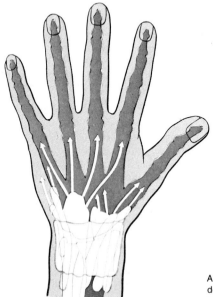

Abb. 6.**9** Sehnenscheiden der Hand, Dorsalseite (Strecksehnen)

schließen. Die *Behandlung* erfolgt durch Ruhigstellung, Korrektur der Bewegungsabläufe und symtomatisch medikamentös (s. S. 59 ff., Tab. 2.11).

Streckensehnenstenose am Daumen (vgl. Abb. 6.9)

Pathogenese. Die Sehne des M. abductor pollicis longus wird über den Processus styloideus radii durch einen mit einer Synovialmembran ausgekleideten fibrösen Tunnel geleitet und kann hier durch Gewebeproliferation nach Druck- und Zugläsionen in ihrer Beweglichkeit behindert werden. Dies gilt auch für die Sehne des M. extensor pollicis brevis und M. extensor pollicis longus.

Klinik. Man findet diese Erkrankung bei Menschen, die regelmäßig mit dem Daumen Kraftleistungen vollbringen müssen. Sie klagen über Schmerzen im Handgelenk, die nur schlecht lokalisiert werden können und sich bei Bewegungen des Daumens verstärken. Auch hier findet sich oft eine Druckdolenz am Processus styloideus radii. Die Beweglichkeit ist im Handgelenk nicht eingeschränkt. Strecken des Daumens führt zu Schmerzen, die sich typischerweise verstärken, wenn der Arzt auf die lange Abduktorsehne gegen den Processus styloideus radii drückt. Oft kann man ein Knarren oder Reiben der Sehnenscheide palpieren oder auskultieren.

Therapie. Wird die Beschäftigung, die die Schmerzen ausgelöst hat, nicht unterbrochen, so kann schließlich jede Daumenbewegung unerträglich werden. Die Therapie besteht daher zunächst vor allem in Ruhigstellung, außerdem in der Verordnung analgetischer und antiphlogistischer Medikamente (vgl. S. 59 ff., Tab. 2.11, S. 75).

Andere Sehnenerkrankungen (Abb. 6.9 und 6.10)

Überlastungstendopathien. Überbeanspruchung der Strecksehnen an der Hand kann zu ödematös-fibrinöser Entzündung der peritendinösen Gewebe mit Bewegungs- und Belastungsschmerzen und Krepitation führen („Sehnenscheidenentzündung"). Die Therapie ist symptomatisch (analgetisch, antiphlogistisch, Wärme, Elektrotherapie) und kausal (Ruhigstellung) nach den auf S. 59 ff. angegebenen Grundsätzen.

Schnellender Finger. Beugesehnenknötchen als Folge degenerativer Sehnenveränderungen können das Gleiten der Beugesehnen unter dem Lig. anulare am Fingergrundgelenk verzögern oder blockieren und so zum Phänomen des „schnellenden Fingers" führen. Dies kann auch durch eine Sehnenscheidenstenose zustande kommen. Auch entzündliche Sehnenknötchen an der Sehne des M. flexor digitorum profundus beim Durchgang durch die Sehne des M. flexor digitorum superficialis können zur Streckhemmung dieses Fingers und damit zum Bild des schnellenden Fingers führen. Hört man aufmerksam hin, so kann man gelegentlich ein leises schnappendes Geräusch vernehmen. Durch sorgfältiges Palpieren während des Streckmanövers läßt sich das Sehnen-

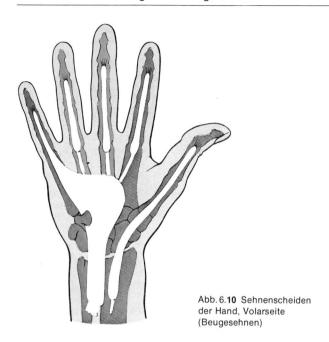

Abb. 6.**10** Sehnenscheiden
der Hand, Volarseite
(Beugesehnen)

knötchen leicht feststellen. Derartige umschriebene Entzündungsherde
können durch Überbeanspruchung entstehen (Klavierspieler, Geiger),
kommen jedoch auch im Rahmen einer cP vor. Meistens sind Mittelfinger und Ringfinger, häufiger bei Frauen, befallen. Die *Therapie* soll, sofern Schonung nichts nützt, chirurgisch sein.

Tendinitis bei cP. Die im Rahmen einer chronischen Polyarthritis auftretende Sehnenscheidenentzündung der *Beugesehnen* ist meist eine
Tendinitis sicca oder nodosa. Sie kann, wenn sie sich bis in den Karpalkanal ausbreitet, auch zu neurologischen Ausfällen im Bereich des
Daumenballens (Karpaltunnelsyndrom, S. 157) führen. Im Gegensatz
dazu ist die Sehnenscheidenentzündung des *Handrückens* bei der cP
meistens exsudativ mit der typischen, nach distal begrenzten Ausbreitung des Exsudates. Wird der Finger gestreckt und wird gleichzeitig von
proximal auf die Sehnenscheide gedrückt, so staut sich das Exsudat vor
dem Finger und kann so erkannt werden. Im allgemeinen ist die Sehnenscheidenentzündung bei der chronischen Polyarthritis schmerzlos. Bei
chronischem Verlauf kann es zu Strecksehnenrupturen kommen.

Die *Behandlung* der chronischen Sehnenscheidenentzündung ist in jedem Fall antiphlogistisch; Ruhigstellung ist, unabhängig von der Ursache, immer nützlich. In therapieresistenten Fällen ist rechtzeitig eine
Operation zu empfehlen. Auch Sehnenrupturen erfordern in aller Regel

eine chirurgische Behandlung (s. hierzu auch S. 59 ff. und Tab. 2.**11, S. 75**).

Strecksehnenruptur am Daumen. Die Sehne des M. extensor pollicis longus reißt nicht ganz selten, und zwar vor allem nach Unterarmfrakturen mit einer Latenz von 8–12 Wochen (!). Scheinbar liegt dann eine Streckerlähmung des Daumens vor. Man kann aber die Muskelkontraktion des langen Daumenstreckers bei Innervation deutlich sehen und in Zweifelsfällen sogar mittels Einstechen einer dünnen Kanüle in den Muskelbauch durch deren Bewegung bei der Innervation sichtbar machen. Seltener rupturiert die Sehne des M. extensor pollicis longus spontan. Die *Therapie* ist chirurgisch.

Andere Schmerzerkrankungen an der Hand (s. Tab. 6.2, S. 193)

Gefäßerkrankungen. „Kribbeln" und „Ameisenlaufen" sind bis zum Beweis des Gegenteils immer als Zeichen einer peripheren Nervenläsion anzusehen und nicht als Hinweis auf eine „Durchblutungsstörung"! Blässe, Zyanose der Haut oder „Absterben der Finger" („*Raynaud-Syndrom*") dagegen findet man vor allem bei organischen (entzündlichen, degenerativen) Gefäßerkrankungen wie Lupus erythematodes und Sklerodermie, weniger häufig bei funktionell-vasomotorischen Störungen. Schulter-Arm-Schmerzen mit livider Verfärbung des Armes, diffuser Schwellung und Schwäche lassen an eine Thrombose der V. axillaris denken. Zu weiteren Gefäßerkrankungen verweisen wir auf S. 190.

Glomustumoren. Die kleinen, gutartigen Geschwülste (arteriovenöse Anastomosen, umgeben von Glomuszellen und reich an sympathischen Fasern) sind selten und sitzen meist an Fingerspitzen und Nagelbett. Sie schimmern bläulich durch den Fingernagel und können zu heftigsten Hand- und Armschmerzen führen. Man dürfte sie, wenn man nur daran denkt und genau untersucht, kaum übersehen. Die oft zu beobachtende Hyperhidrose, die vasomotorischen Störungen und trophischen Veränderungen lenken die diagnostischen Überlegungen leicht in eine falsche Richtung (Sympathikusschädigung, Raynaud-Syndrom, Erythromelalgie). Die chirurgische Behandlung (Exstirpation) führt zur Beschwerdefreiheit.

Ganglion. Bei Schwellungen im Bereich des Handrückens ist auch an ein Ganglion zu denken. Diese flüssigkeitsgefüllten Zystenhöhlen liegen dorsal oder volar (z.B. Loge de Guyon, Ulnarisläsion; s. S. 163) im Handgelenkbereich. Im Gegensatz zu der mehr diffusen Schwellung bei exsudativer Sehnenscheidenentzündung zeigt sich das Ganglion als umschriebene, derbe, manchmal druckempfindliche Geschwulst. Bei nennenswerten Beschwerden sollte ein Ganglion exstirpiert werden.

„Knoten". Kleinknotige Veränderungen an den Händen können

Rheumaknötchen, Gichttophi (paraartikulär, Sehnen), Sehnenxanthome, Fingerknöchelchenpolster über den Mittelgelenken oder Heberden-Knötchen bei Polyarthrose sein. Diese Knoten sind in fast allen Fällen schmerzlos.

Knochen. An Frakturen und Luxationen der Unterarm- und Handregion ist zu denken, ferner an Tumoren und an Osteomyelitis. Auch eine aseptische Nekrose des Os lunatum kann zu Hand- und Armschmerzen führen. Die Diagnose der genannten Erkrankungen erfolgt röntgenologisch.

Dupuytrensche Kontraktur. In seltenen Fällen ruft diese Erkrankung der Hohlhandfaszie Schmerzen hervor. Es kommt dabei zu einer zunehmenden Beugefixation vor allem des Ringfingers und des kleinen Fingers, die durch eine Schrumpfung der Palmarfaszie bedingt ist. Es werden nicht alle Faszienpartien gleichzeitig, sondern nacheinander betroffen. Charakteristisch ist in fortgeschrittenen Stadien die Strang- und Knotenbildung mit Beugefixierung der Finger; auch Haut und Gelenke können in den Schrumpfungsprozeß einbezogen werden. Männer werden häufiger befallen als Frauen. Genetische Faktoren und Stoffwechselerkrankungen (Diabetes mellitus) scheinen eine Rolle zu spielen. Wahrscheinlich handelt es sich um eine chronische Fibrose und nicht, wie man bisher annahm, um eine primäre Bindegewebsneubildung. Die Ursache ist jedoch unklar.

Schmerzen bei Muskelerkrankungen

In der Differentialdiagnose der Brachialgien können auch Muskelerkrankungen, besonders solche entzündlicher Art, erwogen werden. Dagegen wird man Muskeldystrophien, Myotonien und Myasthenie als Ursache von Schmerzsyndromen kaum zu bedenken haben.

Bei den **entzündlichen Myopathien** (Polymyositis und Dermatomyositis) steht klinisch die symmetrische Muskelschwäche im Vordergrund. Dabei sind jedoch nicht nur proximale und distale Muskeln der oberen Extremität, sondern auch die Nackenmuskeln und die Schluckmuskeln betroffen. Muskelschmerzen treten generalisiert auf, begleitet von rheumatischen Gelenkbeschwerden, Hauterscheinungen („Lilaverfärbung" im Gesicht, Nagelbettveränderungen) und Fieberschüben.

Kollagenosen. Die *Muskelsarkoidose* ist in den meisten Fällen schmerzlos. Klinisch zeigt sie sich in einer proximal betonten, chronisch progredienten Muskelschwäche. Oft findet sich gleichzeitig eine Polyneuropathie. Bioptisch lassen sich Epitheloidzellgranulome nachweisen, doch sollte gezielt nach weiteren Manifestationen an anderen Organen (Lungen, Lymphknoten, Leber, Milz, Haut) gesucht werden, bevor die Diagnose einer Sarkoidose gestellt wird. Die Behandlung erfolgt mit Prednisolon.

Beim *Lupus erythematodes* klagt die Hälfte der Patienten über Myalgien der Extremitäten, besonders initial. Die Diagnose erfolgt serologisch (antinukleäre Faktoren, DNS-Antikörper, s. S. 44), die Behandlung mit Säureantiphlogistika, Chloroquin, Steroiden, Zytostatika.

Auch bei *Periarteriitis nodosa* sind in der Hälfte der Fälle Myalgien, Muskelschwäche und Muskelatrophien zu finden. Sie sind generalisiert oder betreffen die proximalen Extremitätenabschnitte. Außerdem gibt es bei der Periarteriitis nodosa schwere akute „Plexusneuritiden" (Schwerpunktpolyneuropathien) mit heftigen Schmerzen und ausgedehnten Lähmungen. Die Diagnose erfolgt klinisch-laborchemisch (BSG, Leukozytose) und bioptisch (Skelettmuskel, Haut).

Polymyalgia rheumatica. Heftige Muskelschmerzen im Nacken-, Schulter- und Armbereich, druckschmerzhafte Muskeln in dieser Region sollten bei älteren und alten Menschen auch an diese Erkrankung denken lassen, deren weitere Symptome Morgensteifigkeit, Abgeschlagenheit, subfebrile Temperaturen und vor allem eine extrem (bis zu 100 mm in der 1. Stunde) beschleunigte BSG sind.

Sehr häufig ist die Polymyalgia rheumatica mit einer *Arteriitis cranialis* kombiniert, die sich in der Regel zuerst als ungewöhnlich heftiger Dauerkopfschmerz bei alten Menschen bemerkbar macht. Oft ist die Temporalarterie verdickt tastbar. Bei diesen Erkrankungen ist sofort eine Behandlung mit Steroiden einzuleiten, da die unbehandelte Arteriitis cranialis durch Befall des N. opticus zur Erblindung führt. Die Therapie kommt zu spät, wenn sie erst beim Auftreten von Sehstörungen einsetzt!

Beim **Meyer-Betz-Syndrom** (Myopathie mit Myoglobinurie, akute rekurrierende Rhabdomyolysis) sind besonders die belasteten Muskeln (meist die Beinmuskulatur) schmerzhaft verspannt. Seltener kann dies initial die Muskulatur der oberen Extremität isoliert betreffen, dann in der Regel ebenfalls symmetrisch. Die Begleitsymptome (Fieber, beschleunigte BSG, Leukozytose, Urinverfärbung) sind differentialdiagnostisch wegweisend, da sie sich nicht in das Spektrum der häufigen und geläufigen Formen des Schulter-Arm-Schmerzes einordnen lassen.

Pleurodynie. Die durch Coxsackie-B-Viren verursachte Bornholmsche Krankheit (epidemische Myalgie) führt zu atemabhängigen Schmerzen im Brust- und Interkostalbereich. Eine Schmerzausstrahlung in den Arm ist äußerst selten und nicht als typisch anzusehen.

Stiff-man-Syndrom. Bei dieser seltenen Krankheit kommt es zu schmerzhaften Verkrampfungen der Rücken- und Nackenmuskulatur. In der Regel greift die Muskelverspannung vom Schultergürtel auch auf die Beckenmuskulatur über. Es ist jedoch auch eine isolierte Versteifung der Nacken- und Rückenmuskulatur beobachtet worden.

Neuromyotonie. Bei dieser Erkrankung stehen Verspannungen und Behinderungen distaler Extremitätenabschnitte, gelegentlich auch einmal von Schmerzen begleitet, anfangs im Vordergrund. Bald kommt es zu einer Generalisation mit Beteiligung vor allem der Gesichts-, Zungen- und Kaumuskeln. Hochgradig charakteristisch ist die Besserung unter Hydantoin 300 mg/Tag oder Carbamazepin 600 bis 1000 mg/die.

McArdle-Myopathie. Bei dieser metabolisch bedingten Myopathie treten im Initialstadium Myalgien auf, allerdings überwiegend in den unteren Extremitäten.

Medikamentös bedingte Myopathie. Von einigen Medikamenten ist bekannt geworden, daß sie Muskelschmerzen hervorrufen können. Von den in der Bundesrepuzblik Deutschland derzeit zugelassenen Präparaten kommen in Betracht:

– Clofibrat,
– Cimetidin (z. B. Tagamet),
– Metolazone (z. B. Zaroxolyn).

Tendomyosen

Die enge funktionelle Verknüpfung von Gelenken, Muskeln und Sehnen ist die Grundlage für häufig auftretende schmerzhafte Muskelverspannungen als Folge von Funktionsstörungen und anderen schmerzhaften Erkrankungen des Band- und Kapselapparates der Gelenke im Wirbelsäulen-, Schulter- und Armbereich. Die genauen pathophysiologischen Zusammenhänge sind indessen nicht bekannt. Begriffe, mit denen diese Schmerzzustände ebenfalls gern umschrieben werden, sind die des ,,Weichteilrheumatismus" und der ,,pseudoradikulären Syndrome" (s. S. 108).

Klinisch sieht man Tendomyosen häufig in Form einer ,,Schmerzstraße" unter Beteiligung mehrerer Muskelgruppen. Radikuläre Ausfälle oder andere Störungen des Nervensystems sind nicht nachweisbar. Die Symptomatologie der Tendomyosen ist durch folgende Erscheinungen geprägt: Schmerzen in einzelnen Muskeln und Muskelgruppen (besonders bei Druck und Belastung), Muskelsteifigkeit besonders bei Bewegungsbeginn, Besserung durch Wärme und Bewegung, Verschlechterung durch Kälte sowie Überanstrengung und psychische Faktoren. An objektiven Krankheitszeichen findet man lokalisierte Muskelverspannungen, Druckschmerzhaftigkeit der betroffenen Muskulatur sowie gelegentlich Druckschmerzhaftigkeit und Spontanschmerzen der Sehnenansätze.

Auslösend für derartige Tendomyopathien können organische Erkrankungen, wie z. B. entzündliche rheumatische Prozesse (chronische Polyarthritis, Spondylitis ankylopoetica, Morbus Reiter, Arthropathie bei Psoriasis oder Kollagenosen), Neoplasien und nichtentzündliche Erkrankungen, vor allem aber auch psychische Faktoren, vielleicht auch Witterungseinflüsse sein. Es gibt starke Überschneidungen mit psychosomatischen Krankheitsbildern. Die nicht sehr klar definierten diagnostischen Kriterien und die wenig eindeutigen objektiven Merkmale führen dazu, daß diese Diagnosen (Tendomyosen, pseudoradikuläre Syndrome, Weichteilrheumatismus) sicherlich zu oft gestellt werden. Auch werden diese Beschwerden, wie an anderer Stelle schon gesagt wurde, zu oft auf röntgenologisch faßbare degenerative Wirbelsäulenveränderungen bezogen.

Die **Behandlung** solcher Schmerzzustände ist symptomatisch: In erster Linie physikalische Therapie (s. S. 74 ff.).

Schmerzen bei Erkrankungen Innerer Organe (Tab. 6.3)

Tabelle 6.3 Viszerale Ursachen für Nacken-Schulter-Arm Schmerzen

Schmerz-Region	Seite	Ursprungsorgan, Erkrankung
Nacken	rechts	Aorta ascendens (Aneurysma dissecans)
	links	Aorta transversa und descendens
Supraklavikular-region	links oder rechts	basale Pleuritis, basale Lungen-embolie
Schulterregion	rechts beiderseits	Leber, Gallenblase Pankreas, Magenperforation, Hiatushernie Perikarditis Pleuritis
Infraklavikular-region	links, seltener rechts	Angina pectoris, Herzinfarkt, funktionelle Herzbeschwerden, Perikarditis
Arme	links oder rechts	Angina pectoris, Herzinfarkt, funktionelle Herzbeschwerden, Ösophagusschmerzen

Allgemeines. Head wies erstmals auf die später nach ihm benannten hyperalgetischen, segmental angeordneten Hautzonen am Rumpf bei Erkrankungen innerer Organe hin. Es erwies sich, daß die Organe sehr feste Segmentbeziehungen aufweisen. Zusätzlich fand man in der Regel Schmerzprojektionen im Bereich der Schulter bei thorakalen und abdominalen Erkrankungen in die Dermatome C3 und C4, die von den zwerchfellnahen Organen stammen. Sie werden über den N. phrenicus vermittelt, der das Zwerchfell versorgt und aus den Segmenten C3, C4 und manchmal C5 stammt. In allen Fällen konvergiert der viszerale Schmerz in den Hinterhornzellen mit sensiblen Impulsen der zugehörigen Dermatome; Reizverschmelzungen führen zu den „Fehlprojektionen" in die Haut.

Spezielles. *Herzerkrankungen* (Angina pectoris, Herzinfarkt, Perikarditis) äußern sich in retrosternalen, präkordialen und infraklavikulären Schmerzen der linken Seite (seltener rechts), vor allem aber (besonders beim Herzinfarkt) in Schmerzen des linken Armes, bevorzugt in der Ulnarregion. Auch Ausstrahlungen in die Gegend zwischen den Schulterblättern und in die Unterkiefer sind geläufig. Schmerzen der *Aorta* strahlen in den Nacken rechts (Pars ascendens) oder links (Pars transversa und Pars descendens).

Erkrankungen der *Speiseröhre* (funktionell und organisch, Hiatushernie) projizieren sich in Hals und Kiefer, beide Schultern und Arme. Auch bei *Magenperforationen* und nach *Laparotomien* (durch Luft im Abdomen) kommen diffuse Schulterschmerzen vor.

Besonders konstant ist die Beziehung der *Gallenblase* zur rechten Schulterregion. Dorthin projiziert auch die *Leber,* während die Schmerzen bei *Pankreaserkrankungen* meist beidseitig in den Schultern lokalisiert sind.

Bei basaler *Pleuritis* können neben den atemabhängigen Thoraxschmerzen auch Schmerzübertragungen in die gleichseitige Schulter- und Infraklavikularregion zustande kommen.

Zu ergänzen ist noch, daß viele Tumoren der inneren Organe Metastasen in den Knochen des Schultergürtels hervorrufen können, die ihrerseits zu Schmerzen und Funktionseinschränkungen führen können.

Pannikulose und Pannikulitis (Abb. 6.11)

Pannikulose. Von den Erkrankungen, die das subkutane Binde- und Fettgewebe betreffen, ist als nicht entzündliche Erkrankung des subkutanen Fettgewebes die Pannikulose zu erwähnen. Die klinischen Symptome dieser Erkrankung, die vorwiegend kosmetisch störend wirkt, lassen sich bei Inspektion und Palpation gut erkennen. Von einem Krankheitsprozeß im eigentlichen Sinne kann man jedoch erst sprechen, wenn die Veränderungen schmerzhaft werden. Dabei treten Schmerzen vor allen Dingen im Bereich des Nackens und der Schulter mit Ausstrahlung in die Oberarme sowie im Hüftbereich mit Ausstrahlung in die Oberschenkel auf. Die klinischen Erscheinungen sind durch kleinflächige Einziehungen der Haut (das sogenannte Matratzenphänomen), durch großporige Hautveränderungen (das sogenannte Orangenschalenphänomen), durch eine Verdikkung und eine Verhärtung des Unterhautfettgewebes, durch eine erschwerte Verschiebbarkeit der Haut gegenüber der Subkutis und durch druckschmerzhafte Knötchen gekennzeichnet. Neben den Spontanschmerzen besteht außerdem ein lang anhaltender Schmerz nach Drücken und Kneifen. Altersmäßig sind überwiegend Frauen jenseits der Menopause betroffen. Der Grad der subjektiven Beeinträchtigung ist erheblich von emotionalen Faktoren abhängig.

Neben der Gewichtsreduktion der regelhaft adipösen Patientinnen haben verschiedene Massageformen (manuell, Unterwasserdruckstrahlmassagen) ein weites Betätigungsfeld. Bei Bedarf können auch Wärmeanwendungen in Form von Packungen verschiedener Art verordnet werden.

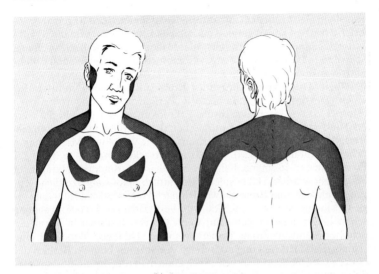

Abb. 6.11 Häufigste Lokalisation der Pannikulitis

Pannikulitis. Entzündliche Erkrankungen des subkutanen Gewebes sind sehr selten. In allen Fällen treten walnuß- bis hühnereigroße schmerzhafte Knoten des Unterhautfettgewebes auf, die – teils mit Allgemeinsymptomen wie Fieber, Schwäche und Müdigkeit – nach Wochen ohne oder mit Dellenbildung und Pigmentierung spontan abheilen. Die Behandlung ist in Anbetracht der guten Spontanprognose symptomatisch.

Sudeck-Syndrom und Schulter-Hand-Syndrom

Allgemeines. Das nach dem Chirurgen P. H. M. Sudeck benannte Syndrom umfaßt eine in 3 Stadien unterteilbare Dystrophie nach traumatischen und nichttraumatischen Erkrankungen oder auch ohne erkennbare Ursache. Unter dem „Schulter-Hand-Syndrom" versteht man allgemein die Kombination einer im wesentlichen durch Bewegungseinschränkung gekennzeichneten Schultererkrankung mit den Erscheinungen des Sudecksyndroms an der Hand.

Mancherorts geläufige, jedoch wenig glückliche Bezeichnungen sind „neurovaskuläre", „neurozirkulatorische" oder „sympathische Reflexdystrophie". Am sinnvollsten erscheint uns die Bezeichnung „Schulter-Hand-Syndrom" zu sein. Sie umschreibt einerseits die Bewegungseinschränkung des Schultergelenkes, die der Beteiligung der Hand vorausgehen, gleichzeitig mit ihr auftreten oder ihr auch erst folgen und vielerlei Ursachen haben kann. Andererseits kennzeichnet sie die Krankheitserscheinungen im Bereich der Hand, die durch Schwellung, Schmerzen, Bewegungsstörung, vasomotorische Störungen und Osteoporose gekennzeichnet ist.

Ätiologie. Die zugrunde liegenden Krankheiten können im internistischen (Herzinfarkt, Angina pectoris, Perikarditis), im neurologischen (Herpes zoster, zerebraler Insult, Erkrankungen der peripheren Nerven) und im orthopädisch-chirurgischen Bereich (Gelenkerkrankungen, Verletzungen, Verbrennung, Erfrierung) liegen. Auch Medikamente (Phenobarbital, Isoniazid) werden als Ursache genannt. In 30% der Fälle kann der Zusammenhang mit irgendeiner Grunderkrankung nicht hergestellt werden. Dabei spielen vermutlich inkonstante zeitliche Zusammenhänge eine Rolle. So wurden nach Herzinfarkten Intervalle bis zu 18 Monate gesehen. Auch kann die verursachende Lokalerkrankung schon längst abgeklungen sein, wenn die Beschwerden in Form des Schulter-Hand-Syndroms bemerkt werden. Häufiger jedoch ist eine schmerzhafte Erkrankung im Bereich der Schulter oder im Bereich der oberen Extremität erinnerlich. Auch kann man oft eine mindestens vorübergehende Immobilisation erfragen.

Klinik. Anfangs wird an der Hand lediglich eine leichte Steifigkeit und eine Störung der Feinbewegung bemerkt, gelegentlich auch eine leichte Schwäche. Diese Beschwerden können Tage oder Wochen bestehen, bis Schwellung, Überwärmung, Schmerz und Bewegungseinschränkung der Hand augenfällig werden. Das klinische Bild wird in drei Stadien unterteilt, die nicht immer in ganzer Deutlichkeit trennbar sind.

Stadium 1 (10. Tag bis 8. Woche): An der Hand heftige Spontanschmerzen, diffuse Druckschmerzhaftigkeit, erhebliche dorsale Schwellung und diffuse Schwellung der Finger, allgemeine Bewegungseinschränkung, manchmal Beugekontraktur der Finger; die überwärmte Haut ist gerötet und feucht. Röntgenologische Veränderungen fehlen an der Hand. Im Bereich der Schulter können sich Schmerzen und Bewegungseinschränkung nach allen Richtungen, diffuser Druckschmerz, gelegentlich fleckförmige Osteoporose des Humeruskopfes finden.

Stadium 2 (8. Woche bis 1 Jahr): An der Hand Rückgang von Spontanschmerz und Druckschmerz, es stellen sich Fingerkontrakturen ein. Die Haut ist zyanotisch, kalt und glänzend. Röntgenologisch findet man die typische fleckförmige Osteoporose der Hand. An der Schulter ebenfalls Rückgang von Schmerzen und Bewegungseinschränkung, gelegentlich Muskelatrophien im Bereich des Schultergürtels. Meist deutliche Osteoporose des Humeruskopfes.

Stadium 3 (ab 1 Jahr): Hand und Finger sind meistens schmerzfrei, die Fingerkontrakturen bestehen weiter. Haut und Subkutis sind atrophisch, die vermehrte Schweißsekretion wird nicht mehr gesehen. Röntgenologisch weiterhin allgemeine diffuse fleckförmige Entkalkung der

Hand und Handgelenksknochen. An der Schulter allenfalls geringe Restschmerzhaftigkeit und Bewegungseinschränkung. Diffuse Osteoporose des Humeruskopfes.

Das klinische Bild kann sich spontan in jedem Stadium mit oder ohne Residuen (Bewegungseinschränkungen der Gelenke, Kontrakturen der Finger) zurückbilden. Es ist nicht bekannt, warum der Ellenbogen im allgemeinen ausgespart bleibt. Dauer und Schweregrad der Beschwerden sind äußerst variabel, so daß in keinem Fall sichere Vorhersagen gemacht werden können. Übereinstimmend wird jedoch berichtet, daß die Prognose sich bessert, je früher das Schulter-Hand-Syndrom erkannt und behandelt wird. Allen schmerzhaften Bewegungsstörungen der Schulter und des Armes und den oben genannten internistischen und anderen Erkrankungen ist daher besondere Aufmerksamkeit im Hinblick auf die Entstehung eines Schulter-Hand-Syndroms zu widmen. Bei derartigen Erkrankungen ist jede Bewegungseinschränkung zu vermeiden. Wichtig sind frühzeitige Bewegungsübungen, angepaßt an die Toleranz des Patienten.

Behandlung. Eine Spontanheilung darf man nicht erwarten. Die Behandlung muß daher so früh wie möglich einsetzen und konsequent fortgeführt werden. Im *Stadium I* ist eine gewisse Ruhigstellung sinnvoll, jedoch darf keine völlige Immobilisierung erzwungen werden. Zweckmäßig ist eine abnehmbare Gipsschiene für den Arm, die z. B. nur nachts getragen wird. Die benachbarten Gelenke müssen aktiv bewegt werden. Die Bewegungstherapie kann durch vorherige Applikation von Eispackungen unterstützt werden, wenn eine ausgeprägte Überwärmung besteht. Die medikamentöse Behandlung sollte sich auf Analgetika und Antiphlogistika beschränken. Der Nutzen der systemischen Kortikosteroidbehandlung ist umstritten, das Risiko nicht unerheblich. Ganz im Vordergrund der medikamentösen Behandlung steht heute die Gabe von Calcitonin, das als Lachs-Calcitonin (z. B. Calcitonin-Sandoz) oder als Schweine-Calcitonin (z. B. Calcitonin S) zur Verfügung steht. Die Wirksamkeit dieser Behandlung ist in kontrollierten Studien nachgewiesen. Lachs-Calcitonin (Calcitonin-Sandoz) wird mit 100 IE (= 1 Ampulle) täglich intramuskulär für 2 bis 3 Wochen gegeben, dann jeden 2. Tag für weitere 2 bis 3 Wochen. Vom Schweine-Calcitonin gibt man 160 IE täglich intramuskulär nach demselben Schema. Entscheidend für den Therapieerfolg ist, daß die Initialdosis von 100 IE für Lachs-Calcitonin bzw. 160 IE für Schweine-Calcitonin nicht unterschritten wird und daß täglich intramuskulär injiziert wird. Nebenerscheinungen zwingen nur selten zum Beenden der Behandlung. Übelkeit, Brechreiz, Kopfschmerzen, Benommenheit, vasomotorische Störungen (Flush) treten 1/2 bis 1 Stunde nach der Injektion auf und klingen spontan ab. Nur selten halten sie länger als 12 Stunden an. Bei gleichzeitiger Gabe von Glykosiden (digitalisierte Patienten!) sind regelmäßige Kontrollen des Serumkalziumspiegels erforderlich.

Im *Stadium II* ist die krankengymnastisch überwachte Bewegungstherapie an den Gelenken wichtig, begleitet von Wärmeapplikation (Teilbäder mit langsam steigender Temperatur). Anhaltende Schmerzen erfordern die Gabe von Analgetika.

Im *Stadium III* ist durch passive Bewegungsübungen, isometrische Anspannungsübungen, Massagen und Wärmeapplikation nur noch mühsam und langfristig eine Besserung zu erreichen. Das Ergebnis ist in diesem Stadium für Patient und Arzt nicht selten enttäuschend.

7. Psychosomatische Aspekte

Arzt und Patient. Die Fakten, die den Zugang zur emotionalen Seite einer Krankheit erschweren, sind bekannt: Zeitmangel und „organisch" orientierte Ausbildung auf seiten des Arztes; Diskriminierungsängste und die Furcht, „nicht ernst genommen zu werden" auf seiten des Patienten. Viel mehr Ärzte als früher bilden sich heute in Psychotherapie und psychosozialer Fachkunde fort. Für sie sind die folgenden Seiten sicher überflüssig. Dem weniger Erfahrenen mögen sie jedoch eine gewisse Richtlinie für sein Vorgehen im Gespräch geben.

Ursachen psychosomatischer Krankheiten sind auf der einen Seite Fehlentwicklungen im Kindesalter und konstitutionelle Eigenarten, auf der anderen Seite Umwelteinflüsse. Gestörte soziale Beziehungen in Familie oder Gesellschaft, oft miteinander kombiniert, führen zu den psychosomatischen Krankheitsphänomenen. Phantasie und Kreativität sind im Arbeitsalltag der meisten Menschen unerwünscht und werden nicht honoriert. Die Arbeitswelt bietet dafür keinen Raum. In der Freizeit unterdrückt der Konsum von Massenmedien weitgehend solche Fähigkeiten und Initiativen.

Aus diesen Tatbeständen ergeben sich die Gesichtspunkte, nach denen die *Analyse psychosomatischer Störungen* zu erfolgen hat: die primäre Persönlichkeitsstruktur, die frühkindliche und spätere Entwicklung der Persönlichkeit mit den auf sie einwirkenden Umwelteinflüssen, die emotionale Verfassung des Kranken in dem durch die Erkrankung bestimmten Lebensabschnitt und schließlich die Stellung des Kranken zu seiner Umwelt (vor allem Familie und Beruf) mit den in diesen Wirkungsfeldern entstehenden Beziehungen und Problemen.

Genese. Nach den Vorstellungen der psychoanalytischen Psychosomatik haben Triebspannungen und unbewußte emotionale Konflikte ihre Genese in der frühkindlichen Entwicklungsperiode. Sie werden aus dem Bewußtsein ausgeschaltet und in den Körperbereich abgeleitet. Hierzu dienen Konversion und andere Abwehrstrategien. Als symptomauslösende Situationen sind *Versuchungs- und Versagenserlebnisse* anzusprechen, durch die unbewußte Kindheitskonflikte wiederbelebt werden. Dann können unter anderem auch chronische Schmerzsyndrome im Bereich des Bewegungsapparates entstehen, die als mißglückter Versuch zur Lösung des unbewußten Konfliktes anzusehen sind.

Häufige *neurotische Charakterzüge* und *Verhaltensstörungen* bei Patienten mit Schmerzsyndromen des Bewegungsapparates sind ein Mangel an affektiver Äußerungsfähigkeit und an gefühlsmäßigem Ausdruck, ferner Neigung zur Selbstkontrolle, strenge Selbstanforderungen, Opferhaltung und Bescheidenheitseinstellung. Dabei ist gelegentlich eine selbstquälerische Note festzustellen. Neben der Unfähigkeit, Gefühle wahrzunehmen und auszudrücken, finden wir Angst vor Hingabe und häufig auch gestörte sexuelle Erlebnisweisen.

Innerlich protestieren solche Patienten gegen die oben beschriebenen starren Haltungen der Selbstkontrolle und Selbstanforderung. Diese *Ambivalenz* führt zu unbewußten Konflikten. Beispielsweise übernehmen sie beharrlich Aufgaben, die man gar nicht von ihnen verlangt, und ärgern sich dann über den übertriebenen Einsatz und das letzten Endes fehlende Befriedigungsgefühl. Solche Menschen glauben, alles selbst machen zu müssen. Sie können sich nicht helfen lassen und beneiden andere, die diese Fähigkeit haben. Das übertriebene Verantwortungsbewußtsein hat auch eine *aggressive Tönung:* Andere Menschen werden durch die eigene moralische Überlegenheit herabgestuft.

Als **auslösende Situation** der Schmerzsymptomatik sind Ereignisse anzusehen, in denen ungelöste infantile Ambivalenzkonflikte des aggressiven Bereiches wiederbelebt werden. Typische Versagenssituationen sind durch leistungsmäßige Überforderung, Abnahme der Körperkraft, Ausbleiben einer erhofften Anerkennung und Verletzung des Geltungsbedürfnisses gekennzeichnet. Es werden Protestgefühle mobilisiert, die Ausdruck von Aggressionen sind und abgewehrt werden müssen. Der Mensch versucht, sich zu behaupten und den Kopf hochzuhalten – diese Haltung dient der Aggressionsabfuhr und repräsentiert in einer phänomenologischen Betrachtungsweise die Bedingung für Muskelhartspann und andere Schmerzen des Bewegungsapparates im Nakken-, Schulter- und Armbereich.

Diagnostik und Therapie. Wir sind bereits einleitend auf die Probleme eingegangen, die sich in der Interaktion zwischen Arzt und Patient bei der Wahrnehmung emotionaler Krankheitsprozesse ergeben. Psychosomatisch Kranke zeigen einen besonderen *Widerstand* gegenüber Versuchen, die biographisch-emotionale Seite der Erkrankung zu erörtern. Hierin liegt ein deutlicher Unterschied zu Neurotikern, die mit ihren Gefühlen besser Verbindung aufnehmen können und leichter in der Lage sind, Phantasien zu entwickeln. Dagegen sind den psychosomatisch Kranken ihre Ängste und Wünsche wenig gegenwärtig. Sie können sie auch schlecht in Worte fassen. Man hat das mangelhafte Introspektionsvermögen beschreibend auch als „*Alexithymie*" bezeichnet, womit ausgedrückt wird, daß die Worte zur Beschreibung der Gefühle fehlen. Hierbei fassen wir unter den Gefühlen die Gesamtheit der Triebwünsche mit den dazugehörigen Phantasien und Stimmungen sowie anderen speziellen affektiven Verfassungen zusammen.

Wollen wir eine psychosomatische Störung frühzeitig erkennen, so müssen wir die geäußerten psychischen und somatischen Symptome (Zwang, Angst, Depression, psychosomatische Erscheinungen) einerseits, die Situation der betreffenden Persönlichkeit in ihrer Umwelt (Anlage, Entwicklung, Konfliktsituationen, familiäre und gesellschaftliche Stellungen) andererseits von vornherein parallel zur organischen Erkrankung ansprechen und in Beziehung zueinander setzen. Der unvoreingenommene *Erstkontakt zwischen Arzt und Patient* ist oft eine nie wiederkehrende Chance und stellt in der Regel entscheidende Weichen für die weitere Entwicklung eines psychosomatischen Syndroms zwischen den Polen „erfolgreiche Bearbeitung" und „Chronifizierung". Die Erarbeitung der symptomauslösenden Situation und der psychosozialen Beziehungen des Patienten im Verhältnis zum Organbefund ist der entscheidende Schritt in der ersten Begegnung. Mißglückt er oder wird er übersprungen, so sind bald die Weichen für die Chronifizierung gestellt.

Als Ärzte haben wir die *Interaktion* zwischen dem Patienten und uns wahrzunehmen, zu analysieren und als weiteres wichtiges Kriterium in unsere Diagnose einzubringen. So gesehen ist die psychosomatische Medizin kein Spezialgebiet. Auf ärztlicher Seite sind neben gewissen theoretischen Kenntnissen vor allem Wachheit für psychosomatische Erscheinungen, Interesse für die psychosoziale Situation des Patienten und die Einsichtsfähigkeit in die eigenen Gefühle und in die Motive der eigenen Behandlungsweisen erforderlich. Dieser erste diagnostische Schritt kann ohne zusätzlichen Zeitaufwand im Rahmen des üblichen Sprechstundenablaufes geleistet werden.

In dieser ersten Phase der Arzt-Patient-Beziehung entscheidet sich also, ob das Beschwerdebild zum Beispiel um einen pathologischen Röntgenbefund herum „organisiert" wird oder ob die emotionale Seite einen wesentlichen Platz in der Einschätzung beider Gesprächspartner einnimmt.

Für eine ausgiebige und gezielte psychosomatische Anamnese als zweiten Schritt der psychosomatischen Diagnostik wird im routinemäßigen Praxisablauf eines niedergelassenen Arztes nicht genügend Zeit zur Verfügung stehen. Hierzu sollte der Arzt den Patienten zum Ende einer normalen Sprechstundenzeit noch einmal einbestellen. In dieser Situation haben dann beide Gesprächspartner Zeit, aufeinander einzugehen.

Die **psychosomatische Anamnese** stellt sowohl die Diagnostik als auch die Therapie dar, hat sie doch das Ziel, die bisher scheinbar sinnlosen körperlichen Symptome in einen verständlichen Zusammenhang mit der inneren und äußeren Lebensgeschichte des Patienten zu bringen. Bei dieser Arbeit müssen wir den Patienten als Mitarbeiter gewinnen und für die Aufgabe motivieren, seine Selbstreflexion in Gang zu bringen.

Wir empfehlen eine locker zu handhabende Strategie des Vorgehens bei der Anamneseerhebung, die einerseits dem Mitteilungsbedürfnis des Patienten entgegenkommt, andererseits aber auch dem Arzt eine gewisse Systematik und einen Überblick erlaubt. Obwohl die Beschwerden in der Regel bei diesem Gespräch bereits bekannt sind, sollte man den Patienten mit einer „offenen" Frage („Wie fühlen Sie sich?") dazu auffordern, noch einmal selbst mit eigenen ausführlichen Worten *sein Krankheitsangebot* zu beschreiben. Es kann ein systematischer anamnestischer, im wesentlichen vom Arzt strukturierter Teil folgen, der die herkömmlichen Punkte der Anamnese nacheinander berücksichtigt. Anschließend kommt die wichtige Frage nach dem genauen *Zeitpunkt des Beginns* der Beschwerden, auch Zeitpunkt und Umstände von Verschlechterungen, spontanen Besserungen und Therapieerfolgen. Hier ist nicht selten eine gewisse Beharrlichkeit des Arztes notwendig. Mit ungenauen Zeitangaben sollte man sich nicht zufrieden geben. Ist diese Frage geklärt, so folgt die *Besprechung der Lebenssituation* zu diesem Zeitpunkt.

Diese Phase des Gespräches markiert den Zugang zu den inneren konflikthaften und äußeren psychosozialen Bedingungen des emotionalen Krankheitsgeschehens. Wir fragen nach Schicksalseinbrüchen, nach Versuchungssituationen und Versagenssituationen, nach Veränderungen im Berufsleben und in der Familie. Jetzt soll der Kranke auch Gelegenheit haben, in relativ freier Assoziation Erinnerungen aufsteigen zu lassen („Was fällt Ihnen dazu ein?"). Nicht nur dramatische Ereignisse, sondern viel eher scheinbar banale Veränderungen, die in der Erinnerung auftauchen, sind zu registrieren. Vor allem dann werden wir aufmerksam, wenn über irgendwelche Dinge berichtet wird, die gleich darauf bagatellisiert werden. Wir werden skeptisch hinsichtlich der Diagnose einer psychosomatischen Erkrankung, wenn eine solche Verbindung von Krankheitsanfang und lebensgeschichtlicher Krise im weitesten Sinne des Wortes nicht zu finden ist.

Haben wir diesen Punkt geklärt, so leiten wir zu einer *lebensgeschichtlichen Rückblende* über, die die Situation des Krankheitsbeginns vor dem Hintergrund von Kindheit, Jugend und Erwachsenenzeit stellt. Dabei werden Beziehungen zu Eltern und anderen wichtigen Personen, wichtige Erlebnisse der Kindheit, berufliche Fragen und die sexuelle Entwicklung angesprochen.

In der *letzten Gesprächsphase* soll der Patient Gelegenheit haben, Fragen zu stellen und noch nicht Besprochenes aufzuwerfen. Wenn er sich nicht von selbst nach der Ansicht des Arztes über Ursache und Behandlung seiner Krankheit erkundigt, so bringen wir diesen Punkt ins Gespräch. Aus den Antworten auf derartige Fragen („Wie stellen Sie sich die Entstehung Ihrer Krankheit vor?") können wir Eindrücke über Widerstand und Abwehr und damit Hinweise für das weitere Vorgehen gewinnen.

Das diagnostisch-therapeutische Gespräch kommt dann in seine wichtigen Phasen, wenn die Darstellung des Kranken abbricht, wenn er stockt und mit den Gedanken anscheinend abschweift, wenn er *Affekte* zeigt.

Hier stehen wir vor den Einbruchspforten von bisher verdrängten Erinnerungen, manchmal schon von Einsichten und Ahnungen des Verständnisses für die eigenen charakteristischen Reaktionsweisen. Wir machen Affekte und *Schweigepausen* nutzbar, indem wir sie nicht unterbrechen oder bagatellisieren, sondern später noch einmal ansprechen; andererseits sollen wir sie auch nicht zur Strapaze werden lassen, sondern gegebenenfalls das Gespräch von uns aus wieder in Gang bringen.

Die psychosomatische Anamnese hat also eine bestimmte *Struktur:* Symptomklärung – Situationsanalyse des Krankheitsbeginnes – Erfassung der Lebensgeschichte – Begreifen der Persönlichkeit. Stärker und schwächer strukturierte Phasen wechseln sich ab.

Der Arzt soll in den weniger strukturierten Phasen eine rezeptive Haltung zeigen, emotional aufgeschlossen sein und zur Mitteilung ermuntern. Wir arbeiten dann mit wenigen „offenen" anregenden Fragen, mit anstoßenden Bemerkungen, z.B.: „Erzählen Sie doch noch mehr von ... Wie war das damals für Sie? ... Sie haben mir noch gar nichts von Ihren Eltern erzählt ...". Der Kranke wird nur über sich nachdenken können, wenn er spürt, daß der Arzt ihn hören will und ihn hören kann, daß dieser mit seinen Gedanken bei ihm ist und dem Gespräch die Bedeutung gibt, die es für den Patienten selbst auch hat.

Neben *Anteilnahme* ist aber auch eine gewisse *Distanz* des Arztes notwendig, um die Übersicht zu bewahren und um die Interaktion im Gespräch zu reflektieren. Daher muß der Arzt seine eigene emotionale Reaktion wahrnehmen: Wie der Patient mit ihm umgeht, was dieser bewußt oder unbewußt von ihm will und welche Gefühle der Kranke in ihm selbst, dem Arzt, auslöst. Hierzu ist eine gewisse psychologische Erfahrung, Schulung und auch Selbsterfahrung notwendig. Viele Ärzte nehmen heute die Möglichkeit wahr, diese Fähigkeiten in Fortbildungsveranstaltungen, unter denen Balint-Gruppen eine hervorragende Rolle spielen, zu erlernen.

Es ist zu fragen, auf welche Weise das von uns als „auch therapeutisch" beschriebene Erstinterview und weitere auf die emotionale Seite des Krankheitsgeschehens ausgerichtete Beratungen tatsächlich therapeutisch wirksam sind. Selbstverständlich können durch derartige Beratungen psychische Strukturveränderungen, deren Genese bis in die Kindheit zurückzuverfolgen ist, nicht „geheilt" werden. Die gezielte konfliktbearbeitende Aussprache erreicht aber doch mehr als eine lediglich konfliktbeschwichtigende, „kameradschaftliche" Konsultation, in welcher die Arzt-Patient-Beziehung auf der suggestiv-vertraulich-symbiotischen Ebene bleibt. Die Patienten sind eher imstande, früher unbewußte Gefühle in ihre bewußte Wahrnehmung und Einsicht einzubeziehen. Sie werden damit widerstandsfähiger gegen Auslösungssituationen.

Zur **Psychopharmakotherapie** bei psychosomatischen Krankheitsbildern s.S.69.

Typische psychosomatische Krankheitsbilder (wie z.B. Asthma bronchiale, Ulcus duodeni, Colitis ulcerosa) gibt es im Bereich des Bewegungsapparates nicht. Es gibt aber eine Vielzahl **funktioneller Schmerzsyndrome** der Nacken-Schulter-Arm-Region mit geringfügigem (z.B. Muskelverspannungen) oder fehlendem Organbefund, bei denen der emotionale Anteil am Krankheitsgeschehen die beherrschende Rolle spielt. Diese Syndrome überschneiden sich mit Krankheitsbildern, die an anderer Stelle als „einfaches Zervikalsyndrom", pseudoradikuläre Schmerzbilder, Tendomyosen oder Epikondylitis behandelt wurden. Man wird den Stellenwert des emotionalen Geschenens im Einzelfall zu klären haben.

Oft betreffen die zugrunde liegenden Schwierigkeiten den oben bereits beschriebenen Ambivalenzkonflikt zwischen Hingabe und Standfestigkeit, Opfersinn und Egoismus, Sanftmut und Aggressivität. Man hat beschrieben, daß Kranke mit Schmerzsyndromen der Nacken-Schulter-Arm-Region sich emotional ständig in einer gespannten „*Bereitstellung*" befinden, gleichsam wie Boxer vor dem Gong oder Läufer vor dem Start. So komme es dann zu Spannungen der Muskulatur. Mehr phänomenologisch orientierte Autoren leiten Schmerzen im Bereich des Nackens aus einer „hartnäckigen", „halsstarrigen" Grundeinstellung ab, durch die der Kranke in seinem aggressiven Ambivalenzkonflikt „sein Haupt hochzuhalten", sich zu „behaupten" versuche. Auch bei den mehr im Arm lokalisierten Schmerzbildern lassen sich gelegentlich langdauernde emotionale Störungen als Folge unterdrückter *Aggression* herausarbeiten. Manche Menschen drücken ihren ohnmächtigen Zorn ja auch durch die Anspannung der Armmuskulatur oder durch eine geballte Faust aus. So liegt es nahe, Schmerz und Verspannung des Armes phänomenologisch als Folge solchen unbewußten ohnmächtigen Zornes und der zugrunde liegenden Ängste zu verstehen. Oft liegt allerdings gleichzeitig eine Belastung des betreffenden Armes durch Arbeit oder Sport vor, die bei oberflächlicher Betrachtung des Krankheitsbildes als alleinige Ursache angesehen wird („Tennisellenbogen"), ihren Sinn als Abfuhrmöglichkeit der aggressiven Impulse aber erst bei psychologischer Analyse des Krankheitsbildes bekommt. Allerdings ist man weit davon entfernt, etwa eine spezifische Persönlichkeitsstruktur bei derartigen Schmerzkrankheiten der Nacken-Schulter-Arm-Region beschreiben zu können.

Therapeutisch soll man in allen Fällen mehrdimensional verfahren. Die tragfähige Interaktion zwischen Arzt und Patient wird meist am besten durch eine initial körperlich annehmende und fürsorgliche Haltung seitens des Arztes erreicht; daher empfehlen sich in dieser Phase durchaus körperlich orientierte Therapieformen. Gleichzeitig sollen aber jetzt schon die zugrunde liegenden emotionalen Konflikte im Rahmen der oben beschriebenen Gesprächstechnik angeschnitten werden. Bewährt hat sich daneben vor allem die Anwendung des autogenen Trainings und konzentrativer Bewegungsübungen, in denen muskuläre Verspannung und gesamte Körperhaltung gleichzeitig angesprochen werden. Unterstützend wirken Psychopharmaka, vor allem Tranquilizer.

Bei der **chronischen Polyarthritis** ist die Bedeutung psychosomatischer Faktoren umstritten. Nach Ansicht einiger Autoren handelt es sich bei diesen Kranken überdurchschnittlich häufig um einen nicht geglückten Ausgleich zwischen den Polen Weichheit und Härte. Zwanghafte und depressive Strukturzüge der Persönlichkeit und ein starker motorischer Bewegungsdrang vor Ausbruch der Gelenkerkrankung sollen als Abwehrmechanismen gegen aggressive Impulse dienen. Ein Persönlichkeitsmerkmal, das jeder Erfahrene kennt, ist die erstaunliche Fügsamkeit, Geduld und Nachgiebigkeit von Polyarthritikern, die sie trotz ihres schweren chronischen Leidens „einfache" Patienten bleiben läßt. Die Auffassung einer einheitlichen „Rheumatikerpersönlichkeit" wird heute kaum noch ernsthaft vertreten. Es könnte aber im Einzelfall sein, daß polyarthritische Beschwerden durch emotionale Faktoren im Rahmen der beschriebenen Konstellation verstärkt werden; ebenso kann durch Hinwendung des Arztes zur emotionalen Seite des Krankheitsgeschehens die Ansprechbarkeit auf antirheumatische medikamentöse Maßnahmen gesteigert werden.

Auch bei einer **Schiefhalserkrankung** ist das Augenmerk von vornherein auf die emotionale Seite zu richten, wenn auch zunächst Organkrankheiten (s. S. 135) auszuschließen sind. In der Regel handelt es sich beim psychogenen Schiefhals um eine primitive Reaktionsform, bei der aufdeckende psychotherapeutische Maßnahmen nicht indiziert sind. Oft sind dagegen übende Verfahren, wie z. B. autogenes Training, erfolgreich.

Weiterführende Literatur

Brandt, Th., J. Dichgans, H. Chr. Diener (Hrsg.): Therapie und Verlauf neurologischer Erkrankungen. Kohlhammer, Stuttgart 1988

Conrad, B., R. Benecke: Diagnostische Entscheidungsprozesse mit dem EMG. Edition Medizin, Weinsheim 1987

Hohmann, D., B. Kügelgen, K. Liebig (Hrsg): Erkrankungen des zervikookzipitalen Übergangs. Spondylolisthesis. Wirbelsäule in Arbeit und Beruf. Neuroorthopädie 4. Springer, Berlin – Heidelberg – New York 1988

Hohmann, D., B. Kügelgen, K. Liebig, M. Schirmer (Hrsg.): Halswirbelsäulenerkrankungen mit Beteiligung des Nervensystems. Neuroorthopädie 1. Springer, Berlin – Heidelberg – New York 1983

Kügelgen, B., A. Hillemacher: Problem Halswirbelsäule. Springer, Berlin – Heidelberg – New York 1989

Ludin, H.P.: Praktische Elektromyographie. Enke, Stuttgart 1988

Mertens, H.G., R. Rohkamm (Hrsg.): Therapie neurologischer Krankheiten und Syndrome. Thieme, Stuttgart 1990

Mumenthaler, M.: Der Schulter-Arm-Schmerz. 2. Auflage. Huber, Bern – Stuttgart – Wien 1982

Sachse, J., K. Schildt: Manuelle Untersuchung und Mobilisationsbehandlung der Wirbelsäule. Springer, Wien – New York 1989

Schliack, H., H. Chr. Hopf (Hrsg.): Diagnostik in der Neurologie. Thieme, Stuttgart 1988

Stöhr, M., B. Riffel: Nerven- und Nervenwurzelläsionen. Edition Medizin, Weinheim 1988

Suchenwirth, R.M.A., G. Wolf (Hrsg.): Neurologische Begutachtung. Fischer, Stuttgart – New York 1987

Tackmann, W., H.P. Richter, M. Stöhr: Kompressionssyndrome peripherer Nerven. Springer, Berlin – Heidelberg – New York 1989

Witt, A.N., H. Rettig, K.F. Schlegel, M. Hackenbroch, W. Hupfauer: Orthopädie in Praxis und Klinik. Thieme, Stuttgart 1981

Sachverzeichnis

A

Abszeß, epiduraler 123
„Achillessehnenreflex" s. Triceps-
  surae-Reflex
Adson-Manöver 153
Akromioklavikulargelenk 15, 189
Alexithymie 212
Alföldisches Zeichen 42
Amputationsneurom s. Neurom
Amyotrophische Lateralsklerose s.
  Lateralsklerose, myatrophische
Analgetika 59 f.
Anamnese 3
Angina pectoris 205 f.
Angiom, spinales 127
Anomalien 111
Antidepressiva 69 f.
Antinukleäre Faktoren 44
Antiphlogistika, nichtsteroidale 60 ff.
– – unerwünschte Wirkungen 62
– – Wirkungsprinzip 60 ff.
Antistreptolysintiter 43
Aorta 205
Aortenbogensyndrom 191
Arachnitis spinalis, tuberkulöse 123
Armhalteversuch 21
Armplexus, Lähmungstypen 143
  (Tab.)
Armplexuslähmung 143
– faszikuläre 146
– komplette 143
– Kompressionssyndrome 150 ff.
– mittlere 146
– obere 144
– radiogene 148
– tumoröse 146
– untere 145
Armplexusläsion, Kriterien 139
Arm- und Handschmerzen 193
  (Tab.)
Arthropathie, neurogene 195
Arthrose, physikalische Therapie 74
  (Tab.)

Arteria-spinalis-anterior-Syndrom
  90, 127
Arteria-subclavia-Kompression
  153 f.
– vertebralis, Anatomie 83
Arteriitis cranialis 203
Arteriographie 52
Arthrographie 52
Atlantookzipitaler Übergang,
  Bewegungsprüfung 9 f.
Atlasassimilation 116

B

Babinskisches Zeichen 38
Bandscheibenprotrusion 99
Bandscheibenvorfall 99
Basiläre Impression s. Impression
Basisdiagnostik 42, 56
„Basistherapeutika" 67 f.
Beinhalteversuch 21
Bewegungsübungen 76
Biceps-brachii-Reflex 36
Bimastoidlinie 113
Bindegewebsmassage 79
Bizepsreflex s. Biceps-brachii-Reflex
Bizepssehne, Irritation 184
– Ruptur 186
Bizepstendinitis s. Bizepssehne
Blasenstörungen 100
Blockwirbel 116
Bornholmsche Krankheit s.
  Pleurodynie
Borreliose 123
Brachialgie, radikuläre 106
Brachioradialisreflex 36
Brown-Sequard-Syndrom 88
Bursitis olecrani 194
– subacromialis 182 ff.

C

C1-Syndrom 91
C2-Syndrom 92
C3-Syndrom 92
C4-Syndrom 93
C5-Syndrom 95
C6-Syndrom 95
C7-Syndrom 96
C8-Syndrom 97
Chamberlainsche Linie 113
Cheiralgia paraesthetica 169
Chirotherapie s. Manualtherapie
Chondrose 48
Chordotomie 81
Claudicatio intermittens 190
Computertomographie 49
Cross body action 169

D

Daumen, Muskelprüfung 30 ff.
Daumenballenatrophie bei Karpal-
    tunnelsyndrom 159
Daumenballenschädigung bei C7-
    Syndrom 97
Daumensattelgelenk s. Rhizarthrose
Dens axis, hochstehender 112, 115
Dermatom 87
Dermatomschemata 38 ff. (Abb.)
Dermatomyositis 200
Diadynamische Ströme 78
Digastrische Linie 113
Digitalgia paraesthetica 167
Diskographie 50
Dislokation, atlantoaxiale 116
– – chronische Polyarthritis 130
– – Spondylitis ankylopoetica 134
– – Sharp-Purser-Test bei 131
Distale Latenz 53
Distorsion der Halswirbelsäule 117
Dupuytrensche Kontraktur 202
Durchblutungsstörungen, vertebro-
    basiläre 112, 130

E

Elektromyographie 52
Elektroneurographie 52
Elektrotherapie 77
Ellenbogengelenk, Arthrose 195
– Entzündung 194
– Muskelprüfung 24 ff.
– Untersuchung 16
Embolie, arterielle 190
Epicondylitis humeri 171, 192 ff.
Erstkontakt (Arzt und Patient) 213
Erythema migrans 123
Extensionsbehandlung 80, 109
Externa 71

F

Fangopackung 77
Faszikulationen 89
Finger, Muskelprüfung 27 ff.
– schnellender 199
– Untersuchung 18
Fingerbeuger, Lähmung bei Arm-
    plexusparese 145 f., 151
Fingergelenke, Erkrankungen 195 f.
Flaschenzeichen 31, 159
Foramen intervertebrale, Anatomie
    82
Fromentsches Zeichen 30, 167
Frozen shoulder 185 f.

G

Gallenblase 205 f.
Galvanisation s. Gleichstromtherapie
Ganglion 201
Gelenke, Bewegungseinschränkung
    6
– Erguß 6
– Funktionsprüfung 6 f.
– Inspektion 5
– Krepitation 6
– Palpation 6
Gelenkkapsel, schrumpfende s.
    Frozen shoulder
Gelenkpunktatanalyse 45
– Beurteilung 46
– Indikation 45
Gelenkschwellung 6
Gesichtsschmerzen 107
Gleichstromtherapie 78
Glomustumor 201
Golferellenbogen s. Epicondylitis
    humeri

H

Halsrippe 153 f.
Halsrippensyndrom 151
Halswirbelsäule, Anatomie 82
- Bewegungsprüfung 8
- Kontrastmitteldiagnostik 49 f.
- Röntgendiagnostik 46
- - Funktionsaufnahmen 47
- Untersuchung 8
Hämagglutinationstest s. Waaler-
  Rose-Test
Handgelenk, Erkrankungen 197
- Muskelprüfung 26 f.
- Untersuchung 16
Handmuskeln, Lähmung bei Arm-
  plexusparese 145 f., 151
- - bei Ulnarisläsion 166 f.
Hauttrophik 41
Headsche Zonen 205
Herzbeschwerden, funktionelle 205
Herzinfarkt 205 f.
Hiatushernie 205
Hinterstrangsyndrom 90
Hirntumoren 138
Histokompatibilitätssystem 44
HLA B-27 45, 134
Hochfrequenztherapie 77
Horner-Syndrom 42, 97, 139, 145,
  147
Huetersche Linie 16
Humeruskopffraktur 190
Humeruskopfnekrose 190
Hyperabduktionssyndrom 142, 155
Hyperextensionstrauma 117
Hyperostose, sternoklavikuläre 189

I

Impression, basiläre 112
- - chronische Polyarthritis 131
Infiltrationsbehandlung 13, 72 f.
Injektion, intraartikuläre 73
Insertionstendopathien 192 ff.
Inspektion 5 f.
Interaktion (Arzt und Patient) 213
Interferenzstrombehandlung 79

K

Kältetherapie 77
Karpaltunnelsyndrom 157 ff.
- Injektionsbehandlung 160
- Ursachen 158
Kausalgie 172
Kennmuskeln 91
Kernspintomographie 50
Kiloh-Nevin-Syndrom s. Nervus
  interosseus anterior
Klippel-Feil-Syndrom 115
Kollagenosen 202
Kombinationspräparate 71 f.
Kopfgelenksyndrom, funktionelles
  103, 107, 119
Kopfschmerzen 107
Kortikosteroide 64 ff.
- Indikation 64
- Nebenwirkungen 65
Kostoklavikuläres Syndrom 142, 154
Kraftprüfung 20
Kryotherapie s. Kältetherapie

L

Labordiagnostik 42
- hämatologische 43
- klinisch-chemische 43
- serologisch-immunologische 43
Lähmung, periphere 21
- zentrale 21
Lateralsklerose, myatrophische 89,
  121
Latex-Test 44
Lebererkrankungen 205 f.
Lepra 172
Lhermittesches Phänomen 120
Loge de Guyon 163
Lues cerebrospinalis 122
Lungenembolie 205
Lupus erythematodes 203

M

Magenperforation 205
Magnetresonanztomographie s.
  Kernspintomographie
Manualtherapie 80
Massage 79
McArdle-Myopathie 204
McGregorsche Linie 113
McRaesche Linie 113
Meessche Querstreifen, Fingernägel
  42
Meningeome, spinale 126

Meningismus 124
Meningitis 124
– tuberculosa 123
Meßlinien, atlantookzipitale 112
Metastasen, spinale 126
Meyer-Betz-Syndrom 203
Migräne 138
Milwaukee-Schulter-Syndrom 188
Morbus Bechterew s. Spondylitis
  ankylopoetica
– Forestier 135
– v. Recklinghausen 125, 174
MRT s. Kernspintomographie
Multiple Sklerose 120
Musculi interossei 28 (Abb.)
– – Funktion 27, 29
– lumbricales 28 (Abb.)
– – Funktion 27, 29
Musculus abductor digiti minimi 35
  (Abb.)
– – – – Funktion 27
– – pollicis brevis, Flaschenzeichen
  31
– – – – Funktion 31 (Abb.)
– – – longus Funktion 31 ff. (Abb.)
Musculus adductor pollicis, Funk-
  tion 30 f. (Abb.)
– biceps brachii 26 (Abb.)
– – – Funktion 25
– – – Lähmung bei Armplexusparese
  144, 146
– – – – bei C5-Syndrom 95
– – – – bei C6-Syndrom 96
– brachioradialis 26 (Abb.)
– – Lähmung bei C6-Syndrom 96
– – Funktion 25
– deltoideus 22 (Abb.)
– – Funktion 23
– – Lähmung bei Armplexusparese
  144, 149
– – – bei C5-Syndrom 95
– extensor carpi radialis longus und
  brevis 27 (Abb.)
– – – – – – Funktion 26
– – – ulnaris 27 (Abb.)
– – – – Funktion 26
– – digitorum 30 (Abb.)
– – – Funktion 29
– – indicis 30 (Abb.)
– – – Funktion 29
– – pollicis brevis, Funktion 32 f.
  (Abb.)
– – – longus 33
– flexor carpi radialis, Funktion 27
  (Abb.)
– – – ulnaris, Funktion 27 (Abb.)
– – digitorum profundus 29 (Abb.)
– – – – Funktion 28
– – – superficialis 29 (Abb.)
– – – – Funktion 28
– – pollicis longus, Funktion 33
  (Abb.)
– infraspinatus, Funktion 23 (Abb.)
– – Lähmung 169
– – – bei Armplexusparese 144, 149
– latissimus dorsi 146
– opponens pollicis 34 (Abb.)
– – – Funktion 33
– – – Nagelzeichen 34
– palmaris longus, Funktion 27
  (Abb.)
– pectoralis major, Funktion 24
  (Abb.)
– – – Lähmung bei C7-Syndrom 97
– serratus anterior 25 (Abb.)
– – – Funktion 24
– – – Lähmung bei Armplexusparese
  149
– subscapularis 23
Musculus supraspinatus 22 (Abb.)
– – Funktion 23
– – Lähmung 169
– – – bei Armplexusparese 144, 149
– teres major, Funktion 23
– trapezius, Funktion 23
– triceps brachii 25 (Abb.)
– – – Funktion 24
– – – Lähmung bei C7-Syndrom 97
Muskelatrophien 34
Muskelhartspann, Therapie 75
  (Tab.)
Muskelmassage 79
Muskelprüfung 21 ff.
Muskelrelaxanzien 68
Muskelsarkoidose 202
Muskeltonus 35
Myelitis transversa s. Querschnitts-
  myelitis
Myelographie 50
– Indikation 50
Myelopathie, zervikale 110, 115
Myoglobinurie 203
Myopathie, drogeninduzierte 204
Myotom 87

N
Nackengriff 15
Nagelzeichen 33, 159
Nervenläsion, periphere, Kriterien 156
Nervenleitgeschwindigkeit 53
Nervenstimulation, transkutane 81
Nervus accessorius 168
– axillaris 149
– cutaneus antebrachii posterior 170
– interosseus anterior 163
– medianus 156ff., 157 (Abb.)
– – Anatomie 156
– – Drucklähmungen 162
– – Injektionsschäden 162
– – Lähmung, Differentialdiagnose 163
– – Nervus-interosseus-anterior-Syndrom 163
– – Pronator-teres-Syndrom 162
– – Ramus-palmaris-Kompression 163
– occipitalis major 92
– phrenicus 93, 140, 149
– radialis 169, 170f. (Abb.)
– – Cheiralgia paraesthetica 169f.
– – Funktion 169
– – Supinatorlogensyndrom 170
Nervus suprascapularis 149, 169
– thoracicus longus 149
– ulnaris 163ff., 164f. (Abb.)
– – Anatomie 163
– – Digitalgia paraesthetica 167
– – distale Läsion 167
– – Lähmung, Differentialdiagnose 168
– – proximale Läsion 166
– – Spätparese 166
Neuralgie, postherpetische 121
Neurinome 125
Neuritis multiplex, lepröse 172
Neurogene Schädigung, EMG-Befund 52
Neuroleptika 70
Neurom 173
Neuromyotonie 203
Neutral-Null-Methode 7
Ninhydrin-Test 41
Normalstellung, anatomische 7
Notalgia paraesthetica 174
Nulldurchgangsmethode 7

O
Ösophagus 205f.
Opioide 59
Osteochondritis dissecans 195
Osteochondrose 48, 101
Osteophyten 48

P
Paget-von-Schrötter-Syndrom 154,191
Palpation 6
– Gelenke 6
– Nerven 41
Pankreas 205
Pannikulitis 206
Pannikulose 206
Paralyse 21
Parese 21
„Patellarsehnenreflex" s. Quadriceps-femoris-Reflex
Peitschenschlagverletzung s. Schleudertrauma
Periarteriitis nodosa 203
Periarthritis humeroscapularis 180ff.
Perikarditis 205f.
Phantomschmerzen 173
Pharmakotherapie 59ff.
Phasenschmerz bei Periarthritis humeroscapularis 15, 183
Physikalische Therapie 74
Plegie 21
Pleuritis 205
Pleurodynie 203
Polyarthritis, chronische 128ff., 200, 216
– – Handbefallmuster 196f.
– – Karpaltunnelsyndrom 158, 200
– – neurologische Komplikationen 129
– – Prädilektionsstellen, zervikal 129
– – Rheumafaktoren 44
– – Röntgenbefunde 131f.
– – – Halswirbelsäule 47
– – Sharp-Purser-Test 131
Polyarthrose, Handbefallmuster 196f.
Polymyalgia rheumatica 203
Polymyositis 202
Potentiale, evozierte 54
Prostaglandinsynthese 60f.
Pronator-teres-Syndrom s. Nervus medianus
Prednisonäquivalent 66

Pseudoradikuläre Syndrome 108
Psychopharmaka 69 f.
Psychosomatische Störungen 211 ff.
– – Anamnese 213
– – auslösende Situation 212
– – Diagnostik und Therapie 212
– – Genese 211
– – Ursachen 211

Q
Quadriceps-femoris-Reflex 37
Querschnittsmyelitis bei Virusinfekten 123
Querschnittssyndrom 87 f.
– Angiom 127
– Arteria-spinalis-anterior-Syndrom 127
– chronische zervikale Polyarthritis 131
– inkomplettes, 110 f., zervikale Myelopathie

R
„Radialisparese ohne Fallhand" 170
Radiusköpfchensubluxation 195
Ramus palmaris nervi mediani, Kompression 163
– superficialis nervi radialis 169, 198
Raynaud-Syndrom 201
Reflexe, Bahnung 36
Reflexprüfung 35 ff.
Rheumafaktoren 44
Rheumatismus, entzündlicher, Therapie 74 (Tab.)
Rhizarthrose 197
Röntgendiagnostik 46 ff.
– Halswirbelsäule 46 f.
– obere Extremität 50 f.
– Thorax 51
Rotatorenmanschette, Ruptur 186
Rückenmark, Anatomie 84 f.
– Gefäßversorgung 83 f.

S
Sanduhrneurinome s. Neurinome
Scapula alata 24
Schiefhals 105, 135 f., 217
– familiärer 136
– psychogener 136
Schlaganfall, Schultersteife 137
Schleudertrauma 116
Schmerzauslösung 4

Schmerzausstrahlung 3
Schmerzbeginn 3
Schmerzbehandlung 59 ff.
– neurochirurgische 80 f.
Schmerzen zervikale 83 (Tab.), 134 (Schemazeichnung)
Schmerzentstehung 98
Schmerzhafter Bogen 15, 182
Schmerzregion 3
Schmerzverlauf 4
Schulter-Hand-Syndrom 187
Schulteramyotrophie, neuralgische 149
Schultergelenk, Anatomie 175 ff.
– Arthrose 188
– Bewegungsprüfung 13 f.
– Entzündung 188
– Triggerpunkte 13
– Tumoren 188
– Untersuchung 11
Schultergürtel, Anatomie 175 ff.
– – Gelenke 175
– – Sehnen 178
– Muskelprüfung 23 f.
Schulterschmerzen 176 f. (Tab.)
Schürzengriff 15, 184
Schweißsekretion 41, 90
Schwindel 103, 107
Segment 87
Sehnenscheidenentzündung 199
Sensibilitätsprüfung 39 ff.
– sensible Qualitäten 40
SEP s. Potentiale, evozierte
Sharp-Purser-Test s. Dislokation, atlantoaxiale
Skalenuslücke 142,151
Skalenussyndrom 151
Skapulokostales Syndrom 191
Skelettszintigraphie 51
Sonographie (Schultergelenk) 52
Spinalkanal, enger zervikaler 110
Spinalnerv, Anatomie 87
Spondylarthrose 48, 101
Spondylitis ankylopoetica 48, 132
– – HLA B-27 45
– infektiöse 133
– tuberculosa 123
Spondylolisthese s. Wirbelgleiten
Spondylose 48, 101
Spondylosis hyperostotica 135
Sternoklavikulargelenk 189
Stiff-man-Syndrom 203
Stimulation, elektrische 81

Strecksehnenruptur (Daumen) 201
Strecksehnenstenose (Daumen) 198, 199
Styloiditis ulnae et radii 198
Subarachnoidalblutung 127
Subclavian-steal-Syndrom 190
Sudeck-Syndrom 207 ff.
Supinatorlogensyndrom 170
Supraspinatussehne, Irritation 182 ff.
Supraspinatustendinitis s. Supraspinatussehne
Syringomyelie 90, 119, 195

T
Tabes dorsalis 90, 122
Takayasu-Syndrom 191
Temperaturempfindung 41
Tendomyosen 204
Tendopathien, Therapie 75 (Tab.)
Tennisellenbogen s. Epicondylitis humeri
Tetraspastik s. Myelopathie, zervikale
Thoracic-outlet-Syndrom s. Armplexuslähmung, Kompressionssyndrome
Tietze-Syndrom 189
Torsionsdystonie 136
Torticollis spasticus 136
Tranquilizer 69
Triceps-brachii-Reflex 36
Triceps-surae-Reflex 38
Triggerpunkte 13
– Infiltration 72
Trizepsreflex s. Triceps-brachii-Reflex
Tuberkulose 124
Tumoren, spinale 124

U
Ultraschallbehandlung 78
Unkarthrose 48
Untersuchung 5 ff.
– internistische 42
– neurologische 20 ff.
Unterwassermassage 79

V
Vegetative Syndrome 97
Verletzungsfolgen, Halswirbelsäule 116
Vertebralsyndrom 105
Vorderhornschädigung 89

W
Waaler-Rose-Test 44
Wallenberg-Syndrom 124
Wärmetherapie 77
Wattekragen 76
Widerstand 212
Wirbelgleiten 116
Wirbelmetastasen 126 f.
Weichteilrheumatismus 204
Wiplash injury s. Schleudertrauma
Wurzelkompressionssyndrom, akutes 99 ff.
Wurzelläsion, Kennmuskeln 91
– Kennzeichen 91
– sensible Störungen 91
Wurzelsyndrome 91 ff.

Y
Yergersonsches Zeichen 185

Z
Zeckenbiß – Radikulitis 121
Zentromedulläres Syndrom 90, 119
Zervikalkanal, enger 110, 115
Zervikalsyndrom 101 ff.
– Anamnese 103
– einfaches 105
– Kopfschmerzen 107
– oberes 103
– Pathogenese 101 f.
– pseudoradikuläre Syndrome 108
– radikuläre Brachialgie 106
– Schwindel 107
– tendomyotische Kette 108
– Therapie 108 ff.
– Wurzelläsion 106
– Zusatzuntersuchungen 104
Zervikozephale Beschwerden 119
Zoster 121
Zwerchfellähmung 93 f., 141 f., 145, 149

H. W. Delank/W. Gehlen/G. Lausberg/E. Müller
Checkliste Neurologische Notfälle
2. Auflage
1991. 375 Seiten, 6 Abbildungen, 35 Tabellen
⟨flexibles Taschenbuch⟩ DM 44,–

H.-Chr. Mäurer (Hrsg.)
Schlaganfall
Rehabilitation statt Resignation
1989. 158 Seiten, 37 Abbildungen, 4 Tabellen
⟨flexibles Taschenbuch⟩ DM 28,–

M. Mumenthaler (Hrsg.)
Synkopen und Sturzanfälle
Diagnostik, Differentialdiagnostik und Therapie für die Praxis
1984. 223 Seiten, 38 Abbildungen, 17 Tabellen
⟨flexibles Taschenbuch⟩ DM 28,–

E. Senn
Elektrotherapie
Gebräuchliche Verfahren der physikalischen Therapie:
Grundlagen, Wirkungsweisen, Stellenwert
1990. 172 Seiten, 37 Abbildungen, 8 Tabellen
⟨flexibles Taschenbuch⟩ DM 29,80

Preisänderungen vorbehalten

Georg Thieme Verlag Stuttgart · New York

R. W. Heckl
Der Arztbrief
Eine Anleitung zum klinischen Denken
2. Auflage
1990. 139 Seiten, 2 Abbildungen, 8 Tabellen
⟨flexibles Taschenbuch⟩ DM 19,80

M. Kunert/W. Kunert
Der Stationsarzt
1991. 256 Seiten, 14 Abbildungen, 18 Tabellen
⟨flexibles Taschenbuch⟩ DM 34,–

P. Gerber/O. Wicki
Stadien und Einteilungen in der Medizin
1990. 383 Seiten
⟨flexibles Taschenbuch⟩ DM 33,–

G. Fleischer
Dia-Vorträge
Planung, Gestaltung, Durchführung
2. Auflage
1989. 212 Seiten, 78 Abbildungen, eine Vorlage für ein Test-Dia im Text
⟨flexibles Taschenbuch⟩ DM 35,–

Preisänderungen vorbehalten

Georg Thieme Verlag Stuttgart · New York